中医执业医师（含助理）实践技能考试题卡全集

医师资格考试命题研究组　编写

中国健康传媒集团
中国医药科技出版社

内 容 提 要

本书是中医执业医师（含助理）实践技能考试的考前辅导题库，由长期从事国家执业医师资格考试命题研究的专家、学者编写而成。针对考试中出现的辨证论治、中医操作及答辩、西医操作及答辩、中医问诊答辩等题设置全面涵盖考点的题卡集锦，旨在通过题卡全集帮助考生顺利通过考试。考生可通过本书进行实战演练，评估自己的水平，及时查缺补漏，并举一反三。本书有很强的针对性和适用性，是参加中医执业医师（含助理）实践技能考试考生的必备参考书。

图书在版编目（CIP）数据

中医执业医师（含助理）实践技能考试题卡全集/医师资格考试命题研究组编写 .
—北京：中国医药科技出版社，2022.9
ISBN 978 – 7 – 5214 – 3361 – 6

Ⅰ. ①中… Ⅱ. ①医… Ⅲ. ①中医师 – 资格考试 – 习题集 Ⅳ. R2 – 44

中国版本图书馆 CIP 数据核字（2022）第 156531 号

美术编辑 　陈君杞
责任编辑 　李红日
版式设计 　友全图文

出版　**中国健康传媒集团** | 中国医药科技出版社
地址　北京市海淀区文慧园北路甲 22 号
邮编　100082
电话　发行：010 – 62227427　邮购：010 – 62236938
网址　www. cmstp. com
规格　787×1092mm $\frac{1}{16}$
印张　18
字数　381 千字
版次　2022 年 9 月第 1 版
印次　2022 年 9 月第 1 次印刷
印刷　北京市密东印刷有限公司
经销　全国各地新华书店
书号　ISBN 978 – 7 – 5214 – 3361 – 6
定价　**65.00 元**

获取新书信息、投稿、
为图书纠错，请扫码
联系我们。

编写说明

医师资格考试为行业准入考试，是评价申请医师资格者是否具备从事医师工作所必需的专业知识与技能的考试，包括实践技能考试和医学综合笔试。只有通过了实践技能考试，才能参加医学综合笔试。医师资格实践技能考试采取"三站式"。第一站为病案（例）分析，考查考生运用中医思维进行中医诊断及辨证论治的能力，考试时间 60 分钟，分值占总分的 40%。第二站为中医临证，要求考生实际操作，时间约 15 分钟，分值占总分的 30%。第三站为西医临床，时间约 15 分钟，分值占总分的 30%。总分值为 100 分，合格分数线为 60 分。

现在的你，还在为了中医执业医师（含助理）实践技能考试而一筹莫展吗？还在为找不到复习重点而无从下手吗？我们组织有丰富教学和考前辅导经验的专家教授，紧扣最新考纲，根据考试规律和命题趋势，精心编写了《中医执业医师（含助理）实践技能考试题卡全集》一书，为你成功通过考试提供强大助力。

新大纲及新的考试模式调整后，本书编者及时根据最新要求进行了全新的结构调整和内容编写，力图与实际考试密切接轨，陪伴你顺利通过考试。

本书内容分为六个单元，以历年真题为基准，提炼编排，［参考答案］详细讲解，紧扣"题眼"；［考点链接］全面深度解析考点，针对性强，帮助你进一步加深对试题的理解和对考点的掌握，做到举一反三，触类旁通，使复习事半功倍。本书是中医执业医师（含助理）实践技能考前复习合用本。中医执业助理医师实践技能考试大纲较中医执业医师实践技能考试大纲要求范围略窄，请参加助理级别考试的考生参阅考纲复习。

为帮助考生高效备考，本书免费赠送实践技能操作视频讲解课程，课程实用性强，扫描二维码即可获取。

祝愿各位复习顺利，考试通关！

微信扫码领取
免费课程

Contents

目 录

第一单元 辨证论治 …………… 1

题卡 1——感冒 ………………… 1

题卡 2——咳嗽 ………………… 3

题卡 3——哮病 ………………… 6

题卡 4——喘证 ………………… 9

题卡 5——肺痨 ………………… 12

题卡 6——肺胀 ………………… 15

题卡 7——心悸 ………………… 17

题卡 8——胸痹 ………………… 20

题卡 9——不寐 ………………… 23

题卡 10——痫病 ……………… 25

题卡 11——胃痛 ……………… 28

题卡 12——呕吐 ……………… 31

题卡 13——腹痛 ……………… 34

题卡 14——泄泻 ……………… 36

题卡 15——痢疾 ……………… 39

题卡 16——便秘 ……………… 42

题卡 17——胁痛 ……………… 44

题卡 18——黄疸 ……………… 47

题卡 19——鼓胀 ……………… 50

题卡 20——头痛 ……………… 53

题卡 21——眩晕 ……………… 56

题卡 22——中风 ……………… 59

题卡 23——水肿 ……………… 62

题卡 24——淋证 ……………… 65

题卡 25——颤证 ……………… 68

题卡 26——郁证 ……………… 69

题卡 27——血证 ……………… 72

题卡 28——消渴 ……………… 78

题卡 29——内伤发热 ………… 80

题卡 30——瘿病 ……………… 83

题卡 31——癌病 ……………… 85

题卡 32——痹证 ……………… 88

题卡 33——痿证 ……………… 91

题卡 34——腰痛 ……………… 94

题卡 35——痛 ………………… 97

题卡 36——乳癖 ……………… 100

题卡 37——湿疮 ……………… 101

题卡 38——痔 ………………… 103

题卡 39——脱疽 ……………… 104

题卡 40——精癃 ……………… 106

题卡 41——肠痈 ……………… 108

题卡 42——崩漏 ……………… 109

题卡 43——闭经 ……………… 111

题卡 44——痛经 ……………… 112

题卡 45——绝经前后诸证 …… 114

题卡 46——带下病 …………… 115

题卡 47——胎漏、胎动不安 … 117

题卡48——产后发热 ·········· 118
题卡49——不孕症 ·········· 120
题卡50——癥瘕 ·········· 121
题卡51——肺炎喘嗽 ·········· 123
题卡52——小儿泄泻 ·········· 124
题卡53——积滞 ·········· 125
题卡54——鹅口疮 ·········· 127
题卡55——水痘 ·········· 129
题卡56——痄腮 ·········· 130
题卡57——手足口病 ·········· 132
题卡58——麻疹 ·········· 134
题卡59——丹痧（猩红热） ·········· 136
题卡60——紫癜（原发性血小板
减少性） ·········· 138
题卡61——桡骨下端骨折 ·········· 140
题卡62——肩周炎 ·········· 141
题卡63——颈椎病 ·········· 143
题卡64——腰椎间盘突出症 ······ 144

第二单元　中医操作、答辩试题 ········ 147
一、中医操作技能 ·········· 147
二、中医针灸答辩 ·········· 161
第三单元　西医操作、答辩试题 ········ 174
一、西医操作部分 ·········· 174
二、西医答辩部分 ·········· 194
第四单元　中医问诊答辩答题要点 ······ 234
第五单元　双重诊断 ·········· 237
题卡1 ·········· 237
题卡2 ·········· 238
题卡3 ·········· 239
题卡4 ·········· 239

题卡5 ·········· 240
题卡6 ·········· 241
题卡7 ·········· 242
题卡8 ·········· 243
题卡9 ·········· 244
题卡10 ·········· 245
题卡11 ·········· 246
题卡12 ·········· 247
题卡13 ·········· 248
题卡14 ·········· 249
题卡15 ·········· 250
题卡16 ·········· 251
题卡17 ·········· 252
题卡18 ·········· 253
题卡19 ·········· 253
题卡20 ·········· 254
题卡21 ·········· 255
题卡22 ·········· 256
题卡23 ·········· 257
题卡24 ·········· 258
题卡25 ·········· 260
题卡26 ·········· 261
题卡27 ·········· 262
题卡28 ·········· 263
题卡29 ·········· 264
题卡30 ·········· 264
题卡31 ·········· 266
题卡32 ·········· 267
题卡33 ·········· 268
题卡34 ·········· 269

题卡 35 …………………………… 269　　题卡 39 …………………………… 273

题卡 36 …………………………… 270　　题卡 40 …………………………… 274

题卡 37 …………………………… 271　　题卡 41 …………………………… 275

题卡 38 …………………………… 272　　第六单元　医师职业素养 …………… 277

第一单元　辨证论治

题卡 ① ——感冒

┤ 例 1 ├

病例摘要：

王某，女，32 岁，已婚，工人。

患者昨日受风后出现发热，体温最高至 38.5℃，伴恶寒、流涕、头微痛，自行服用退热药后休息。今晨患者上述症状未见好转，遂前来就诊。刻下症见：身热，微恶寒，鼻流浊涕，头痛，咽痛，咳嗽，咯少量黏痰，口干欲饮。舌边尖红，苔薄黄，脉浮数。

答题要求： 1. 根据上述病例摘要，在答题卡上完成书面辨证论治。

　　　　　　2. 中医病证鉴别：请与温病相鉴别。

考试时间： 60 分钟。

参 考 答 案

主诉： 发热、流涕 1 日。

中医辨病辨证依据（含病因病机分析）：

患者发热 1 日，并见流涕、头痛、恶寒等症状，诊断为感冒。风热袭表，热郁肌腠，卫表失和，而见身热、微恶寒；风热上扰，则见头痛、咽痛、鼻流浊涕；风热袭肺，肺失清肃，而见咳嗽咯痰。舌边尖红，苔薄黄，脉浮数为外感风热之象。

中医病证鉴别（中医执业考生作答）：

感冒与温病相鉴别。感冒发热体温多不是很高，服用解表药后，多能汗出热退，多不传变；温病则病势急骤，发热体温高，传变迅速，由卫而气，入营入血，甚者出现谵妄、神昏等。感冒四时均有，温病则多有明显的季节性。

诊断：

中医疾病诊断： 感冒　　　　**中医证候诊断：** 风热犯表证

中医治法： 辛凉解表，清肺透邪

方剂： 银翘散加减

药物组成、剂量及煎服法：

金银花 15g	连翘 15g	竹叶 10g	荆芥 10g
豆豉 10g	牛蒡子 10g	桔梗 6g	芦根 20g

| 桑叶 10g | 菊花 10g | 杏仁 10g | 薄荷 3g^(后下) |

薄荷 3g^(后下)

3 剂，水煎服。日 1 剂，早晚分服。

┤ 例 2 ├

病例摘要：

孙某，男，27 岁，未婚，学生。

患者昨日受风寒后出现发热，伴恶寒、流清涕、鼻塞，自行服用退热药后休息。今晨患者上述症状未见好转，遂前来就诊。刻下症见：身微热，恶寒，鼻塞声重，流清涕，肢体酸重，咳嗽，咯痰稀白。舌苔薄白，脉浮紧。

答题要求： 1. 根据上述病例摘要，在答题卡上完成书面辨证论治。

2. 中医病证鉴别：请与温病相鉴别。

考试时间： 60 分钟。

参考答案

主诉： 发热、恶寒 1 日。

中医辨病辨证依据（含病因病机分析）：

患者发热 1 日，并见恶寒、流清涕、鼻塞等症状，诊断为感冒。外感风寒，腠理闭塞，卫阳被郁，而见恶寒、发热、周身酸痛；肺气失宣，故鼻塞流涕、咳嗽；寒为阴邪，故咯痰色白质稀；舌苔薄白，脉浮紧为外感风寒之象。

中医病证鉴别（中医执业考生作答）：

感冒与温病相鉴别。感冒发热体温多不是很高，服用解表药后，多能汗出热退，多不传变；温病则病势急骤，发热体温高，传变迅速，由卫而气，入营入血，甚者出现谵妄、神昏等。感冒四时均有，温病则多有明显的季节性。

诊断：

中医疾病诊断：感冒　　　　　　　中医证候诊断：风寒束表证

中医治法： 辛温解表，宣肺散寒

方剂：荆防达表饮加减

药物组成、剂量及煎服法：

荆芥 10g	防风 10g	苏叶 6g	白芷 10g
豆豉 10g	杏仁 10g	桔梗 6g	前胡 10g
羌活 10g	独活 10g	茯苓 15g	枳壳 10g

3 剂，水煎服。日 1 剂，早晚分服。

考点链接

1. 相似病证的鉴别

普通感冒与时行感冒相鉴别。时行感冒多呈流行性，在同一时期发病人数剧增，症状类似，多见恶寒、发热、周身酸痛、乏力等全身症状，病情较普通感冒为重。

2. 其他证候、治法、方剂

暑湿感冒：辨证要点为症见发热，微恶风，汗出热不解，鼻塞流浊涕，头昏重胀痛，身重倦怠，肢体酸疼，心烦口渴，脘痞欲呕，或口中黏腻，渴不多饮。舌质红，苔黄腻，脉濡数。治法为清暑祛湿解表。治疗代表方为新加香薷饮加减。

气虚感冒：辨证要点为恶寒较甚，发热无汗，头痛身楚，倦怠无力；平时恶风，易汗出，神疲体倦，稍有不慎则反复易感。舌质淡，舌苔薄白，脉浮而无力。治法为益气解表。治疗代表方为参苏饮加减。

阴虚感冒：辨证要点为微恶风寒，口干咽燥，干咳少痰，舌红少苔，脉细数。治法为滋阴解表。治疗代表方为加减葳蕤汤加减。

3. 考题点评

考点一：明确感冒的诊断要点。感冒为感受风邪而致的外感疾病，以恶寒、发热、鼻塞、流涕、咳嗽、头痛等为主要临床表现。结合患者发病特点及临床表现可以诊断。

考点二：注意辛温解表药物的应用，以荆芥、防风、苏叶、白芷、豆豉解表散寒；杏仁、桔梗、枳壳、前胡宣通肺气止咳；羌活、独活辛温发散止痛；若恶寒、发热、无汗重者，可加麻黄、桂枝以增强解表散寒的功效。

题卡 ② ——咳嗽

┤ 例 1 ├

病例摘要：

李某，男，45岁，已婚，工人。

患者平素性情偏于急躁易怒，1个月前受凉后出现咳嗽，咯少量白黏痰，行胸片检查示"双肺纹理增粗"，自行服用抗生素及止咳化痰药物，咳嗽、咯痰有所减轻。2周前患者生气后咳嗽再次加重，咳声阵作，伴咯痰质黏，不易咯出，咳重时自觉双胁部胀痛，咽干，晨起口苦，睡眠欠安，纳谷不香。舌质红，苔薄黄，脉弦数。

答题要求： 1. 根据上述病例摘要，在答题卡上完成书面辨证论治。

2. 中医病证鉴别：请与喘证相鉴别。

考试时间： 60分钟。

参考答案

主诉： 咳嗽、咯痰1个月。

中医辨病辨证依据（含病因病机分析）：

患者咳嗽伴咯痰1个月余，诊断为咳嗽。平素性情偏于急躁，肝火上炎，上逆侮肺，以至咳声阵作；木火刑金，炼液成痰，肺热津亏，则痰黏难咯，并感咽干；肝气不舒，阻滞脉络，而致双胁胀痛；心神受扰，而见眠差。舌质红，苔薄黄，脉弦数，亦为肝火上炎、肺热津伤之象。综上所述，辨证为肝火犯肺证。

中医病证鉴别（中医执业考生作答）：

咳嗽与喘证相鉴别。喘证可兼有咳嗽症状，但主要以呼吸困难，甚则张口抬肩、鼻翼扇动、不能平卧为特征。咳嗽则是以咳逆有声，多伴有咯痰为主要症状，咳嗽日久，可转变为喘证。

诊断：

中医疾病诊断：咳嗽　　　　　　　中医证候诊断：肝火犯肺证

中医治法：清肺泻肝，顺气降火

方剂：黛蛤散合黄芩泻白散加减

药物组成、剂量及煎服法：

黄芩 12g	桑白皮 15g	地骨皮 10g	炙甘草 6g
青黛 6g(包煎)	海蛤壳 15g(先煎)	旋覆花 10g	郁金 15g
茯苓 20	天花粉 10g	炙枇杷叶 15g	钩藤 10g(后下)

7剂，水煎服。日1剂，早晚分服。

考点链接

1. 相似病证的鉴别

咳嗽与肺痨相鉴别。肺痨以咳嗽为主症，多同时伴有咯血、潮热、盗汗及身体逐渐消瘦等症状，因正虚痨虫侵肺所致，是具有传染性的慢性虚损性疾患。

2. 其他证候、治法、方剂

内伤咳嗽还可有以下证候：

痰湿蕴肺证：辨证要点为症见反复咳嗽，咳声重浊，痰多色白质黏或稠厚成块，可伴胸闷、脘痞腹胀，呕恶食少，体倦。舌苔白腻，脉濡滑。治法为燥湿化痰，理气止咳。治疗代表方为二陈平胃散合三子养亲汤加减。

痰热郁肺证：辨证要点为咳嗽气息粗促，痰多质黏厚或稠黄，咯吐不利或咳血痰，胸胁胀满，咳时引痛，面赤，或身热，口干欲饮。舌质红，苔黄腻，脉滑数。治法为清热化痰，豁痰止咳。治疗代表方为清金化痰汤加减。

肺阴亏耗证：辨证要点为干咳，咳声短促，痰少黏白，或痰中夹血，口干咽燥，或声音嘶哑，或午后潮红，颧红，盗汗。日渐消瘦，神疲。舌质红，少苔，脉细数。治法为滋阴润肺，化痰止咳。治疗代表方为沙参麦冬汤加减。

3. 考题点评

考点一：明确咳嗽病证的诊断要点。该患者以咳嗽为主症，病程中不伴有咯血、消瘦、呼吸困难、咯吐腥臭脓血痰等，故诊断应考虑"咳嗽"一病。

考点二：注意清肝火药物的应用。可选用黛蛤散清泻肝火止咳，旋覆花、郁金降气疏肝，钩藤亦有平肝止咳之功。火热较盛者可加栀子、丹皮等。

例 2

病例摘要：

刘某，女，24 岁，未婚，学生。

患者 2 日前受风后出现咳嗽，咽痛口干，咯少量黏痰，身微热。刻下症见：咳嗽频剧，身微热，微恶风，咽痛口干，咯痰色白质黏，不易咯出，纳尚可，二便调。舌淡红，苔薄黄，脉浮滑。

答题要求：1. 根据上述病例摘要，在答题卡上完成书面辨证论治。

　　　　　2. 中医病证鉴别：请与喘证相鉴别。

考试时间：60 分钟。

参考答案

主诉：咳嗽 2 日。

中医辨病辨证依据（含病因病机分析）：

风热犯肺，肺失清肃，而见咳嗽频剧，咽痛口干；热盛炼液成痰，故痰白质黏，咳吐不爽；风热袭表，卫表不和，而见身微热、微恶风；苔薄黄、脉浮滑，亦为风热犯肺之象。辨证为风热犯肺证。

中医病证鉴别（中医执业考生作答）：

咳嗽与喘证相鉴别。喘证可兼有咳嗽症状，但主要以呼吸困难，甚则张口抬肩、鼻翼扇动、不能平卧为特征。咳嗽则是以咳逆有声，多伴有咯痰为主要症状，咳嗽日久，可转变为喘证。

诊断：

中医疾病诊断：咳嗽　　　　中医证候诊断：风热犯肺证

中医治法：疏风清热，宣肺止咳

方剂：桑菊饮

药物组成、剂量及煎服法：

桑叶 15g　　　　菊花 10g　　　　桔梗 6g　　　　杏仁 6g

连翘 10g　　　　芦根 20g　　　　薄荷 6g(后下)　　射干 10g

沙参 10g　　　　牛蒡子 10g

3 剂，水煎服。日 1 剂，早晚分服。

考点链接

1. 其他证候、治法、方剂

外感咳嗽还可有以下证候：

风寒袭肺证：辨证要点为咳嗽声重，气急或咽痒，痰白稀薄，多伴流清涕，头痛肢楚，恶寒，发热，无汗；舌苔薄白，脉浮或浮紧。治法为疏风散寒，宣肺止咳。治疗代表方为三拗汤合止嗽散加减。

风燥伤肺证：辨证要点为干咳，连声作呛，喉痒，唇鼻干燥，咽干而痛，痰少难咯。舌红而干，苔薄黄，脉浮数或小数。治法为疏风清热，润燥止咳。治疗代表方为桑杏汤加减。

2. 考题点评

考点一：明确咳嗽外感与内伤相鉴别。外感咳嗽起病急，病程短，多兼有寒热、头痛、鼻塞等肺卫症状，属于邪实。内伤咳嗽，常反复发作，迁延不愈，兼见他脏病证，属邪实正虚。

考点二：注意桑菊饮的加减应用。咽痛者加射干、马勃、牛蒡子；口干津伤者加沙参、天花粉；肺热重者加黄芩、鱼腥草。

题卡 ③ ——哮病

| 例 1 |

病例摘要：

李某，女，36岁，已婚，职员。

患者20余年前即有反复发作喘息、气促、咳嗽等症状，发作时曾予糖皮质激素治疗，症状可缓解，但未坚持治疗。2年前经相关检查确诊为"支气管哮喘"，给予舒利迭、顺尔宁等药物治疗，病情尚稳定。1周前患者受凉后再次出现咳嗽、喘息、气促，喉中痰鸣，不能平卧等症状，给予抗感染、解痉平喘治疗后症状有所改善。现患者仍有咳嗽，喘息气促，喉间痰鸣，咯黄色黏痰，口渴喜饮，身有汗出，大便偏干，小便色黄。舌质红，苔黄腻，脉滑数。

答题要求： 1. 根据上述病例摘要，在答题卡上完成书面辨证论治。

2. 中医病证鉴别：请与喘证相鉴别。

考试时间： 60分钟。

参考答案

主诉： 发作性喘息气促20余年，加重1周。

中医辨病辨证依据（含病因病机分析）：

患者发作性喘息气促20余年，诊断为哮证。素有哮疾，宿痰内伏于肺，复感外邪，痰随气生，相互搏结，壅塞气道，肺气宣降失常，气道挛急，而致哮鸣、喘息气促；热蒸津液为痰，色黄黏稠；热盛则口干喜饮、便干尿赤。舌质红，苔黄腻，脉滑数亦为痰热壅肺之象。辨证为热哮。

中医病证鉴别（中医执业考生作答）：

哮病与喘证相鉴别。二者都是以呼吸急促困难为主要表现，但喘以气息言，为呼吸气促困难，是多种急慢性肺系疾病的一个症状；哮以声响言，喉中哮鸣有声，是一种反复发作的独立性疾病。哮必兼喘，但喘未必兼哮。

诊断：

中医疾病诊断：哮病（发作期）　　　　中医证候诊断：热哮证

中医治法：清热宣肺，化痰定喘

方剂：定喘汤加减

药物组成、剂量及煎服法：

炙麻黄 6g	杏仁 10g	黄芩 10g	桑白皮 20g
款冬花 15g	苏子 10g	白果 6g	鱼腥草 20g
全瓜蒌 30g	地龙 10g	浙贝母 10g	枇杷叶 15g

7 剂，水煎服。日 1 剂，早晚分服。

考点链接

1. 相似病证的鉴别

哮病与支饮相鉴别。支饮亦可表现为痰鸣气喘的症状，但多因慢性咳嗽经久不愈，逐渐加重而成，病势时轻时重，发作与间歇的界限不清。与哮病之间歇发作、突然起病，喉中哮鸣有声区别明显。

2. 其他证候、治法、方剂

哮病发作期还可有以下证候：

冷哮证：辨证要点为症见呼吸急促，喉间哮鸣如水鸡声，胸膈满闷如塞，咳不甚，痰少咯吐不爽，色白而多泡沫，形寒畏冷，天冷或受寒易发，口不渴或渴喜热饮，面色青晦；舌苔白滑，脉弦紧。治法为宣肺散寒，化痰平喘。治疗代表方为射干麻黄汤加减。

寒包热哮证：辨证要点为喉中哮鸣有声，胸膈烦闷，喘咳气逆，咯痰不爽，痰黏色黄，或黄白相兼，烦躁，发热，恶寒，无汗，身痛；舌边尖红，舌苔白腻或黄，脉浮数。治法为解表散寒，清化痰热。治疗代表方为小青龙加石膏汤加减。

风痰哮证：辨证要点为症见喉中痰涎壅盛，声如拽锯，喘息胸满，咯痰黏腻难出，或为白色泡沫痰，无明显寒热倾向；舌苔厚浊，脉滑实。治法为祛风涤痰，降气平喘。治疗代表方为三子养亲汤加减。

虚哮证：辨证要点为喉中哮鸣如鼾，声低，气短息促，动则喘甚，口唇爪甲青紫，咯痰无力，痰涎清稀或质黏起沫，形寒肢冷或烦热；舌质淡或偏红，或紫暗，脉沉细或细数。治法为补肺纳肾，降气化痰。治疗代表方为平喘固本汤加减。

3. 考题点评

考点一：明确哮病的诊断要点。中医哮病与西医支气管哮喘及哮喘性支气管炎相对应。该病呈反复发作性，发作时喉间哮鸣有声，可伴有咳嗽、咯痰等症状。本患者既往检查及此次发病经过均与该病相符合。

考点二：哮病发作期应注意攻邪治标，祛痰利气，表证明显时兼以解表。哮病具有起病急、变化快等风邪特点，用药可酌情使用虫类药以搜风解痉，如地龙、僵蚕、蝉蜕等。

例 2

病例摘要：

李某，男，26 岁，未婚，学生。

患者 20 年前即有反复发作喘息、气促、咳嗽等症状，发作时喉间可闻及哮鸣声，予糖皮质激素治疗症状可缓解。此后患者常于遇到冷空气或吸入异味时出现喘息、气促发作，每月可发作 2~3 次。目前患者无喘息、气促症状，偶有咳嗽，吸入异味后自觉不适。平素易感冒，怕风，自汗，气短懒言。舌质淡，苔白，脉细弱。

答题要求：1. 根据上述病例摘要，在答题卡上完成书面辨证论治。

2. 中医病证鉴别：请与喘证相鉴别。

考试时间：60 分钟。

参考答案

主诉：发作性喘息气促 20 余年。

中医辨病辨证依据（含病因病机分析）：

患者发作性喘息气促 20 余年，诊断为哮证。素有哮疾，痰饮蕴肺，肺气上逆，相互搏结，而致发作性喘息气促。卫气虚弱，不能充实腠理，外邪易侵，故自汗、怕风、易患感冒；肺虚不能主气，故气短懒言；中气不足，故倦怠乏力。舌质淡，苔白，脉细弱亦为肺脾气虚之象。综上所述，辨证为肺脾气虚。

中医病证鉴别（中医执业考生作答）：

哮病与喘证相鉴别。二者都是以呼吸急促困难为主要表现，但喘以气息言，为呼吸气促困难，是多种急慢性肺系疾病的一个症状；哮以声响言，喉中哮鸣有声，是一种反复发作的独立性疾病。哮必兼喘，但喘未必兼哮。

诊断：

中医疾病诊断：哮病——缓解期　　　中医证候诊断：肺脾气虚证

中医治法：健脾益气，补土生金

方剂：六君子汤加减

药物组成、剂量及煎服法：

党参 20g　　炒白术 15g　　茯苓 20g　　炙甘草 6g
半夏 10g　　陈皮 10g　　山药 30g　　炙黄芪 20g
浮小麦 30g　　防风 10g　　砂仁 6g　　五味子 6g

7 剂，水煎服。日 1 剂，早晚分服。

考点链接

1. 其他证候、治法、方剂

哮病缓解期还可有以下证候：

肺肾两虚证：辨证要点为症见短气息促，动则为甚，吸气不利，脑转耳鸣，腰酸腿软，不耐劳累，或五心烦热，颧红，口干，舌质红，少苔，脉细数；或畏寒肢冷，面色苍白，舌苔淡白，脉沉细。治法为补肺益肾。治疗代表方为生脉地黄汤合金水六君煎加减。

2. 考题点评

考点一：明确哮病的诊断要点。该病呈反复发作性，发作时喉间哮鸣有声，可伴有咳嗽、咯痰等症状。可因气候变化、吸入异味等因素诱发，本患者既往病史及发病经过均与该病相符合。

考点二：哮病缓解期应注意扶正治本，根据脏腑病损不同，而予补肺、健脾、补肾。本患者以肺脾气虚为主要表现，故应重视补肺以强卫、防止外邪入侵，健脾以杜生痰之源。方用六君子汤健脾益气，加用山药增强健脾之功，自汗乏力加用炙黄芪、浮小麦，痰多者可酌加清肺化痰之品。

题卡④——喘证

┤ 例1 ├

病例摘要：

张某，男，58岁，已婚，工人。

患者3年来常于秋冬之际出现咳嗽咯痰，伴胸闷不适。3日前受凉后出现咳嗽、咯痰，伴低热，自行服用止咳化痰药物，热退。但患者咳嗽加重，并出现喘息胸闷，不能平卧，前来就诊。目前患者咳喘胸闷，平卧困难，咯痰量多，色白、质黏，咯吐不利。脘痞纳呆，时感呕恶，口黏，大便溏。舌淡，苔白腻厚，脉滑。

答题要求： 1. 根据上述病例摘要，在答题卡上完成书面辨证论治。

2. 中医病证鉴别：请与肺胀相鉴别。

考试时间： 60分钟。

参考答案

主诉： 咳嗽、喘息伴胸闷间断发作3年，加重3日。

中医辨病辨证依据（含病因病机分析）：

患者咳嗽、喘息伴胸闷间断发作3年，加重3日，故诊断为喘证。脾失健运，积湿成痰，复感外邪，痰浊干肺，肃降失职，故咳喘胸闷、咯痰量多；痰湿中阻，脾胃不和，故脘痞、呕恶、便溏、口黏。舌淡，苔白腻厚，脉滑亦为痰浊阻肺之象。辨证为痰浊阻肺。

中医病证鉴别（中医执业考生作答）：

喘证与肺胀相鉴别。肺胀为多种慢性肺部疾病长期反复发作，迁延不愈发展而来，以喘促、咳嗽、咯痰、胸部膨满、憋闷如塞为临床特征，尚有心悸，唇甲发绀，腹胀肢肿等特征，喘仅是肺胀的一个症状。喘证则以喘促、呼吸困难为主要表现，可见于多种急慢性疾病过程中，但喘证日久可致肺脾肾三脏虚损，发展为肺胀。

诊断：

中医疾病诊断：喘证 　　　中医证候诊断：痰浊阻肺证

中医治法：化痰降逆

方剂：二陈汤合三子养亲汤加减

药物组成、剂量及煎服法：

陈皮 10g	半夏 10g	茯苓 20g	炙甘草 6g
生姜 3 片	炒苏子 10g	炒白芥子 6g	炒莱菔子 15g
桑白皮 20g	黄芩 10g	杏仁 10g	枳壳 10g
全瓜蒌 20g	浙贝母 10g		

7 剂，水煎服。日 1 剂，早晚分服。

考点 链接

1. 相似病证的鉴别

喘证与气短相鉴别。二者同为呼吸异常，但喘证是以呼吸困难，张口抬肩，甚至不能平卧为特征性表现；气短即少气，呼吸微弱而喘促，或短气不足以息，似喘而无声，尚可平卧。

2. 其他证候、治法、方剂

实喘可见以下证候：

风寒袭肺证：辨证要点为症见喘息，呼吸气促，胸部胀闷，咳嗽，痰多稀薄色白，头痛，鼻塞流清涕，无汗，恶寒；舌苔薄白而滑，脉浮紧。治法为宣肺散寒。治疗代表方为麻黄汤合华盖散加减。

表寒肺热证：辨证要点为喘逆上气，胸胀或痛，息粗，鼻扇，咳而不爽，咯痰黏稠，形寒，身热，烦闷，身痛，口渴，溲黄，便干；舌质红，舌苔薄白或黄，脉浮数或滑。治法为散寒泄热，宣肺平喘。治疗代表方为麻杏石甘汤加减。

肺气郁痹证：辨证要点为常因情志刺激而诱发，突然呼吸短促，息粗气憋，胸闷胸痛，咽中如窒，但喉中痰声不著；舌苔薄白，脉弦。治法为开郁降气平喘。治疗代表方为五磨饮子加减。

3. 考题点评

考点一：明确喘证的诊断要点。喘证以呼吸困难，甚至张口抬肩，不能平卧为主要表现，可见于多种急慢性疾病过程中。本患者以咳喘、平卧困难，咯痰为主要表现，故应诊断为喘证。

考点二：喘证治疗以虚实为纲，实喘治在肺，当祛邪利气。应注重化痰药物及清肺热药物的应用，本患者以陈皮、半夏、茯苓、浙贝母理气化痰，以苏子、白芥子、莱菔子豁痰下气平喘，以杏仁、枳壳、瓜蒌宽胸；以桑白皮、黄芩清肺热。病情稳定后，主以健运脾胃。

例2

病例摘要：

刘某，男，68岁，已婚，工人。

患者20余年前受凉后出现咳嗽、气喘、胸憋等症状，常于冬季发作，症状日渐加重，发作时咳嗽喘憋明显，伴胸闷、咯吐黏痰。2周前患者受凉后再次出现咳嗽、气喘，经治疗后咳嗽、咯痰缓解，但仍感喘息气促，遂前来中医治疗。目前症见：喘息气促，呼多吸少，腰膝酸软，畏寒肢冷，动则喘甚而汗出。舌淡暗，苔白，脉沉弱。

答题要求： 1. 根据上述病例摘要，在答题卡上完成书面辨证论治。

2. 中医病证鉴别：请与肺胀相鉴别。

考试时间： 60分钟。

参考答案

主诉： 咳嗽、喘憋20余年，加重2周。

中医辨病辨证依据（含病因病机分析）：

患者咳嗽、喘憋20余年，诊断喘证。患者久病肺虚及肾，气失摄纳，故见喘息气促，呼多吸少；肾阳衰惫，而见腰膝酸软、畏寒肢冷；肾不纳气故动则喘甚。脉沉弱为肾虚之象。综上所述，辨证为肾虚不纳证。

中医病证鉴别（中医执业考生作答）：

喘证与肺胀相鉴别。肺胀为多种慢性肺部疾病长期反复发作，迁延不愈发展而来，以喘促、咳嗽、咯痰、胸部膨满、憋闷如塞为临床特征，喘促只是肺胀的一个症状。喘证则以喘促、呼吸困难为主要表现，可见于多种急慢性疾病过程中，但喘证日久可致肺脾肾三脏虚损，发展为肺胀。

诊断：

中医疾病诊断：喘证（虚喘） 中医证候诊断：肾虚不纳证

中医治法： 补肾纳气

方剂：金匮肾气丸合参蛤散加减

药物组成、剂量及煎服法：

肉桂6g 炮附片6g(先煎) 熟地20g 山萸肉10g

山药30g 泽泻10g 茯苓15g 丹皮10g

人参6g(另煎兑) 蛤蚧10g 川芎10g 丹参20g

泽兰15g 五味子10g

7剂，水煎服。日1剂，早晚分服。

考点链接

1. 其他证候、治法、方剂

虚喘常见以下证候：

肺气虚耗证：辨证要点为症见喘促短气，气怯声低，喉有鼾声，咳声低弱，痰吐稀薄，自汗畏风，易于感冒；舌淡，脉软弱。治法为补肺益气。治疗代表方为补肺汤合生脉散。

正虚喘脱证：辨证要点为喘逆剧甚，张口抬肩，鼻翼扇动，端坐不能平卧，稍动则喘剧，心悸，烦躁不安，肢厥，面青唇紫，汗出如珠；舌淡无华，少苔或无苔，脉浮大无根。治法为扶阳固脱，镇摄肾气。治疗代表方为参附汤送服黑锡丹，配合蛤蚧粉。

2. 考题点评

考点一：明确喘证的诊断要点。喘证以呼吸困难，甚至张口抬肩，不能平卧为主要表现，可见于多种急慢性疾病过程中。本患者结合病史及临床表现，可诊断为喘证。

考点二：喘证治疗以虚实为纲，虚喘治在肺、肾，而以治肾为主，扶正应辨阴阳，本患者腰膝酸软、畏寒肢冷，以肾阳虚为主，故以金匮肾气丸为基础方，并予人参、蛤蚧以温肾纳气。同时患者久病，舌质暗，加用川芎、丹参、泽兰等药物活血利水。

题卡 ⑤ ——肺痨

| 例 1 |

病例摘要：

刘某，女，54 岁，已婚，退休。

患者 8 年前出现间断咳嗽、咯痰，间断低热，痰中偶有血丝。当地医院 X 线片提示"肺结核不除外"，间断应用抗结核药物治疗。近 1 个月，呛咳气急，痰少质黏，时时咯血，血色鲜红，午后潮热，颧红，盗汗，口渴，心烦。眠差，形体偏瘦。大便尚可，纳少。舌红干，苔薄黄，脉细数。

答题要求：1. 根据上述病例摘要，在答题卡上完成书面辨证论治。

2. 中医病证鉴别：请与肺痿相鉴别。

考试时间：60 分钟。

参考答案

主诉：间断咳嗽、咯痰伴低热 8 年，加重 1 个月。

中医辨病辨证依据（含病因病机分析）：

患者咳嗽、咯痰伴低热，痰中夹有血丝，诊断为肺痨。肾为肺之子，肺虚则肾失资生之源，相火灼金，上耗母气，肺肾两虚，故见咳嗽、咳痰，时有低热；肾虚不能养肝，肝火偏旺，木火刑金，故见呛咳气急，痰少质黏；肺肾阴虚，心火上炎，故眠差、心烦。舌干红，苔薄黄，脉细数，均为阴虚火旺之症。辨证为阴虚火旺证。

中医病证鉴别（中医执业考生作答）：

肺痨与肺痿相鉴别。肺痨与肺痿的相同点是病位都主要在肺。肺痨具有明确的痨虫侵蚀肺脏的病因，临床表现以咳嗽、咯血、潮热、盗汗等为主要症状，各症可以间作，或相继发生。肺痿是多种肺部慢性疾患后期的转归，如肺痈、肺痨、咳嗽等病证日久，均可导致肺叶痿弱不用而成肺痿。肺痨晚期，如出现干咳、咯吐涎沫等症者，即已转为肺痿。

诊断：

中医疾病诊断：肺痨　　　　　中医证候诊断：虚火灼肺证

中医治法：滋阴降火

方剂：百合固金汤合秦艽鳖甲散加减

药物组成、剂量及煎服法：

百合 10g	麦冬 12g	生地 20g	川贝母 9g
百部 10g	芍药 10g	桔梗 6g	黑栀子 10g
知母 9g	地榆炭 12g	生甘草 6g	秦艽 10g
制鳖甲 15g (先煎)			

7 剂，水煎服。日 1 剂，早晚分服。

考点链接

1. 相似病证的鉴别

肺痨与虚劳相鉴别。两病都具有消瘦、疲乏、食欲不振等虚证的特征，是慢性虚损性疾病，且有一定联系，肺痨可发展为虚损。两者区别在于，肺痨主要病变在肺，具有传染性，以阴虚火旺为病理特点，以咳嗽、咯血、潮热、盗汗、消瘦为主要临床症状；而虚劳则由多种原因所导致，病程较长，病势缠绵，病变为五脏虚损而以脾肾为主，一般不传染，以气、血、阴、阳亏虚为病理特点，是多种慢性虚损病证的总称。

2. 其他证候、治法、方剂

肺阴亏损证：辨证要点为症见干咳，痰中带血丝或血点，血色鲜红，皮肤干灼，口干咽燥；舌边尖红苔薄，脉细或细数。治法为滋阴润肺，杀虫止咳。治疗代表方为月华丸加减。

阴阳两虚证：辨证要点为咳嗽，喘息气短，咯痰色白，或夹血丝，血色暗淡，自汗盗汗，心慌，唇紫，肢冷，形寒；男子滑精、阳痿，女子经少、经闭；舌质淡或光嫩少津，脉微细而数，虚大无力。治法为滋阴补阳。治疗代表方为补天大造丸加减。

3. 考题点评

考点一：明确肺痨病证的诊断要点。中医肺痨与西医的肺结核病相对应。因此，考虑患者具有"肺结核"病史，应首先考虑肺痨的诊断。

考点二：注意滋阴降火方药的应用。常用百合、麦冬、玄参、生地滋阴润肺生津；当归、芍药柔润养血；桔梗、贝母、甘草清热止咳。另可加鳖甲、知母滋阴清热；百部、白及补肺止血，抗痨杀虫；龟甲、阿胶、五味子滋养肺肾之阴，培其本元。骨蒸劳热日久不退，可合用清骨散或秦艽鳖甲散。

例 2

病例摘要：

刘某，女，52 岁，已婚，工人。

患者 1 年前无明显诱因出现咳嗽，伴少量咯血，经肺部 CT 及痰检诊断为"肺结核"，给予抗痨药物治疗。患者目前仍时有咳嗽，偶有痰中带血，遂前来就诊。症见：间断咳嗽，气短声低，痰中偶有带血，面色㿠白，晚间盗汗，神疲倦怠，纳差，二便可。舌质淡，苔薄，脉细弱。

答题要求：1. 根据上述病例摘要，在答题卡上完成书面辨证论治。
　　　　　2. 中医病证鉴别：请与虚劳相鉴别。

考试时间：60 分钟。

参考答案

主诉：咳嗽、间断咯血 1 年。

中医辨病辨证依据（含病因病机分析）：

患者咳嗽、间断咯血 1 年，诊断为肺痨。患者肺脾同病，清肃失司，而致咳嗽，气短声低；肺络受损，而致痰中带血；气阴亏损则面色㿠白，盗汗，乏力；脾虚中焦不运，而见纳差；脉细弱为肺脾同病，气阴两虚之象。综上所述，辨证为气阴耗伤证。

中医病证鉴别（中医执业考生作答）：

肺痨与虚劳的鉴别。二者都是慢性虚损性疾病，虚劳是由于脏腑亏损导致多种慢性虚损证候的总称，病理性质为五脏虚损，以肾为主，一般无传染性。肺痨则是一个独立性疾病，是由于体质虚弱、痨虫侵肺所致，病位主要在肺，病理性质以阴虚为主，具有传染性。

诊断：

中医疾病诊断：肺痨　　　　　中医证候诊断：气阴耗伤证

中医治法：养阴润肺，益气健脾

方剂：保真汤加减

药物组成、剂量及煎服法：

太子参 15g	炙黄芪 20g	炒白术 15g	茯苓 30g
麦冬 15g	天冬 15g	生地黄 15g	白芍 20g
山药 30g	仙鹤草 15g	百部 10g	藕节 10g
砂仁 6g	百合 20g		

7 剂，水煎服。日 1 剂，早晚分服。

考点链接

1. 相似病证的鉴别

肺痨与肺痈相鉴别。二者都有咳嗽、发热、汗出的临床表现。肺痈是肺叶生疮，形成脓疡，临床以咳嗽、胸痛、发热、咯吐腥臭浊痰，甚则脓血相兼为主要特征。肺痨则是以咳嗽、咯血、潮热、盗汗等为特征。

2. 其他证候、治法、方剂

虚火灼肺证：辨证要点为咳呛气急，痰少质黏，或咯痰黄稠量多，血色鲜红，午后潮热，盗汗量多，颧红，口渴，心烦失眠，急躁易怒，形体日渐消瘦，舌质红绛而干，苔薄黄或剥，脉细数。治法为补益肺肾，滋阴降火。治疗代表方为百合固金汤合秦艽鳖甲散加减。

3. 考题点评

考点一：明确肺痨的诊断要点。肺痨是以咳嗽、咯血、潮热、盗汗等为特征的慢性虚损性疾患，具有传染性。本患者既往肺部CT及痰检支持肺结核诊断，结合症状，可诊断为肺痨。

考点二：注重培土生金法应用，以甘淡实脾之药健运脾胃。以太子参、白术、黄芪、茯苓、山药等药物补益肺脾之气；以麦冬、天冬、生地、百合等药物滋阴润肺；合并咯血或痰中带血者可予白及、仙鹤草、白茅根、藕节等药物和络止血。

题卡 6 ——肺胀

病例摘要：

陈某，男，78岁，已婚，退休。

患者有近40年吸烟史，2周前因受凉出现咳逆，喘息气粗，胸满，烦躁，目胀睛突，痰黄，黏稠难咯，身热，微恶寒，有汗不多，口渴欲饮，溲赤。自诉服用化橘红丸、羚羊清肺丸等中成药，效果不明显。肺部听诊有湿啰音。舌边尖红，苔黄腻，脉滑数。

答题要求： 1. 根据上述病例摘要，在答题卡上完成书面辨证论治。
　　　　　　2. 中医病证鉴别：请与喘证相鉴别。

考试时间： 60分钟。

参考答案

主诉： 咳逆，喘息气粗，胸满，烦躁2周。

中医辨病辨证依据（含病因病机分析）：

患者有吸烟史40年，又因受凉后出现咳逆，喘息气粗，胸满，烦躁，目胀睛突，诊断为肺胀。肺胀主要的病因为痰浊、水饮与血瘀。痰热阻肺，肺主皮毛，故身热，口渴欲饮，溲赤，舌红，苔黄腻；脉滑主痰；脉数主热；故诊断为痰热郁肺证。

中医病证鉴别（中医执业考生作答）：

肺胀与喘证相鉴别。肺胀与喘证均以咳而上气、喘满为主症，有其类似之处。区别言之，肺胀是多种慢性肺系疾病日久积渐而成，除咳喘外，尚有心悸，唇甲发绀，胸腹胀满，肢体浮肿等症状。喘是多种急慢性疾病的一个症状，以呼吸气促困难为主要表现。肺胀可以隶属于喘证的范畴，喘病久不愈又可发展成为肺胀。

诊断：

中医疾病诊断：肺胀　　　　　中医证候诊断：痰热郁肺证

中医治法：清肺化痰，降逆平喘

方剂：越婢加半夏汤

药物组成、剂量及煎服法：

麻黄6g	黄芩10g	石膏30g^{（先煎）}	桑白皮15g
杏仁10g	半夏12g	苏子15g	陈皮10g
甘草6g			

石膏30g$^{（先煎）}$

7剂，水煎服。日1剂，早晚分服。

考点链接

1. 相似病证的鉴别

肺胀与哮病相鉴别。肺胀与哮病均以咳而上气、喘满为主症，有其类似之处。区别言之，肺胀是多种慢性肺系疾病日久积渐而成，除咳喘外，尚有心悸，唇甲发绀，胸腹胀满，肢体浮肿等症状。哮病是呈反复发作性的一个病种，以喉中哮鸣有声为特征。

2. 其他证候、治法、方剂

痰浊壅肺证：辨证要点为胸膺满闷，短气喘息，稍劳即著，咳嗽痰多，色白黏腻或呈泡沫，畏风易汗，脘痞纳少，倦怠乏力；舌暗，苔薄腻或浊腻，脉小滑。治法为化痰降气，健脾益肺。治疗代表方为苏子降气汤合三子养亲汤加减。

痰蒙神窍证：辨证要点为神志恍惚，表情淡漠，谵妄，烦躁不安，撮空理线，嗜睡，甚则昏迷，或伴肢体瞤动，抽搐，咳逆喘促，咳痰不爽；苔白腻或黄腻，舌质暗红或淡紫，脉细滑数。治法为涤痰，开窍，息风。治疗代表方为涤痰汤加减。

阳虚水泛证：辨证要点为心悸，喘咳，咳痰清稀，面浮，下肢浮肿，甚则一身悉肿，腹部胀满有水，脘痞，纳差，尿少，怕冷，面唇青紫；苔白滑，舌胖质暗，脉沉细。治法为温肾健脾，化饮利水。治疗代表方为真武汤合五苓散加减。

肺肾气虚证：辨证要点为呼吸浅短难续，声低气怯，甚则张口抬肩，倚息不能平卧，咳嗽，痰白如沫，咯吐不利，胸闷心慌，形寒汗出，或腰膝酸软，小便清长，或尿有余沥；舌淡或紫暗，脉沉细数无力，或有结代。治法为补肺纳肾，降气平喘。治疗代表方为平喘固本汤合补肺汤加减。

3. 考题点评：

考点一：肺胀的诊断要点：有慢性肺系疾患病史多年，反复发作，时轻时重，经久难愈。多见于老年人。临床表现为咳逆上气，痰多，胸中憋闷如塞，胸部膨满，喘息，动则加剧，甚则鼻扇气促，张口抬肩，目胀如脱，烦躁不安，日久可见心慌动悸，面唇发绀，脘腹胀满，肢体浮肿，严重者可出现喘脱。常因外感而诱发。其他如劳倦过度、情志刺激等也可诱发。

考点二：痰热内盛，胸满气逆，痰质黏稠不易咯吐者，加鱼腥草、金荞麦、瓜蒌皮、海蛤粉、大贝母清热化痰利肺；痰鸣喘息，不得卧者，加射干、葶苈子泻肺平喘；痰热伤津，口干舌燥者，加天花粉、知母、芦根以生津润燥；痰热壅肺，腑气不通，胸满喘逆，大便秘结者，加大黄、芒硝通腑泄热以降肺平喘；阴伤而痰量已少者，酌减苦寒之味，加沙参、麦冬等养阴之品。

题卡 ⑦ ——心悸

┤ 例1 ├

病例摘要：

王某，女，32岁，已婚，职员。

患者2年前行流产手术后即出现心中悸动不安，伴倦怠乏力，曾行心电图检查示"频发室上性早搏"，间断服用中西药物治疗，仍时有心悸发作，为求中医治疗，前来就诊。刻下症见：心悸气短，活动后加重，倦怠乏力，面色少华，纳食不馨，夜眠欠安，二便调。舌淡红，苔薄白，脉细弱。

答题要求： 1. 根据上述病例摘要，在答题卡上完成书面辨证论治。
　　　　　　 2. 中医病证鉴别：请与奔豚相鉴别。

考试时间： 60分钟。

参考答案

主诉： 心悸反复发作2年。

中医辨病辨证依据（含病因病机分析）：

患者心悸反复发作2年余，诊断为心悸。患者心血不足，不能养心，动则更耗伤气血，故心悸气短，动则加重；气血不能上荣，故面色少华；血虚而神明失养、夜眠欠安；脾气亏虚则倦怠乏力。舌淡红，脉细弱，亦为气血亏虚之象。辨证为心脾两虚证。

中医病证鉴别（中医执业考生作答）：

心悸与奔豚的鉴别。奔豚发作之时，亦觉心胸躁动不安。《金匮要略·奔豚气病脉证治》云："奔豚病，从少腹起，上冲咽喉，发作欲死，复还止，皆从惊恐得之。"可见，心悸为心中剧烈跳动，发自于心；奔豚乃发自少腹，上下冲逆。

诊断：

中医疾病诊断：心悸　　　　中医证候诊断：心血不足证

中医治法：补血养血，益气安神

方剂：归脾汤加减

药物组成、剂量及煎服法：

党参 15g	炙黄芪 30g	炒白术 15g	当归 20g
茯苓 15g	茯神 15g	酸枣仁 30g	远志 10g
砂仁 6g^(后下)	木香 6g	丹参 20g	熟地 15g
生龙骨 15g^(先煎)	生牡蛎 15g^(先煎)	炒谷芽 15g	鸡内金 10g

7 剂，水煎服。日 1 剂，早晚分服。

考点链接

1. 相似病证的鉴别

惊悸与怔忡相鉴别。心悸分为惊悸与怔忡。惊悸发病，多与情绪因素相关，多为阵发性，实证居多，病势轻浅，可自行缓解，不发时如常人。怔忡多是由于久病体虚，心脏受损所致，无精神因素亦可发生，常持续心悸，不能自控，活动后加重，每属虚证，或虚中夹实，病情较重，不发时亦可兼见脏腑虚损症状。

2. 其他证候、治法、方剂

心虚胆怯证：辨证要点为症见心悸不宁，善惊易恐，坐卧不安，不寐多梦而易惊醒，恶闻声响；舌苔薄白，脉细略数或细弦。治法为镇惊定志，养心安神。治疗代表方为安神定志丸加减。

阴虚火旺证：辨证要点为心悸易惊，思虑劳心尤甚，心烦少寐，五心烦热，口干，盗汗，伴耳鸣腰酸，头晕目眩，急躁易怒；舌红少津，苔少或无，脉象细数。治法为滋阴清火，养心安神。治疗代表方为天王补心丹合朱砂安神丸加减。

3. 考题点评

考点一：明确心悸病证的诊断要点。心悸多因体虚劳倦、七情所伤、感受外邪等，以致正气不足、心神失养或邪滞心脉、心神不宁所致，以心中悸动不安为主要表现。本患者结合病史及临床表现，诊断应考虑"心悸"一病。

考点二：注重辨证与辨病相结合。本患者以黄芪、党参、白术、茯苓等药物益气健脾；以熟地、当归补养心血；茯神、酸枣仁、丹参、远志等药物宁心安神；并加用龙骨、牡蛎安神定悸。

┤ 例 2 ├

病例摘要：

林某，男，56 岁，已婚，工人。

患者 2 年前受惊后出现心中悸动不安，当时服用养心安神药物后好转，此后患者时有心悸发作，情绪易于紧张，前来就诊。刻下症见：心悸时作，受惊后或情绪激动时易出现。平素时觉胸闷烦躁，咯痰量多质黏，晨起口干口苦，夜眠欠安，梦多，大便偏干，小便可。舌质红，苔黄腻，脉弦滑。

　　答题要求：1. 根据上述病例摘要，在答题卡上完成书面辨证论治。

　　　　　　　 2. 中医病证鉴别：请与奔豚相鉴别。

　　考试时间：60 分钟。

参考答案

　　主诉：心悸反复发作 2 年。

　　中医辨病辨证依据（含病因病机分析）：

　　患者自觉心中悸动不安反复发作 2 年余，诊断为心悸。患者痰火扰心，心神不宁，故见心悸时作，眠差梦多；气郁痰火互结于心胸，耗伤津液，而见胸闷烦躁，痰多黏稠，口干口苦。舌质红，苔黄腻，脉弦滑均为痰火壅盛之象。辨证为痰火扰心证。

　　中医病证鉴别（中医执业考生作答）：

　　心悸与奔豚相鉴别。奔豚发作之时，亦觉心胸躁动不安。《金匮要略·奔豚气病脉证治》云："奔豚病，从少腹起，上冲咽喉，发作欲死，复还止，皆从惊恐得之。"可见，心悸为心中剧烈跳动，发自于心；奔豚乃发自少腹，向上冲逆。

　　诊断：

　　中医疾病诊断：心悸　　　　中医证候诊断：痰火扰心证

　　中医治法：清热化痰，宁心安神

　　方剂：黄连温胆汤加减

　　药物组成、剂量及煎服法：

黄连 10g	胆南星 10g	竹茹 10g	枳实 10g
茯苓 20g	法半夏 10g	生姜 6g	石决明 30g^{（先煎）}
全瓜蒌 30g	炒栀子 10g	豆豉 10g	珍珠母 30g^{（先煎）}

　　　　　　　　　　　　　　　　　7 剂，水煎服。日 1 剂，早晚分服。

考点链接

　　1. 其他证候、治法、方剂

　　心脉瘀阻证：辨证要点为心悸不安，胸闷不舒，心痛时作，痛如针刺，唇甲青紫；舌质紫暗或有瘀斑，脉涩或结或代。治法为活血化瘀，理气通络。治疗代表方为桃仁红花煎加减。

　　心阳不振证：辨证要点为心悸不安，胸闷气短，动则尤甚，面色苍白，形寒肢冷；舌淡苔白，脉象虚弱或沉细无力。治法为温补心阳，安神定悸。治疗代表方为桂枝甘草龙骨牡蛎汤合参附汤加减。

2. 考题点评

考点一：明确心悸病证的诊断要点。心悸多因体虚劳倦、七情所伤、感受外邪等，以致正气不足、心神失养或邪滞心脉、心神不宁所致，以心中悸动不安为主要表现。本患者结合病史及临床表现，诊断应考虑"心悸"一病。

考点二：注意清化痰热同时给予重镇药物安神定悸，药用黄连、竹茹、半夏、胆南星等药物清化痰热，予珍珠母、石决明重镇安神。大便秘结者可加用生大黄；性情抑郁者可加用疏肝理气安神之药，如香附、郁金等药物；郁热重者，可合用升降散加减。

题卡 ⑧ ——胸痹

│ 例 1 ├

病例摘要：

吕某，女，50岁，已婚，工人。

患者1年前于生气后出现左胸疼痛，伴胸闷，自行服用速效救心丸后症状缓解。此后患者常于劳累及生气后出现左胸疼痛，经服速效救心丸或硝酸甘油后可缓解，曾行心电图检查示"ST－T段改变"。刻下症见：偶有左胸闷痛，多于生气后出现，平素情绪抑郁，喜叹息，双胁肋胀满不舒，纳食不香，食后胃脘胀满，易呃逆，二便调。舌淡，苔薄白，脉弦细。

答题要求： 1. 根据上述病例摘要，在答题卡上完成书面辨证论治。

2. 中医病证鉴别：请与胃脘痛相鉴别。

考试时间： 60分钟。

参考答案

主诉： 发作性胸痛1年。

中医辨病辨证依据（含病因病机分析）：

患者发作性左胸疼痛，诊断为胸痹。平素情绪抑郁，肝气不舒，气机郁滞，心脉不和，而见左胸闷痛；肝气阻于胁络，故双胁肋胀满不舒；肝木克脾，脾虚中焦不运，而见食后胃脘胀满，呕逆。脉弦为肝气不舒之象。辨证为气滞心胸证。

中医病证鉴别（中医执业考生作答）：

胸痹与胃脘痛相鉴别。胸痹病位在心，其不典型者疼痛可在心下胃脘部，须与胃脘痛鉴别。胸痹心痛多为闷痛，虽与饱餐有关，但常在服药、休息后缓解。胃脘痛以胀痛为主，局部可有压痛，持续时间较长，常伴泛酸、嘈杂、嗳气等胃部症状。

诊断：

中医疾病诊断：胸痹　　　中医证候诊断：气滞心胸证

中医治法： 疏肝理气，活血通络

方剂： 柴胡疏肝散加减

药物组成、剂量及煎服法：

柴胡 10g	白芍 15g	川芎 10g	枳壳 10g
香附 10g	郁金 10g	红花 15g	丹参 20g
赤芍 15g	延胡索 15g	旋覆花 15g^(包煎)	茯苓 20g

旋覆花 15g[包煎]

7 剂，水煎服。日 1 剂，早晚分服。

考点链接

1. 相似病证的鉴别

胸痹与悬饮相鉴别。胸痹多为胸闷痛，可向左肩或左臂内侧放射，常因受寒、饱餐、情绪激动、劳累而突然发作，休息或用药后得以缓解。悬饮为胸胁胀满，持续不解，多伴有转侧、呼吸时疼痛加重，并有咳嗽、咯痰等肺系症状。

2. 其他证候、治法、方剂

心血瘀阻证：辨证要点为症见心胸刺痛，部位固定，入夜尤甚，或心痛彻背，背痛彻心，或伴胸闷心悸，日久不愈；舌质紫暗，或有瘀斑，脉沉涩。治法为活血化瘀，通脉止痛。治疗代表方为血府逐瘀汤加减。

痰浊闭阻证：辨证要点为心胸窒闷疼痛，闷重，痛轻，多形体肥胖，肢体沉重，痰多气短，遇阴雨天易发作或加重，伴倦怠乏力，口黏恶心，咯吐痰涎；苔白腻或白滑，脉滑。治法为通阳泄浊，豁痰开结。治疗代表方为瓜蒌薤白半夏汤合涤痰汤加减。

3. 考题点评

考点一：明确胸痹的诊断要点。胸痹是以胸部闷痛，甚则胸痛彻背、喘息不得卧为主症的一种病证。本患者综合临床症状、服药后可缓解及心电图表现，可诊断该病。

考点二：该病证治疗在疏肝理气的基础上，应注重活血药物的应用，可用丹参、当归、赤芍、红花、川芎等药物。患者有肝克脾土症状，故酌加健脾培土药物；肝气郁结，日久化热，伴见心烦易怒、口干便秘者，可用丹栀逍遥散加减。

例 2

病例摘要：

林某，男，57 岁，已婚，退休。

患者 10 年前于劳累后出现左胸疼痛，严重时伴憋闷感，经休息及含服硝酸甘油后可缓解。2 年前患者上述症状反复发作，遂行冠状动脉造影检查，提示"多支病变"，予冠状动脉支架植入治疗，术后病情平稳。近 1 个月患者劳累后再次出现左胸疼痛。刻下症见：左胸时感闷痛，伴心悸盗汗，腰膝酸软，耳鸣口干，夜眠欠安，纳食尚可，二便调。舌红少津，脉细数。

答题要求：1. 根据上述病例摘要，在答题卡上完成书面辨证论治。

　　　　　　2. 中医病证鉴别：请与胃脘痛相鉴别。

考试时间：60 分钟。

参考答案

主诉：左胸间断疼痛10年，加重1个月。

中医辨病辨证依据（含病因病机分析）：

患者左胸疼痛多年，诊断为胸痹。心脉不畅，而见左胸闷痛；水不济火，虚热内灼，而见盗汗口干、腰膝酸软；心神受扰，而见心悸失眠。舌红少津，脉细数均为阴虚之象。辨证为心肾阴虚证。

中医病证鉴别（中医执业考生作答）：

胸痹与胃脘痛相鉴别：胸痹心痛病位在心，其不典型者疼痛可在心下胃脘部，须与胃痛鉴别。胸痹多为闷痛，虽与饱餐有关，但常在服药、休息后缓解。胃痛以胀痛为主，局部可有压痛，持续时间较长，常伴泛酸、嘈杂、嗳气等胃部症状。

诊断：

中医疾病诊断：胸痹　　　中医证候诊断：心肾阴虚证

中医治法：滋阴清火，养心和络

方剂：天王补心丹合炙甘草汤加减

药物组成、剂量及煎服法：

生地30g	玄参10g	天冬15g	麦冬15g
太子参10g	茯苓15g	茯神15g	柏子仁15g
酸枣仁20g	五味子10g	远志10g	当归20g
赤芍15g	红花15g	炙甘草15g	

7剂，水煎服。日1剂，早晚分服。

考点链接

1. 其他证候、治法、方剂

心肾阳虚证：辨证要点为症见胸闷气短，心悸而痛，动则更甚，自汗神倦，畏寒蜷卧，四肢欠温，面色㿠白，唇甲淡白或青紫；舌质淡胖或紫暗，苔白或腻或水滑，脉沉细或沉微。治法为温补阳气，振奋心阳。治疗代表方为参附汤合右归饮加减。

气阴两虚证：辨证要点为症见心胸隐痛，时发时止，心悸气短，动则尤甚，伴倦怠乏力，声音低微；舌质淡红，胖大边有齿痕，少苔或无苔，脉虚细缓或结代。治法为益气养阴，活血通脉。治疗代表方为生脉散合人参养荣汤加减。

2. 考题点评

考点一：明确胸痹的诊断要点。胸痹是以胸部闷痛，甚则胸痛彻背、喘息不得卧为主症的一种病证。综合病史、发病特点、主要临床表现及客观检查可诊断该病。

考点二：胸痹多为虚实夹杂，治疗应"通补结合"。本患者心肾阴虚为本，瘀血阻脉为标，治疗以滋补肾阴、心阴与活血通络相结合。如若虚火内扰心神明显，可合用黄连阿胶汤；肾虚明显，可合用左归饮。

题卡 ⑨ ——不寐

例 1

病例摘要：

王某，女，58 岁，已婚，工人。

患者 3 个月前因工作原因出现入睡困难，需 1~2 小时入睡，服用养心安神药物可有所改善。近 2 周上述症状加重，遂前来就诊。刻下症见：入睡困难，睡后易醒，梦多，胸闷纳差，时感恶心，白日头昏不适。舌偏红，苔黄腻，脉滑数。

答题要求： 1. 根据上述病例摘要，在答题卡上完成书面辨证论治。

2. 中医病证鉴别：请与一时性失眠相鉴别。

考试时间： 60 分钟。

参考答案

主诉： 入睡困难 3 个月，加重 2 周。

中医辨病辨证依据（含病因病机分析）：

患者入睡困难 3 个月，加重 2 周，诊断为不寐。水湿痰饮内停，痰郁化热，痰热上扰，而见寐差梦多；痰阻中焦，脾虚运化失职，故见胸闷、纳差、呕恶；痰浊上扰清窍，而见头昏不适。舌质偏红、苔黄腻、脉滑数为痰热内扰之象。综上，辨证为痰热扰心证。

中医病证鉴别（中医执业考生作答）：

不寐与一时性失眠相区别。不寐是指单纯以失眠为主，变现为持续的、严重的睡眠困难。若因一时性情志影响或生活环境改变引起的暂时性失眠不属病态。

诊断：

中医疾病诊断：不寐　　　　　中医证候诊断：痰热扰心证

中医治法： 清化痰热，和中安神

方剂：黄连温胆汤加减

药物组成、剂量及煎服法：

黄连 6g	胆南星 10g	茯苓 15g	茯神 15g
竹茹 10g	生姜 6g	枳壳 10g	法半夏 10g
夏枯草 15g	珍珠母 30g(先煎)	远志 10g	白蒺藜 20g
合欢皮 15g	首乌藤 20g		

7 剂，水煎服。日 1 剂，早晚分服。

例 2

病例摘要：

吕某，男，59 岁，已婚，退休。

患者 10 余年前出现失眠，入睡差，睡后易惊醒，甚则彻夜难眠，需长期服用舒乐安定等药物。近期增量服用舒乐安定睡眠亦差，遂前来就诊。刻下症见：入睡困难，睡后易醒，每晚睡 1~2 小时。自觉心烦，晚间盗汗、口干，腰膝酸软，白日头晕、耳鸣。舌红少苔，脉细数。

答题要求： 1. 根据上述病例摘要，在答题卡上完成书面辨证论治。

2. 中医病证鉴别：请与健忘相鉴别。

考试时间： 60 分钟。

参考答案

主诉： 失眠 10 余年。

中医辨病辨证依据（含病因病机分析）：

患者失眠 10 余年，诊断为不寐。患者肾阴不足，不能上济于心，心火独旺，故见失眠心烦；肾津亏耗，髓海失养，而见腰膝酸软、头晕耳鸣；虚火内灼，逼津外泄，而见盗汗，津伤明显则见口干。舌红少苔，脉细数均为阴虚火旺、心肾不交之象。辨证为心肾不交证。

中医病证鉴别（中医执业考生作答）：

不寐与健忘相鉴别。不寐是以经常不能获得正常睡眠为特征的一类病证，其病位在心，与肝脾肾相关，病因可虚实夹杂。健忘则是记忆力减退，遇事易忘的一种病证，其病位在脑，与心脾肾虚损、气血阴精不足有关，亦可因痰浊上扰、瘀血阻络所致。健忘可合并失眠，亦可伴发多寐。

诊断：

中医疾病诊断：不寐　　　　中医证候诊断：心肾不交证

中医治法： 滋阴降火，交通心肾

方剂：六味地黄丸合交泰丸加减

药物组成、剂量及煎服法：

熟地 30g	山萸肉 10g	山药 20g	泽泻 10g
丹皮 10g	茯苓 15g	茯神 15g	黄连 6g
肉桂 3g	枣仁 30g	珍珠母 30g(先煎)	石决明 30g(先煎)
知母 6g	百合 20g	浮小麦 30g	远志 10g
		7 剂，水煎服。日 1 剂，早晚分服。	

![考点链接]

1. 其他证候、治法、方剂

心脾两虚证：辨证要点为不易入睡，多梦易醒，心悸健忘，神疲食少，伴头晕目眩，四肢倦怠，腹胀便溏，面色少华；舌淡苔薄，脉细无力。治法为补益心脾，养血安神。治疗代表方为归脾汤加减。

肝火扰心证：辨证要点为症见不寐多梦，甚则彻夜不眠，急躁易怒，伴头晕头胀、目赤耳鸣、口干而苦、便秘溲赤；舌红苔黄，脉弦数。治法为疏肝泻热，镇心安神。治疗代表方为龙胆泻肝汤加减。

心胆气虚证：辨证要点为虚烦不寐，触事易惊，胆怯心悸，伴气短自汗、倦怠乏力；舌淡，脉弦细。治法为益气镇惊，安神定志。治疗代表方为安神定志丸合酸枣仁汤加减。

2. 考题点评

考点一：明确不寐的诊断要点。不寐是以经常不能获得正常睡眠为特征的一类病证。综合病史及症状，可以诊断。

考点二：失眠的治疗注意辨病与辨证相结合，加强安神药物应用可提高疗效。可酌情选用珍珠母、石决明、龙骨、琥珀、朱砂等重镇安神药物，半夏－夏枯草、合欢皮－首乌藤、茯神－远志等治疗失眠的经验药对，并合用酸枣仁汤以增强疗效。

题卡⑩——痫病

┤ 例1 ├

病例摘要：

陈某，男，26岁，未婚，农民。

患者10余年前上学时突然出现昏倒，继之出现四肢抽搐，伴牙关紧闭、口吐涎沫，约1分钟后抽搐停止。于当地医院诊断为"癫痫"，给予抗癫痫药物治疗，此后患者每年仍有数次癫痫发作，平素尚可。1个月前患者与人争执，再次出现癫痫发作，表现为突然昏倒，四肢抽搐，伴口吐涎沫，数分钟后症状缓解，逐渐苏醒。近1个月来患者情绪易于激动，又有2次类似发作，希望加用中药配合治疗，遂前来就诊。刻下症见：无四肢抽搐发作，性情急躁易怒，口干口苦，夜眠不安，便秘溲黄。舌红，苔黄，脉弦数。

答题要求： 1. 根据上述病例摘要，在答题卡上完成书面辨证论治。

2. 中医病证鉴别：请与厥证相鉴别。

考试时间： 60分钟。

参考答案

主诉：发作性四肢抽搐 10 余年，加重 1 个月。

中医辨病辨证依据（含病因病机分析）：

患者发作性四肢抽搐 10 余年，发作时尚有昏不识人、牙关紧闭等症状，符合痫病诊断。患者先天不足，兼夹肝火偏亢，痰浊蕴结，痰火相伍，阻扰脑神而发痫病。火热伤津，而见口干、便秘溲黄；肝胆火盛，而见口苦；扰动心神，而见夜眠不安；舌红苔黄腻，脉弦滑均为肝火痰热之象。综上，辨证为痰火扰神证。

中医病证鉴别（中医执业考生作答）：

痫病与厥证相鉴别。二者均可见到突然仆倒、昏不识人的主症，厥证则还有面色苍白、四肢厥冷，但无痫病所表现的口吐涎沫、双目上视、四肢抽搐、甚则口中怪叫等症状。

诊断：

中医疾病诊断：痫病　　　中医证候诊断：痰火扰神证

中医治法：清肝泻火，化痰开窍

方剂：龙胆泻肝汤合涤痰汤加减

药物组成、剂量及煎服法：

龙胆草 10g	黄芩 10g	栀子 10g	柴胡 10g
泽泻 15g	当归 20g	白芍 30g	胆南星 10g
法半夏 10g	竹茹 10g	石菖蒲 10g	郁金 15g
茯神 20g	枣仁 15g	石决明 30g (先煎)	钩藤 15g

7 剂，水煎服。日 1 剂，早晚分服。

考点链接

1. 相似病证的鉴别

痫病与中风相鉴别。典型发作的痫病与中风（中脏腑）均有突然仆倒，昏不识人的症状，但痫病无半身不遂、口舌㖞斜的后遗症，而中风也无四肢抽搐、双目上视、口吐涎沫的症状。临床上可有中风继发癫痫者。

2. 其他证候、治法、方剂

瘀阻脑络证：辨证要点为症见继发于颅脑外伤、中风病、颅内感染等，平素头晕、头痛，痛有定处，常伴单侧肢体抽搐，或一侧面部抽动，颜面口唇青紫；舌质暗红或有瘀斑，脉涩或沉弦。治法为活血化瘀，息风通络。治疗代表方为通窍活血汤加减。

心肾亏虚证：辨证要点为痫病频发，神志恍惚，面色晦暗，头晕目眩，两目干涩，耳轮焦枯不泽，健忘失眠，腰膝酸软，大便干燥；舌红，苔薄白，少津，脉沉细而数。治法为补益心肾，潜阳安神。治疗代表方为左归丸合天王补心丹加减。

3. 考题点评

考点一：明确痫病的诊断要点。痫病为发作性疾病，发作时多表现为突然仆倒、昏不识人、双目上视、口吐涎沫、四肢抽搐等症状，本患者结合病史、发作时表现，可诊断为该病。

考点二：选用龙胆草、黄芩、栀子、柴胡等药物清泻肝火，同时给予白芍养肝阴、当归养血通络，并予石决明、钩藤等药物以平肝。另外，痫病的病理因素以痰为主，故应注重半夏、竹茹、胆南星等化痰药物的应用，同时配合郁金、菖蒲、茯神以醒神定志。

例2

病例摘要：

李某，女，26岁，未婚，工人。

患者自幼时（20余年前）即出现发作性肢体抽搐，牙关紧闭，发作时意识不清，半分钟至数分钟症状缓解。于当地医院诊断为"癫痫"，服用抗癫痫药，上述症状少有发作。1个月前，患者自行减少抗癫痫药物服用，其后发作数次肢体抽搐、意识不清，约1分钟可缓解。现已加用抗癫痫药物，为求中药配合治疗，前来就诊。刻下症见：无肢体抽搐发作，自觉倦怠乏力，心悸气短，面色苍白，大便溏薄。舌质淡，苔白腻，脉沉细而弱。

答题要求： 1. 根据上述病例摘要，在答题卡上完成书面辨证论治。
2. 中医病证鉴别：请与厥证相鉴别。

考试时间： 60分钟。

参考答案

主诉： 发作性肢体抽搐20余年。

中医辨病辨证依据（含病因病机分析）：

患者发作性四肢抽搐20余年，诊断为痫病。患者先天禀赋不足，至心脑神机受损，而发痫病；脾虚不运，生化乏源，气血不足，而见倦怠乏力，面色苍白；心脾两伤，心神失养，故心悸气短。综上，辨证为心脾两虚证。

中医病证鉴别（中医执业考生作答）：

痫病与厥证相鉴别。二者均可见到突然仆倒、昏不识人的主症，厥证还有面色苍白、四肢厥冷，但无痫病所表现的口吐涎沫、双目上视、四肢抽搐甚则口中怪叫等症状。

诊断：

中医疾病诊断：痫病　　　　中医证候诊断：心脾两虚证

中医治法： 补益气血，健脾宁心

方剂： 六君子汤合归脾汤加减

药物组成、剂量及煎服法：

党参20g	炒白术15g	茯苓20g	炙甘草6g
陈皮10g	法半夏10g	竹茹10g	炒薏苡仁15g
瓜蒌20g	旋覆花10g	枳壳10g	石菖蒲10g

7剂，水煎服。日1剂，早晚分服。

考点链接

1. 其他证候、治法、方剂

心肾亏虚证：辨证要点为痫病频发，神志恍惚，面色晦暗，头晕目眩，两目干涩，耳轮焦枯不泽，健忘失眠，腰膝酸软，大便干燥；舌淡红，苔薄白，少津，脉沉细而数。治法为滋养肝肾。治疗代表方为左归丸合天王补心丹加减。

2. 考题点评

考点一：明确痫病的诊断要点。痫病为发作性疾病，发作时多表现为突然仆倒、昏不识人、双目上视、口吐涎沫、四肢抽搐等症状，结合病史、发作时表现，可诊断为该病。

考点二：注意健脾化痰药物的应用，可选用陈皮、半夏、竹茹等药物，同时予瓜蒌、旋覆花宽胸降气。气虚重者，可加用黄芪；脾虚湿胜者可用薏苡仁、扁豆、山药；久病者可配合蜈蚣、全蝎等药物以息风解毒、活络解痉。

题卡⑪——胃痛

| 例1 |

病例摘要：

黄某，女，53岁，公务员，已婚。

患者近2年来，情绪不稳，容易发火，时有胃脘胀痛，2天前与家人生气后再次出现胃脘疼痛，痛连两胁，得嗳气稍舒，胸闷善太息，大便不畅。舌苔薄白，脉弦。

胃镜检查示：浅表性胃炎。既往有"高血压"病史5年，常服降压药物。

答题要求： 1. 根据上述病例摘要，在答题卡上完成书面辨证论治。

2. 中医病证鉴别：请与胁痛相鉴别。

考试时间： 60分钟。

参考答案

主诉： 反复胃脘部疼痛2年。

中医辨病辨证依据（含病因病机分析）：

患者以胃脘胀痛为主症，当诊为胃痛。胃痛呈胀痛，痛连两胁，且情志不舒时发作，故考虑肝气犯胃之证。肝主疏泄而喜条达，患者情绪不稳，心烦易怒，肝气郁结，肝气横逆犯胃，胃气阻滞，故胃脘胀痛；胃脘居于心下，胃气上逆，故见胸闷、嗳气。

肝经循行于两胁，肝气郁滞，则两胁胀痛；肝失疏泄，肠腑气机失和，传导不利，故大便不畅；舌苔薄白，脉弦，均为肝气失和之象。

中医病证鉴别（中医执业考生作答）：

胃痛与胁痛相鉴别。胃痛以胃脘部疼痛为主证，且多伴有嗳气、泛酸、嘈杂等症状。而胁痛是以两侧胁肋部疼痛为主，两者在部位上有着明显的差别。

诊断：

中医疾病诊断：胃痛　　　　中医证候诊断：肝气犯胃证

中医治法： 疏肝解郁，理气止痛

方剂：柴胡疏肝散加减

药物组成、剂量及煎服法：

柴胡 12g	白芍 15g	川芎 6g	郁金 10g
制香附 9g	陈皮 12g	炒枳壳 10g	佛手 10g
炙甘草 6g	醋元胡 10g	川楝子 10g	

7 剂，水煎服。日 1 剂，早晚分服。

---| 例 2 |---

病例摘要：

宋某，男，50 岁，业务员。

15 年前由于工作关系，经常不能按时进餐，出现胃脘部隐痛，曾于当地医院行胃镜检查，诊为"十二指肠球部溃疡"。经用中西药治疗（药物不详），未能根治。1 周前因劳累后胃痛复作而就诊。入院症见：胃痛隐隐不止，喜温喜按，空腹痛甚，得食则缓，神疲纳呆，四肢倦怠，手足不温，泛吐清水，大便溏薄。舌淡苔白，脉虚弱。

答题要求： 1. 根据上述病例摘要，在答题卡上完成书面辨证论治。

　　　　　　2. 中医病证鉴别：请与真心痛相鉴别。

考试时间： 60 分钟。

参考答案

主诉： 胃脘部隐痛反复发作 15 年，加重 1 周。

中医辨病辨证依据（含病因病机分析）：

该患者以"胃脘部隐痛反复发作 15 年，加重 1 周"为主诉，诊断当属于"胃痛"的范畴。脾胃同居中焦，互为表里，脾升胃降，纳运有常，患者由于饮食不节、劳倦过度，导致脾胃虚寒。由于脾胃虚寒，胃失温养，故胃痛隐隐不止，喜温喜按。胃腑需借饮食之温养以通血脉，故空腹痛甚，得食则缓。劳则耗气，故劳累后胃痛复发。脾胃阳气亏虚，形体失于温养，故神疲纳呆、四肢倦怠、手足不温。脾胃运化失职，水饮内停，故大便溏薄，泛吐清水。舌淡苔白，脉虚弱均为胃阳亏虚之证。

中医病证鉴别（中医执业考生作答）：

胃痛与真心痛相鉴别。心居胸中，其痛可波及心下，出现胃痛的表现，易与胃痛混淆。典型真心痛多见于老年人，为当胸而痛，其痛多为刺痛、绞痛、紧缩样痛或压榨样痛，且痛引肩臂，伴有心悸、气短、汗出肢冷等症，病情危急，正如《灵枢·厥病》曰"真心痛，手足青至节，心痛甚，旦发夕死，夕发旦死"。对于无胃病史而有眩晕头痛的中老年患者尤应警惕真心痛的可能。而胃痛多表现为胀痛、刺痛、隐痛，有反复发作史，一般无放射痛，常伴有嗳气、泛酸、嘈杂等脾胃证候。

诊断：

中医疾病诊断：胃痛　　　　中医证候诊断：脾胃虚寒证

中医治法： 温中健脾，和胃止痛

方剂：黄芪建中汤加减

药物组成、剂量及煎服法：

生黄芪 30g	白芍 15g	桂枝 10g	炙甘草 6g
生姜 3 片	大枣 15g	饴糖 10g^{（冲服）}	党参 30g
干姜 3g			

7 剂，水煎服，日 1 剂，早晚分服。

考点链接

1. 相似病证的鉴别

胃痛与腹痛相鉴别。腹痛是指胃脘以下，耻骨毛际以上部位发生疼痛，而胃痛是指心窝以下胃脘部发生疼痛。就疼痛部位来说，两者不难鉴别。但胃与肠相连，又居于腹中，有时胃痛可波及整个腹部，而腹痛亦可影响到胃，这时就要根据其疼痛的主要部位和情况来加以区别。

2. 其他证候、治法、方剂

寒邪客胃证：辨证要点为症见胃痛暴作，恶寒喜暖，得温则减，遇寒加重，口淡不渴，或喜热饮；舌淡苔薄白，脉弦紧。治法为温胃散寒，行气止痛。治疗代表方为香苏散合良附丸加减。

饮食伤胃证：辨证要点为胃脘疼痛，胀满拒按，嗳腐吞酸，或呕吐不消化食物，其味腐臭，吐后痛减，不思饮食，大便不爽，得矢气及便后稍舒；苔厚腻，脉滑。治法为消食导滞，和胃止痛。治疗代表方为保和丸加减。

湿热中阻证：辨证要点为胃脘疼痛，痛势急迫，脘闷灼热，口干口苦，渴不欲饮，纳呆恶心，小便色黄，大便不畅；舌红，苔黄腻，脉滑数。治法为清热化湿，理气和胃。治疗代表方为清中汤加味。

瘀血停胃证：辨证要点为胃脘疼痛，犹如针刺，似刀割，痛有定处，按之痛甚，痛时持久，食后加剧，入夜尤甚，或见吐血便黑；舌质紫暗或有瘀斑，脉涩。治法为化瘀通络，理气和胃。治疗代表方为失笑散合丹参饮加减。

胃阴亏耗证：辨证要点为胃痛隐隐灼痛，似饥而不欲食，口干咽燥，五心烦热，消瘦乏力，口渴思饮，大便干结；舌红少津，脉细数。治法为养阴益胃，和中止痛。治疗代表方为一贯煎合芍药甘草汤加减。

3. 考题点评

考点一：掌握胃痛的辨证要点。胃痛的辨证可从疼痛的性质、与饮食的关系、大便情况、诱发加重与缓解因素、伴随症状等方面进行虚实寒热、在气在血的辨别。

考点二：注意肝胃郁热证的治疗，临床表现为胃脘灼痛，痛势急迫，烦躁易怒，泛酸嘈杂，口干口苦，舌红苔黄，脉弦或数，可用化肝煎或丹栀逍遥散合左金丸以疏肝泄热，理气和胃。

题卡 ⑫ ——呕吐

┤ 例1 ├

病例摘要：

刘某，女，56岁，工人。

3个月前因高热1周，热退后即出现恶心呕吐，到某医院就诊，经胃镜检查，诊为"萎缩性胃炎"，经服西药（具体药物不详）治疗，呕吐稍缓解，但未能根治。时作干呕，2天前因睡眠不佳又出现呕吐而来院就诊。现症见：时作干呕，或呕吐少许涎沫，口燥咽干，胃中嘈杂，似饥而不欲食。舌红少津，脉细数。

答题要求： 1. 根据上述病例摘要，在答题卡上完成书面辨证论治。

2. 中医病证鉴别：请与噎膈相鉴别。

考试时间： 60分钟。

参考答案

主诉： 呕吐反复发作3个月余，加重2天。

中医辨病辨证依据（含病因病机分析）：

患者以呕吐反复发作3个月余，症状加重2天为主诉，故诊断为呕吐。由于出现时作干呕、舌红少津、脉细数等证候表现，此乃属胃阴不足证。因患者热病伤阴，胃阴不足，不得润降，故时作干呕，或仅唾涎沫。胃阴亏虚，津液不能上承，故口燥咽干。胃失濡养，故胃中嘈杂，似饥而不欲食。舌红少津，脉细数均为胃阴不足之象。

中医病证鉴别（中医执业考生作答）：

呕吐与噎膈相鉴别。二者皆有呕吐的症状。然呕吐之病，进食顺畅，吐无定时。噎膈之病，进食梗噎不顺或食不得入，或食入即吐，甚则因噎废食。一般而言，呕吐大多病情较轻，病程较短，预后尚好。而噎膈多因内伤所致，病情深重，病程较长，预后欠佳。

诊断：

中医疾病诊断：呕吐　　　　中医证候诊断：胃阴不足证

中医治法：滋养胃阴，降逆止呕

方剂：麦门冬汤加减

药物组成、剂量及煎服法：

北沙参20g	党参10g	大枣12g	麦冬15g
粳米15g	姜半夏10g	玉竹15g	竹茹10g
甘草6g			

7剂，水煎服。日1剂，早晚分服。

┤ 例 2 ├

病例摘要：

吴某，男，35岁，外企职员。

7天前与朋友外出游玩，进食自助烧烤后出现恶心，呕吐，初为胃内未消化食物，后为呕吐清水痰涎，自服黄连素、藿香正气软胶囊等未见明显减轻，遂来院就诊。现症见：胸闷呕恶，呕吐清水，不思饮食，头眩心悸。舌苔白腻，脉滑。

答题要求：1. 根据上述病例摘要，在答题卡上完成书面辨证论治。

　　　　　　2. 中医病证鉴别：请与反胃相鉴别。

考试时间：60分钟。

参考答案

主诉：呕吐7天。

中医辨病辨证依据（含病因病机分析）：

患者呕吐7天，呕吐物为胃内容物或清水痰涎，故诊断为呕吐。胃主受纳，脾主运化，由于患者饮食不节，感受外邪，损伤脾胃，导致痰饮内停，中阳不振，胃气上逆，故见呕吐清水痰涎；痰浊中阻，则脘腹痞闷，不思饮食；清阳不升则头眩；痰浊痹阻心脉，则心悸；苔白腻，脉滑，均为痰饮内停之征象。故辨证为痰饮内阻证。

中医病证鉴别（中医执业考生作答）：

呕吐与反胃相鉴别。二者同属胃部的病变，均可见胃内容物从口中吐出之症，其病机都是胃失和降，气逆于上。但反胃以朝食暮吐，暮食朝吐，终至完谷尽吐出而始感舒畅为特征，系脾胃虚寒，胃中无火，难以腐熟食入之谷物。呕吐是以有声有物为特征，吐出物为食物或痰涎清水，有感受外邪、饮食不节、情志失调和胃虚失和的不同，临症之时，当以辨别。

诊断：

中医疾病诊断：呕吐　　　　中医证候诊断：痰饮中阻证

中医治法：温中化饮，和胃降逆

方剂：小半夏汤合苓桂术甘汤加减

药物组成、剂量及煎服法：

姜半夏10g	生姜10g	茯苓20g	炒白术15g
炙甘草9g	桔梗9g	桂枝9g	炒山楂10g
砂仁5g^(后下)			

7剂，水煎服。日1剂，早晚分服。

考点链接

1. 相似病证的鉴别

呕吐与呃逆相鉴别。呃逆是喉间呃呃连声，声短而频，大多无物吐出；呕吐则以有声有物为其特征。

2. 其他证候、治法、方剂

外邪犯胃证：辨证要点为突然呕吐，胸脘满闷，发热恶寒，头身疼痛；舌苔白腻，脉濡缓。治法为疏邪解表，化浊和中。治疗代表方为藿香正气散加减。

食滞内停证：辨证要点为呕吐酸腐，脘腹胀满，嗳气厌食，大便或溏或结；舌苔厚腻，脉滑实。治法为消食化滞，和胃降逆。治疗代表方为保和丸加减。

肝气犯胃证：辨证要点为呕吐吞酸，嗳气频繁，胸胁胀痛；舌质红，苔薄腻，脉弦。治法为疏肝理气，和胃降逆。治疗代表方为四七汤加减。

脾胃气虚证：辨证要点为食欲不振，食入难化，恶心呕吐，胃脘痞闷，大便不畅；舌苔白滑，脉象虚弦。治法为健脾益气，和胃降逆。治疗代表方为香砂六君子汤加减。

脾胃阳虚证：辨证要点为饮食稍多即吐，时作时止，面色㿠白，倦怠乏力，喜暖恶寒，四肢不温，口干而不欲饮，大便溏薄；舌质淡，脉濡弱。治法为温中健脾，和胃降逆。治疗代表方为理中汤加减。

3. 考题点评

考点一：明确呕吐的辨证要点，呕吐辨证可从起病情况、病程、病因、呕吐物及伴随症状等方面来分别邪正虚实。

（1）辨清虚实：实证呕吐一般起病较急，病程较短，发病因素明显，多为感受外邪、伤于饮食、情志失调等，呕吐量较多，吐出物多酸臭，形体壮实，脉多实而有力；虚证呕吐，大多起病较缓，病程较长，或表现为时作时止，发病因素不甚明显，吐出物不多，无酸臭，常伴精神疲乏、倦怠乏力、脉弱无力等症状。当然亦有张景岳所言的"胃气本虚而或停滞不行"的虚实夹杂之证，则应分清缓急，抓住主要矛盾进行辨证。对于实证呕吐须分清偏寒、偏热，虚证呕吐须分清阳虚、阴虚。

（2）辨呕吐物：从呕吐之物中，大多能为辨别寒热虚实提供有力和直接的证据。一般来讲呕吐酸腐难闻者，多属食积内腐；呕吐苦水黄水者，多由胆热犯胃；呕吐酸水绿水者，多由肝热犯胃；呕吐浊痰涎沫者，多由痰饮中阻；呕吐清水者，多因脾胃虚寒；泛吐少量黏沫者，多为胃阴不足。

题卡 ⑬ ——腹痛

例 1

病例摘要：

陈某，女，36 岁，职员。

患者有慢性腹痛病史 3 年，常因着凉或饮食不慎而发生腹痛，得温痛减。此次发病因昨日受凉后突然出现腹痛，坐立不安，自觉腹中拘急，形寒肢冷，口淡不渴，小便清长，大便清稀。舌淡，苔白腻，脉沉紧。

答题要求： 1. 根据上述病例摘要，在答题卡上完成书面辨证论治。

2. 中医病证鉴别：请与胃痛相鉴别。

考试时间： 60 分钟。

参考答案

主诉： 腹痛反复发作 3 年，加重 1 天。

中医辨病辨证依据（含病因病机分析）：

患者以腹痛反复发作 3 年，加重 1 天为主诉，故诊断为腹痛病证。寒性收引凝滞，感寒为病，使阴乘阳位，脉络拘急，故腹痛拘急，不能舒展；寒凝则阳气下陷，卫外失护，所以在外则形寒肢冷；寒凝水湿不化，水饮内停故口淡不渴，小便清长，水走肠间则大便清稀；平素经常因受凉或饮食不慎后出现腹痛，其痛得温则减，故为脾肾阳气素虚；舌淡，苔白腻，脉沉紧均为寒邪内阻之征。辨证主要为寒邪内阻证。

中医病证鉴别（中医执业考生作答）：

腹痛与胃痛的鉴别：胃处腹中，与肠相连，腹痛常伴有胃痛的症状，胃痛有时也有腹痛的表现，如两症同时出现时，须辨明以何者为主。胃痛部位在心下胃脘之处，常伴有烧心、泛酸、恶心、嗳气等症状，腹痛部位在胃脘以下，多伴有便秘、泄泻、腹胀等症状。

诊断：

中医疾病诊断：腹痛　　　　中医证候诊断：寒邪内阻证

中医治法： 散寒温里，理气止痛

方剂： 良附丸合正气天香散加减

药物组成、剂量及煎服法：

高良姜 15g	炙香附 10g	乌药 10g	芍药 15g
巴戟天 15g	补骨脂 15g	肉桂 5g	陈皮 15g
炙甘草 6g	干姜 5g	紫苏子 10g	

7 剂，水煎服。日 1 剂，早晚分服。

例 2

病例摘要：

廖某，男，55 岁，工人。

6 个月前因车祸撞击腹部后，经常出现脐腹针刺样疼痛，经 B 超、CT 以及腹部平片检查未发现异常，后虽服药治疗（药物不详）未见明显好转，近 1 周来症状加重，遂来院就诊。现症见：脐腹刺痛，拒按，疼痛固定，入夜尤甚。舌质紫暗，脉细涩。

答题要求：1. 根据上述病例摘要，在答题卡上完成书面辨证论治。

2. 中医病证鉴别：请与外科腹痛相鉴别。

考试时间：60 分钟。

参考答案

主诉：脐腹刺痛 6 月余，加重 1 周。

中医辨病辨证依据（含病因病机分析）：

根据患者出现脐腹部位疼痛 6 个月的临床表现，故诊断为腹痛。由于患者因外伤后致病，脉络瘀阻，瘀血阻滞腹内脏腑经络，故脐腹刺痛，疼痛固定，入夜更甚。瘀血属有形之实邪，故腹痛拒按。舌质紫暗，脉涩均为瘀血内阻之象。因此辨证为属瘀血内停证。

中医病证鉴别（中医执业考生作答）：

内科腹痛与外科腹痛相鉴别。内科腹痛亦可有发热症状，但一般常先发热后腹痛，疼痛不剧，压痛不明显，腹部柔软，痛无定处；外科腹痛多先腹痛后发热，疼痛剧烈，痛有定处，压痛明显，伴有肌紧张和反跳痛。

诊断：

中医疾病诊断：腹痛　　　中医证候诊断：瘀血内停证

中医治法：活血化瘀，和络止痛

方剂：少腹逐瘀汤加减

药物组成、剂量及煎服法：

生蒲黄 10g（包煎）	五灵脂 10g（包煎）	没药 6g	当归 12g
川芎 10g	延胡索 10g	赤芍 10g	小茴香 10g
肉桂 2g（另焗）	干姜 5g		

7 剂，水煎服。日 1 剂，早晚分服。

考点链接

1. 相似病证的鉴别

腹痛与积聚、鼓胀相鉴别。上述病证都具有腹痛的特征，积聚之腹痛，以腹中包块为特征；鼓胀之腹痛，以腹部外形胀大为特点等；而腹痛病证，当以腹部疼痛为主要表现。当然，有些内科疾病常以腹痛为初起见症，应特别注意。

2. 其他证候、治法、方剂

湿热壅滞证：辨证要点为腹部疼痛拒按，大便秘结，或黏滞不爽，烦渴引饮，潮热汗出，小便短黄；舌质红，苔黄燥或黄腻，脉滑数。治法为泄热通腑，行气导滞。治疗代表方为大承气汤加减。

饮食积滞证：辨证要点为脘腹胀满，疼痛拒按，嗳腐吞酸，厌食呕恶，痛而欲泻，泻后痛减，大便臭秽如败卵，或大便秘结；舌苔厚腻，脉滑。治法为消食导滞，理气止痛。治疗代表方为枳实导滞丸加减。

肝郁气滞证：辨证要点为腹部胀痛，痛无定处，常痛引少腹，或攻窜两胁，时作时止，得嗳气或矢气则舒，遇忧思恼怒则剧；舌红，苔薄白，脉弦。治法为疏肝解郁，理气止痛。治疗代表方为柴胡疏肝散加减。

中虚脏寒证：辨证要点为腹痛绵绵，时作时止，喜温喜按，形寒肢冷，神疲乏力，气短懒言，胃纳不佳，面色无华，大便溏薄；舌质淡，苔薄白，脉沉细。治法为温中补虚，缓急止痛。治疗代表方为小建中汤加减。

3. 考题点评

考点一：明确腹痛的诊断要点。临床注意抓住主症来确立诊断。

考点二：中虚脏寒证的治疗中，若腹中大寒痛，呕吐肢冷，可用大建中汤温中散寒；若腹痛下利，脉微肢冷，脾肾阳虚者，可用附子理中汤；若大肠虚寒，积冷便秘者，可用温脾汤；若中气大虚，少气懒言，可用补中益气汤。还可辨证选用当归四逆汤、黄芪建中汤等。

题卡 ⑭ ——泄泻

例1

病例摘要：

宋某，男，42岁，农民。2012年7月28日就诊。

昨日夜间感寒后突发腹泻，色黄如水，腹痛肠鸣，至上午已10余次，周身酸痛，肢体沉困，胸脘痞闷，不能纳食，微恶风寒。舌苔白，脉濡缓。

答题要求： 1. 根据上述病例摘要，在答题卡上完成书面辨证论治。

2. 中医病证鉴别：请与痢疾相鉴别。

考试时间： 60分钟。

参考答案

主诉： 腹泻1天。

中医辨病辨证依据（含病因病机分析）：

患者以大便清稀，排便次数增多为主症，故诊断为泄泻。时值长夏，暑湿挟寒，客于胃肠，则病泄泻。邪客胃肠，传导失司，湿滞混杂而下，大便溏稀，色黄如水，次数频多，腹痛肠鸣；胃纳失司，升降不利则胸脘痞闷，不能纳谷；寒湿伤人，阳气不展，则周身酸痛，肢沉体困；舌苔白，脉濡缓均为寒湿内盛之征象。故辨证为寒湿内盛证。

中医病证鉴别（中医执业考生作答）：

泄泻与痢疾相鉴别。两者均为大便次数增多、粪质稀薄的病证。泄泻以大便次数增加，粪质稀溏，甚则如水样，或完谷不化为主症，或伴见腹痛肠鸣。痢疾以腹痛，里急后重、便下赤白脓血为特征。

诊断：

中医疾病诊断：泄泻　　　　中医证候诊断：寒湿内盛证

中医治法： 芳香化湿，解表散寒

方剂： 藿香正气散加减

药物组成、剂量及煎服法：

藿香 15g	炒苍术 10g	茯苓 20g	法半夏 9g
陈皮 10g	木香 9g	厚朴 10g	大腹皮 10g
紫苏叶 9g	白芷 9g	桔梗 9g	
		4 剂，水煎服。日 1 剂，早晚分服。	

▶ 例 2 ◀

病例摘要：

单某，男，44 岁，干部。1994 年 7 月 24 日初诊。

本月 13 日在外用餐后，冒雨回家，夜间开始腹泻，粪便稀薄如水样。当天晚上即泻七八次，次日腹泻仍多。大便培养三次均阴性。曾作静脉注射葡萄糖盐水、服西药氯霉素、中药葛根芩连汤加减以及针灸治疗，腹泻减而未除。昨晚进食烤鱼后次数又多，大便溏薄，纳差，食后脘闷不舒，食后即泻，面色萎黄，神疲倦怠。舌质淡，苔白，脉细弱。

答题要求： 1. 根据上述病例摘要，在答题卡上完成书面辨证论治。

　　　　　　　2. 中医病证鉴别：请与痢疾相鉴别。

考试时间： 60 分钟。

参考答案

主诉： 腹泻 11 天。

中医辨病辨证依据（含病因病机分析）：

患者以腹泻 11 天，粪便稀薄如水样为主要临床表现，故诊断为泄泻。时值长夏，湿邪侵袭，损伤脾胃，致运化失常，所谓"湿盛则濡泄"，故见腹泻，粪便稀薄如水样；湿邪困脾，蕴阻中焦，则纳差，脘闷不舒；脾胃虚弱，纳运失常，故食入即泻；气血生化不足，则面色萎黄，神疲倦怠。舌质淡，苔白，脉细弱均为脾虚气血亏虚之象。

中医病证鉴别（中医执业考生作答）：

泄泻与痢疾相鉴别。两者均为大便次数增多、粪质稀薄的病证。泄泻以大便次数增加，粪质稀溏，甚则如水样，或完谷不化为主症，或伴见腹痛肠鸣。痢疾以腹痛、里急后重、便下赤白脓血为特征。

诊断：

中医疾病诊断：泄泻　　　　中医证候诊断：脾胃虚弱证

中医治法：健脾益气，化湿止泻

方剂：参苓白术散加减

党参 10g	炒白术 15g	茯苓 20g	炙甘草 9g
砂仁 6g(后下)	芍药 10g	桔梗 9g	扁豆 10g
山药 15g	莲子肉 12g	炒薏苡仁 20g	

7 剂，水煎服。日 1 剂，早晚分服。

考点链接

1. 相似病证的鉴别

泄泻与霍乱相鉴别。两者均以大便稀溏，便次增多为主症。霍乱来势急骤，变化迅速，病情凶险，吐泻交作，所吐之物均为未消化之物，有挥霍缭乱之势，常见腹中绞痛、转筋、面色苍白、目眶凹陷、汗出肢冷等津竭阳衰之危象。而泄泻大便溏稀，次数增多，无剧烈呕吐，传变较少，预后较好。

2. 其他证候、治法、方剂

湿热伤中证：辨证要点为泄泻腹痛，泻下急迫，或泻而不爽，粪色黄褐，气味臭秽，肛门灼热，烦热口渴，小便短黄；舌质红，苔黄腻，脉滑数或濡数。治法为清热利湿。治疗代表方为葛根芩连汤加减。

食滞肠胃证：辨证要点为腹痛肠鸣，泻下粪便臭如败卵，泻后痛减，脘腹胀满，嗳腐酸臭，不思饮食；舌苔垢浊或厚腻，脉滑实。治法为消食导滞。治疗代表方为保和丸加减。

肝气乘脾证：辨证要点为素有胸胁胀闷，嗳气食少，每因抑郁恼怒，或情绪紧张之时，发生腹痛泄泻，腹中雷鸣，攻窜作痛，矢气频作；舌淡红，脉弦。治法为抑肝扶脾。治疗代表方为痛泻要方加减。

肾阳虚衰证：辨证要点为黎明之前脐腹作痛，肠鸣即泻，完谷不化，泻后则安，腹部喜暖，形寒肢冷，腰膝酸软；舌淡，苔白，脉沉细。治法为温肾健脾，固涩止泻。治疗代表方为四神丸加减。

3. 考题点评

考点一：明确泄泻脾虚湿盛的病机特点及证候特征。久泄迁延不愈，倦怠乏力，稍有饮食不当，或劳倦过度即复发，多为脾气亏虚证；泄泻反复不愈，每因情志不遂而复发，多为肝脾不调证；五更泄泻，完谷不化，腰酸肢冷，多为肾阳不足证；粪便溏垢，臭如败卵，夹有食物残渣，泻后痛减，脘腹胀满疼痛者，多为食滞肠胃证。

考点二："健脾"与"运脾"灵活应用。"湿"是泄泻主要病理因素，临床治疗应注意健脾与运脾区别应用：①健脾化湿：脾虚失健则运化失常，湿邪内生，故当健脾以化湿，方如参苓白术散、四君子汤之类。②运脾化湿：脾为湿困，则气化遏阻，清浊不分，此时应以运脾胜湿为务。运脾者，燥湿之谓，即芳香化湿、燥能胜湿之意，要入苍术、厚朴、藿香、白豆蔻者是也。临床因脾虚致泄者健脾，因湿邪困脾者运脾，两者灵活运用最为关键。

题卡⑮——痢疾

例 1

病例摘要：

韩某，34 岁，农民，2000 年 7 月 26 日就诊。

患者前天晚间在县城大排档用餐后，于昨日黎明起出现腹痛、排黏液稀水样便，便后腹痛未减，至早饭前大便 4 次，伴里急后重，便中有脓血黏液，遂就诊于某医院急诊，便常规：脓细胞（＋＋）、红细胞（＋＋＋）、白细胞（＋＋）、黏液（＋＋），并见巨噬细胞。体温 38.7℃，伴恶心、恶寒。西医诊断为急性菌痢，予呋喃唑酮、黄连素口服，庆大霉素肌注以及输液等综合治疗 1 天后，症状未见好转，脓血便 1 日达 15 次以上，腥臭，肛门灼热，小便短赤，体温升至 39.1℃。舌苔黄腻，脉滑数。

答题要求： 1. 根据上述病例摘要，在答题卡上完成书面辨证论治。
　　　　　　 2. 中医病证鉴别：请与泄泻相鉴别。

考试时间： 60 分钟。

参考答案

主诉： 腹痛、黏液脓血便 1 天。

中医辨病辨证依据（含病因病机分析）：

患者以"腹痛、黏液脓血便"为主要症状，属"痢疾"范畴。起病急，外感湿热之邪或内伤饮食，湿热之邪毒积滞于肠中，气血被阻，气机不畅，传导失司，故腹痛、里急后重；湿热之毒熏灼，伤及肠道脂膜之气血，腐败化为腥臭脓血；湿热下注，故肛门灼热，小便短赤；热郁于内，蒸腾于外，出现发热、恶寒；舌苔黄腻，脉滑数，均为湿热内蕴之象。辨证为湿热痢。

中医病证鉴别（中医执业考生作答）：

痢疾与泄泻相鉴别。两者多发于夏秋季节，均为排便次数增多，皆由外感时邪、内伤饮食而发病。泄泻是粪便稀薄无脓血，或如水样，或完谷不化，腹痛、肠鸣并见，泻后痛减。痢疾则是便脓血，腹痛、里急后重并见，便后不减，以资鉴别。泻痢两者，可以相互转化。有先泻后转痢者，病情加重；亦有先痢而后转泻者，病情减轻，临证时须仔细辨别。

诊断：

中医疾病诊断：痢疾　　　　　中医证候诊断：湿热痢

中医治法：清肠化湿，调和气血

方剂：芍药汤加减

药物组成、剂量及煎服法：

黄芩 15g	黄连 15g	木香 9g	秦皮 10g
白芍 15g	当归 20g	槟榔 9g	甘草 15g
银花 30g	生石膏 30g	知母 15g	地榆 20g
荆芥 6g			

3 剂，水煎服。日 1 剂，早晚分服。

---| 例 2 |---

病例摘要：

王某，男，57 岁，教师。1995 年 4 月 28 日初诊。

患者近 5 年来下痢脓血，每日大便 2～3 次，从 1995 年 1 月起大便 1 日 4～5 次逐渐增加到 7～8 次。乙状结肠镜检查：结肠黏膜血管扩张症，慢性结肠炎。病理报告：横结肠黏膜毛细血管扩张症，降结肠、乙状结肠黏膜组织慢性炎症。大便培养多次均无细菌生长，曾口服各种抗生素和中药，并用抗生素、中药灌肠治疗均无显效。现症见：大便 1 日 4～5 次，多则 7～8 次，泻下物为赤白夹杂或脓血稠黏如胨，虚坐努责，便下深红血液，脐下灼痛，心烦，寐少，口咽干燥。舌质红绛少津，苔花剥，脉细数，大便常规检查：脓球（＋）、红细胞（＋＋＋）、白细胞（＋）。

答题要求：1. 根据上述病例摘要，在答题卡上完成书面辨证论治。

　　　　　　2. 中医病证鉴别：请与泄泻相鉴别。

考试时间：60 分钟。

参考答案

主诉：脓血便 5 年，加重 3 个月。

中医辨病辨证依据（含病因病机分析）：

患者以腹泻、脓血便为主症，故诊为痢疾。由于痢久迁延，湿热未尽而阴液伤耗，故湿热与阴伤并见。湿热阻滞肠腑，气血壅滞，脂膜血络受损，则脐腹灼痛，里急后重，痢下赤白黏胨；阴液耗伤，故痢下量少，虚坐努责，热迫血溢，阴络受伤，便下纯血甚多；阴虚火旺，则心烦、寐少；津液亏耗则口干；舌质红绛少津，苔花剥，脉细数为阴虚内热之象。辨证为阴虚痢。

中医病证鉴别（中医执业考生作答）：

痢疾与泄泻相鉴别：两者多发于夏秋季节，均为排便次数增多，皆由外感时邪、内伤饮食而发病。泄泻是粪便稀薄无脓血，腹痛、肠鸣并见，泻后痛减。痢疾则是便脓血，腹痛、里急后重并见，便后不减，以资鉴别。泻痢两者，可以相互转化。有先泻后转痢者，病情加重；亦有先痢而后转泻者，病情减轻，临证时须仔细辨别。

诊断：

中医疾病诊断：痢疾　　　　　中医证候诊断：阴虚痢

中医治法：养阴和营，清肠化湿

方剂：驻车丸加减

药物组成、剂量及煎服法：

川黄连 6g	当归 9g	阿胶 15g	炮姜炭 6g
白芍 15g	甘草 5g	生地榆 30g	黄芩 10g
丹皮炭 10g	旱莲草 15g	槐花炭 15g	北沙参 12g
败酱草 30g	地锦草 30g	糯稻根 30g	

7 剂，水煎服。日 1 剂，早晚分服。

考点链接

1. 相似病证的鉴别

痢疾与便血相鉴别。痢疾初起有发热、恶寒等症状，其便血特点为脓血相兼，且伴有腹痛、里急后重、肛门灼热等症。便血一般不伴有脓，亦无里急后重等症状。

2. 其他证候、治法、方剂

疫毒痢：辨证要点为发病急骤，壮热，痢下鲜紫脓血，腹痛剧烈，里急后重明显，口渴，头痛，烦躁，或神昏谵语，或痉厥抽搐，或面色苍白，汗冷肢厥；舌质红绛，苔黄燥，或苔黑滑润；脉滑数，或脉微欲绝。治法为清热解毒，凉血止痢。治疗代表方为白头翁汤加减。

寒湿痢：辨证要点为腹痛，里急后重，痢下赤白黏胨，白多赤少，或纯为白胨，脘闷，头身困重，口淡，饮食乏味；舌淡，苔白腻，脉濡缓。治法为温中燥湿，调气和血。治疗代表方为不换金正气散加减。

虚寒痢：辨证要点为下痢稀薄，带有白冻，甚则滑脱不禁，腹部隐痛，排便不爽，食少神疲，四肢不温，腰酸怕冷，或脱肛；舌淡，苔白滑，脉沉细而弱。治法为温补脾肾，收涩固脱。治疗代表方为桃花汤合真人养脏汤加减。

休息痢：

（1）发作期：辨证要点为腹痛，里急后重，大便夹有脓血，倦怠怯冷，嗜卧，食少，舌淡，苔腻，脉濡软或虚数。治法为温中清肠，调气化滞。治疗代表方为连理汤加减。

（2）缓解期

①脾气虚弱：辨证要点为腹胀食少，大便溏薄或夹少量黏液，肢体倦怠，神疲乏力，少气懒言，面色萎黄，或脱肛；舌淡，苔白或腻，脉缓弱。治法为补中益气，健

脾升阳。治疗代表方为补中益气汤加减。

②脾阳虚衰：辨证要点为腹痛绵绵，喜按喜温，大便溏稀，夹有少许黏液白胨，形寒气怯，四肢不温，纳少，面白不华，口淡不渴，或肢体浮肿；舌质淡胖或有齿痕，苔白滑，脉沉迟无力。治法为温阳祛寒，益气健脾。治疗代表方为温脾汤。

③寒热错杂：辨证要点为胃脘灼热，烦渴，腹痛绵绵，下痢溏稀，时夹少量黏胨，饥而不欲食，强食则吐，四肢不温；舌红，苔黄厚腻，脉沉缓。治法为温中补虚，清热燥湿。治疗代表方为乌梅丸加减。

3. 考题点评

考点一：明确痢疾病证的诊断要点。中医痢疾与西医的细菌性痢疾、阿米巴痢疾等相对应。因此，考虑患者查出细菌性痢疾，应首先考虑痢疾诊断。

考点二：湿热日久伤阴所致阴虚痢，往往湿热与阴伤并见，注意寒热并用，坚阴养血而不腻滞，清热化湿而不伤阴。

题卡 ⑯ ——便秘

┤ 例 1 ├

病例摘要：

赵某，女，40岁，干部。

1年前因"子宫肌瘤"行子宫摘除术，术后身体较虚弱，继而出现排便困难，3~5天、甚至1周才解1次，行结肠镜检查未见明显异常。现症见：粪质并不干硬，虽有便意，但临厕努挣乏力，难以排解，汗出气短，便后倦怠乏力，面白，神疲懒言。舌淡苔白，脉弱。

答题要求： 1. 根据上述病例摘要，在答题卡上完成书面辨证论治。

2. 中医病证鉴别：请与积聚相鉴别。

考试时间： 60分钟。

参考答案

主诉： 排便困难反复发作1年。

中医辨病辨证依据（含病因病机分析）：

患者以排便困难，每3~5天、甚至1周排便1次为主症，故诊断为便秘。肺与大肠相表里，脾主大腹，大肠传导功能有赖于肺之肃降和脾之运化，肺脾气虚，升降失调，运化失常，大肠传导无力，故粪质虽不干硬，但努挣乏力，难以排解。肺脾气虚，故汗出，气短，倦怠乏力，面色㿠白，神疲懒言。舌淡，脉弱，均属气虚之征象。辨证为气虚便秘。

中医病证鉴别（中医执业考生作答）：

便秘与积聚相鉴别。腹部切诊，左下腹可扪及条索状包块，少数病便秘日久者，腹部可扪及大小不等的包块，均为粪块所致，此时须与积聚相鉴别。便秘之包块，通下之后即消失或减少，癥积之包块，通下之后，依旧不变。

诊断：

中医疾病诊断：便秘　　　中医证候诊断：气虚秘

中医治法： 顺气导滞

方剂：六磨汤

药物组成、剂量及煎服法：

生黄芪 30g　　　　　陈皮 6g　　　　　麻子仁 15g（打）　　　　白蜜 10g^{（冲服）}

生白术 12g　　　　　党参 20g

　　　　　　　　　　　　　　　　　　　　7 剂，水煎服。日 1 剂，早晚分服。

┤ 例 2 ├

病例摘要：

宫某，男，40 岁，工人。

平素喜食辛辣之品。素来大便干结难解 10 余年，常三五日一行。近期又有 7 天未解大便，腹胀满，矢气盛，口臭且多处口腔溃疡，心烦口干，渴而多饮，面红身热，小便短赤。舌红苔黄燥，脉滑数。腹部切诊，左下腹可扪及条索状包块。

答题要求： 1. 根据上述病例摘要，在答题卡上完成书面辨证论治。

　　　　　　2. 中医病证鉴别：请与积聚相鉴别。

考试时间： 60 分钟。

参考答案

主诉： 大便干，排便难 10 余年，加重 7 天。

中医辨病辨证依据（含病因病机分析）：

患者以大便干结、排便困难为主诉，故诊断为便秘。患者饮食不节，喜食辛辣，导致胃肠结热，热伤津液，肠失濡润，故大便干结难以排出；热灼津液，故小便短赤；津液不能上承，故口干、渴而多饮；胃热壅盛，浊气上攻，故口臭；热盛肉腐，故口腔溃疡；内热壅盛，故心烦、面红身热；燥屎内结，故可于左下腹触及索条状包块。舌红苔黄燥，脉滑数均为内热壅盛之征象。故辨证为胃肠结热证。

中医病证鉴别（中医执业考生作答）：

便秘与积聚相鉴别。腹部切诊，左下腹可扪及条索状包块，少数病便秘日久者，腹部可扪及大小不等的包块，均为粪块所致，此时须与积聚相鉴别。便秘之包块，通下之后即消失或减少，癥积之包块，通下之后，依旧不变。

诊断：

中医疾病诊断：便秘　　　中医证候诊断：热秘

中医治法： 泻热导滞，润肠通便

方剂：麻子仁丸加减

药物组成、剂量及煎服法：

枳实 15g	大黄 10g^(后下)	厚朴 10g	芒硝 9g^(冲)
沙参 20g	火麻仁 20g	杏仁 10g	白蜜 10g^(冲)

4 剂，水煎服。日 1 剂，早晚分服。

考点 链接

1. 其他证候、治法、方剂

气秘：辨证要点为大便干结，或不甚干结，欲便不出，或便而不爽，肠鸣矢气，腹中胀痛，胸胁满闷，嗳气频作，纳食减少；舌苔薄腻，脉弦。治法为顺气导滞。治疗代表方为六磨汤加减。

冷秘：辨证要点为大便艰涩不畅，难以排出，腹中攻满，拘急拒按，喜温恶寒，手足不温，或呃逆呕吐；舌淡，苔白腻，脉沉紧或沉迟。治法为温里散寒，通便止痛。治疗代表方为温脾汤加减。

血虚秘：辨证要点为大便干结，面色无华，头晕目眩，心悸气短，失眠健忘，口唇色淡；舌淡苔白，脉细。治法为养血润燥。治疗代表方为润肠丸加减。

阴虚秘：辨证要点为大便干结如羊屎状，努挣难下，口干心烦，潮热盗汗，耳鸣，腰膝酸软；舌质红，苔少，脉细数。治法为滋阴通便。治疗代表方为增液汤加减。

阳虚秘：辨证要点为大便或干或不干，排出困难，面色㿠白，四肢不温，小便清长，腹中冷痛，得温痛减，或腰膝酸冷；舌质淡，苔白，脉沉迟。治法为温阳通便。治疗代表方为济川煎加减。

2. 考题点评

考点一：明确便秘病证的诊断要点。便秘主要表现为排便次数减少，排便周期延长；或粪质坚硬，便下困难；或排便无力，出而不畅。具备上述特点之一即可考虑便秘诊断。

考点二：注意掌握便秘的辨证要点。依据病人的排便周期、粪质、舌象分清寒热虚实。大便干燥坚硬，肛门灼热，舌苔黄厚，多属燥热内结；素体阳虚排便艰难，舌体胖而苔白滑者，多为阴寒内结；大便不干结，排便不畅，或欲便不出，舌质淡而苔少者，多为肺脾气虚；若粪便干燥排出艰难，舌红而少津无苔者，多属血虚津亏。

题卡 ⑰ —— 胁痛

┤ 例 1 ├

病例摘要：

邢某，男，70 岁，干部。2009 年 5 月就诊。

3 年来，每因工作劳累、气候异常、情志不畅的情况下，出现两侧胁肋部疼痛，近期发作较频，甚至影响工作和睡眠，曾服保肝药及疏肝理气中药未效，且疼痛不断绵绵不休，精神负担颇重。刻下症见：胁肋隐痛，绵绵不休，遇劳加重，口干咽燥，心中烦热，头晕目眩。舌质红，少苔，脉细弦而数。既往史：1960 年患肝炎，经治疗后基本痊愈。

　　答题要求：1. 根据上述病例摘要，在答题卡上完成书面辨证论治。

　　　　　　　　2. 中医病证鉴别：请与心痛相鉴别。

　　考试时间：60 分钟。

参考答案

　　主诉：胁肋部疼痛反复发作 3 年余。

　　中医辨病辨证依据（含病因病机分析）：

　　患者以胁肋部疼痛反复发作 3 年余为主诉，故诊断为胁痛。肝为刚脏，体阴而用阳，主疏泄，喜条达。肝气不舒，肝郁化火伤阴；再加之服用理气温燥之品，阴血更伤，肝络失于濡养，故胁肋隐痛，绵绵不休；劳则血气更耗，故遇劳加重；阴血亏虚，内生虚热，故口燥咽干，心中烦热；精血亏损，不能上荣，则头晕目眩；舌红少苔，脉弦细数，皆属肝阴不足、虚热内生之象。

　　中医病证鉴别（中医执业考生作答）：

　　胁痛与真心痛相鉴别。真心痛与胁痛均可因情志不疏、肝气郁滞所致，但心痛部位主要在于胸骨后，其表现以胸痛为主，并兼见气短胸闷、心悸，甚至疼痛剧烈而汗出等；而胁痛病位在于肝胆，疼痛部位在于胁肋，并有口苦、善呕、目眩等。

　　诊断：

　　中医疾病诊断：胁痛　　　　中医证候诊断：肝络失养证

　　中医治法：养阴柔肝

　　方剂：一贯煎加减

　　药物组成、剂量及煎服法：

当归 10g	白芍 10g	枸杞子 10g	生地 10g
郁金 10g	川楝子 10g	白蒺藜 10g	北沙参 15g
麦冬 15g	制首乌 15g	女贞子 15g	旱莲草 5g

　　　　　　　　　　　　　　　　　　　7 剂，水煎服。日 1 剂，早晚分服。

例 2

　　病例摘要：

　　何某，女，46 岁。1991 年 7 月 22 日初诊。

　　6 天前，与同事发生争执，出现右上腹及胁肋部阵阵疼痛，牵及右背及肩胛，于某医院就诊，西医诊断为胆囊炎，用消炎止痛药无效。刻下症见：胁肋胀痛，走窜不定，疼痛每因情志喜怒而增减，胸闷脘痞，饮食减少，嗳气频作，善太息。舌苔薄，脉弦。

　　答题要求：1. 根据上述病例摘要，在答题卡上完成书面辨证论治。
　　　　　　　2. 中医病证鉴别：请与胃痛相鉴别。

　　考试时间：60 分钟。

参考答案

　　主诉：右上腹及胁肋部疼痛 6 天。

　　中医辨病辨证依据（含病因病机分析）：

　　以右上腹及胁肋痛为主症，故诊为胁痛。情志抑郁，肝失条达，脉络不和，故胁肋胀痛；气本无形，情志变化最易影响气机，故疼痛每因喜怒而增减，且走窜不定；气机阻滞于胸则胸闷，犯及于胃则脘痞食少、嗳气频作；肝欲条达以疏之，故善太息；苔薄，脉弦是为肝郁之象。辨证为肝郁气滞证。

　　中医病证鉴别（中医执业考生作答）：

　　胁痛与胃痛相鉴别。胃痛与胁痛均有肝郁气滞的相类病机，但胃痛病位主要在胃，疼痛部位亦以胃脘为主，兼见嗳气频作、嘈杂吞酸等胃失和降的症状；而胁痛疼痛位于胁肋，兼有口苦、目眩、善太息等。

　　诊断：

　　中医疾病诊断：胁痛　　　　中医证候诊断：肝郁气滞证

　　中医治法：疏肝理气

　　方剂：柴胡疏肝散加减

　　药物组成、剂量及煎服法：

柴胡 10g	黄芩 10g	白芍 12g	元胡 6g
竹茹 10g	枳壳 10g	青皮 6g	陈皮 6g
制香附 10g	炙甘草 6g		

　　　　　　　　　　　　　　7 剂，水煎服。日 1 剂，早晚分服。

考点链接

1. 相似病证的鉴别

　　黄疸、积聚、鼓胀与胁痛的关系甚为密切。因黄疸、积聚、鼓胀等不仅与胁痛有相同或相类似的病机，且在黄疸、积聚、鼓胀的发生发展过程中皆可出现胁肋疼痛这一症状，但黄疸以身目发黄为主症，积聚以腹中结块为主症，鼓胀以腹大如鼓、青筋暴露为主症。

2. 其他证候、治法、方剂

　　瘀血阻络证：辨证要点为胁肋刺痛，痛有定处而拒按，入夜尤甚，胁肋下或有癥块；舌质紫暗，脉沉涩。治法为祛瘀通络。治疗代表方为血府逐瘀汤或复元活血汤加减。

肝胆湿热证：辨证要点为胁肋胀痛或灼热疼痛，口苦口黏，胸闷纳呆，恶心呕吐，小便黄赤，大便不爽，或兼有身热恶寒，身目发黄；舌红，苔黄腻，脉弦滑数。治法为清热利湿。治疗代表方为龙胆泻肝汤加减。

3. 考题点评

考点一：明确胁痛病证的诊断要点。胁痛病位在于肝胆，故应辨其病位，胁痛在肝，疼痛部位可在胁肋一侧或两侧，范围较广。而疼痛在胆者每以右胁胀痛为主，影像学检测，尤宜二者之鉴别。然肝胆相照，脏腑相连，肝胆每易同病，辨胁痛在脏在腑，可知肝胆所伤孰轻孰重。

考点二：辨在气在血。胁痛在气，以胀痛为主，且走窜不定，胀痛随情志变化而起伏；胁痛在血，以刺痛为主，其痛有定处，入夜加剧。然胁痛亦有因气及血或血病及气者，更应审其先后缓急。

考点三：辨属虚属实。胁痛因肝郁气滞、瘀血内阻、肝胆湿热而致者多属实，其疼痛较剧，痛而拒按，病程较短；肝阴血亏损，肝脉失养之胁痛属虚，其痛势隐隐，喜揉喜按，病程较长。

题卡 18 ——黄疸

例 1

病例摘要：

王某，女，48岁，农民。2001年8月5日初诊。

3个月前由于劳累过度，而自觉全身乏力，逐渐出现目黄、身黄、小便黄，曾在当地医院检查，诊为"慢性乙型肝炎"，经治疗未见明显好转，遂来我院就诊。就诊时症见：身目俱黄，黄色晦暗，如烟熏，脘痞食少，腹胀便溏，神疲畏寒，口淡不渴。舌淡，舌苔白腻，脉濡缓。既往有慢性胃炎病史。

答题要求： 1. 根据上述病例摘要，在答题卡上完成书面辨证论治。
2. 中医病证鉴别：请与萎黄相鉴别。

考试时间： 60分钟。

参考答案

主诉： 目黄、身黄、尿黄3月余。

中医辨病辨证依据（含病因病机分析）：

患者以目黄、身黄、尿黄为主症，故诊断为黄疸。素有"慢性胃炎"而脾胃虚弱，中阳不振，寒湿阻滞，肝胆失于疏泄，胆汁外溢而发黄。寒、湿俱属阴邪，故虽黄而晦暗；寒湿阻遏脾胃，胃纳脾运失职，故脘闷腹胀、食欲减退；水湿浸渍肠间，故大便溏薄；脾司肌肉四肢，脾阳不振，故神疲体倦、畏寒肢冷；寒湿上泛，浸淫于舌，而见舌体胖大，苔白腻；脉濡缓，主寒湿。故属阴黄中的寒湿阻遏证。

中医病证鉴别（中医执业考生作答）：

黄疸与萎黄相鉴别。萎黄与黄疸皆有肌肤发黄的临床表现，均有气血不足的相似病机。但萎黄为肌肤萎黄不泽，目睛及小便不黄，常伴头昏倦怠、心悸少寐、纳少便溏等症状，病机为脾胃虚弱，气血不足，肌肤失养；黄疸主症为身黄、目黄、小便黄，病机为湿滞脾胃、肝胆失疏、胆汁外溢。

诊断：

中医疾病诊断：黄疸　　　　中医证候诊断：阴黄（寒湿阻遏证）

中医治法：温中化湿，健脾和胃

方剂：茵陈术附汤加减

药物组成、剂量及煎服法：

茵陈 30g	白术 15g	附子 10g(先煎)	干姜 6g
炙甘草 6g	茯苓 20g	猪苓 15g	泽泻 10g
炒苍术 10g			

7剂，水煎服。日1剂，早晚分服。

┤ 例 2 ├

病例摘要：

戴某，男，34岁，公务员。

患者7天前外地出差返家途中即感发热，周身乏力，食欲不振，恶心，腹胀，继而右胁肋部胀痛，身目发黄，时有呕吐。刻下症见：身目俱黄，黄色鲜明，小便黄赤，发热，T 38.2℃，乏力纳呆，口干口渴，口苦恶心，时有呕吐，大便秘结，2日1行。舌质红，苔黄腻，脉弦数。实验室检查：总胆红素升高、间接胆红素升高、谷丙转氨酶升高。

答题要求：1. 根据上述病例摘要，在答题卡上完成书面辨证论治。

　　　　　　2. 中医病证鉴别：请与阴黄相鉴别。

考试时间：60分钟。

参考答案

主诉：目黄、身黄、小便黄7天。

中医辨病辨证依据（含病因病机分析）：

患者初起发热恶寒，恶心呕吐，逐渐出现身目俱黄，符合"黄疸"的发病特点及证候特征，故诊断为"黄疸"；黄色鲜明如橘色，应属于"阳黄"范畴。湿热郁于中焦，影响肝胆疏泄，胆液不循常道，泛溢肌肤，形成黄疸，故见身目俱黄，黄色鲜明，小便黄赤。湿热蕴于中焦，脾胃运化功能障碍，湿热熏蒸，故见发热、乏力纳呆、口苦恶心、时有呕吐。湿热耗伤津液，则口干口渴，大便秘结。舌质红，苔黄腻，脉弦数，均为湿热蕴于中焦、熏蒸肝胆之象。

中医病证鉴别（中医执业考生作答）：

阳黄与阴黄相鉴别。阳黄多由湿热之邪所致，其黄色泽鲜明如橘，伴发热、小便短赤、大便燥结，舌红，苔黄腻，脉弦滑数；阴黄由脾胃虚寒、寒湿内阻，或肝郁血瘀所致，其色虽黄，但色泽晦暗，伴脘腹痞闷、畏寒神疲、气短乏力，舌淡白，苔白腻，脉濡缓，或舌质紫暗有瘀斑，脉弦涩。

诊断：

中医疾病诊断：黄疸   中医证候诊断：阳黄（热重于湿）

中医治法： 清热通腑，利湿退黄

方剂：茵陈蒿汤加减

药物组成、剂量及煎服法：

茵陈 30g	栀子 10g	生大黄 6g(后下)	茯苓 15g
土茯苓 15g	虎杖 10g	柴胡 10g	黄芩 10g
陈皮 10g	竹茹 10g	姜半夏 6g	大青叶 20g
贯众 20g			

7 剂，水煎服。日 1 剂，早晚分服。

考点链接

1. 相似病证的鉴别

黄疸与黄胖的鉴别。黄胖病与黄疸同有皮肤色黄之症，亦有气血耗伤之相类病机，但黄胖病之气血耗伤源于肠中钩虫匿伏，蚕食血气，以致血虚不华于色，其表现为面部肿胀色黄，肌肤色黄带白，而目睛如故；黄疸则由气血之败，血不华色使然。《杂病源流犀烛·黄胖》对此辨之甚详，其谓"黄胖宿病也，与黄疸暴病不同。盖黄疸眼目皆黄，无肿状；黄胖多肿，色黄中带白，眼目如故，或洋洋少神，虽病根都发于脾，然黄疸则由脾经湿热郁蒸而成，黄胖则湿热未甚，多虫与食积所致，必吐黄水，毛发皆直，或好食生米、茶叶、土炭之类。"颇具参考价值。

2. 其他证候、治法、方剂

阳黄（湿重于热）：辨证要点为身目俱黄，然不及热重于湿者鲜明，头身困重，脘腹痞闷，食欲减退，呕恶，便溏；舌红，苔厚腻微黄，脉濡数或濡缓。治法为利湿化浊运脾，佐以清热。治疗代表为方茵陈五苓散合甘露消毒丹加减。

疫毒炽盛证（急黄）：辨证要点为发病急骤，黄疸迅速加深，色黄如金，皮肤瘙痒，高热烦渴，腹满胁痛，神昏谵语，手足抽搐，或见吐血、衄血、便血，或肌肤瘀斑；舌质红绛，苔黄而燥，脉弦滑或数。治法为清热解毒，凉血开窍。治疗代表方为《千金》犀角散加味。

气滞血瘀证：辨证要点为身目发黄而晦暗，面色黧黑，胁下或有癥块，或疼痛如刺，或隐痛不休，皮肤可见蛛丝纹缕，或见手掌赤痕；舌质紫暗或有瘀斑，苔或白或少，脉弦涩或细涩。治法为活血化瘀，疏肝理气。治疗代表方为逍遥散合鳖甲煎丸加减。

脾虚湿滞证：辨证要点为面目肌肤发黄，黄色较淡，气短乏力，头晕心悸，脘腹不舒，纳呆便溏；舌淡，苔薄白，脉濡细。治法为利湿退黄，健脾养血。治疗代表方为黄芪建中汤加减。

3. 考题点评

黄疸是以目黄、身黄、小便黄为主要临床特征的病证，其病因主要为湿邪、疫毒。湿从热化，则为阳黄；湿从寒化，每成阴黄；疫毒所致，多为急黄；气血衰败则为虚黄。其病机皆由胆汁泛溢，病位多在肝胆脾肾。黄疸的辨证应首辨阳黄、急黄、阴黄、虚黄之形证，次辨阳黄证湿热之孰重孰轻，阴黄证属于寒湿抑或血瘀。

题卡 ⑲ ——鼓胀

┤例 1├

病例摘要：

张某，56 岁，农民。

患者腹大胀满近 1 个月，按之如囊裹水，颜面微浮，下肢浮肿，脘腹痞胀，得热则舒，精神困倦，怯寒懒动，小便少，大便溏，舌苔白腻，脉缓。曾患有乙肝病史。实验室检查血清白蛋白降低，球蛋白增高，A/G > 1.5。B 超显示肝实质回声增强、不规则、不均匀，为弥漫性病变。门静脉及脾静脉内径增宽，腹水。

答题要求： 1. 根据上述病例摘要，在答题卡上完成书面辨证论治。

2. 中医病证鉴别：请与水肿相鉴别。

考试时间： 60 分钟。

参考答案

主诉： 腹胀、腹满近 1 个月。

中医辨病辨证依据（含病因病机分析）：

腹部胀大如鼓，按之如囊裹水，颜面微浮，诊断为鼓胀。脾主运化，脾病则运化失健，水湿内聚，病延日久，累及于肾，肾火虚衰，不但无力温助脾阳，蒸化水湿，且开阖失司，气化不利，而致阳虚水盛。

中医病证鉴别（中医执业考生作答）：

鼓胀与水肿相鉴别。鼓胀主要为肝、脾、肾受损，气、血、水互结于腹中，以腹部胀大为主，四肢肿不甚明显，晚期伴肢体浮肿，每兼见面色青晦，面颈部有血痣赤缕，胁下癥积坚硬，腹皮青筋显露等。水肿主要为肺、脾、肾功能失调，水湿泛溢肌肤，其浮肿多从眼睑开始，继则延及头面及肢体，或下肢先肿，后及全身，每见面色㿠白，腰酸倦怠等，水肿较甚者亦可伴见腹水。

诊断：

中医疾病诊断：鼓胀　　　中医证候诊断：水湿困脾证

中医治法：温中健脾，行气利水

方剂：实脾饮加减

药物组成、剂量及煎服法：

白术 15g	苍术 15g	附子 10g ^(先煎)	干姜 6g
厚朴 15g	木香 10g	草果 10g	陈皮 10g
茯苓 15g	泽泻 10g	玉米须 15g	葶苈子 12g

7 剂，水煎服。日 1 剂，早晚分服。

考点链接

1. 相似病证的鉴别

胃痞与鼓胀相鉴别。两者均为自觉腹部胀满的病证，但鼓胀以腹部胀大如鼓，皮色苍黄，脉络暴露为主症；胃痞则以自觉满闷不舒，外无胀形为特征。鼓胀发于大腹，胃痞则在胃脘。鼓胀按之腹皮绷急，胃痞却按之柔软。如《证治汇补·痞满》曰："痞与胀满不同，胀满则内胀而外亦有形，胃痞则内觉满塞而外无形迹。"

2. 其他证候、治法、方剂

气滞湿阻证：辨证要点为腹胀按之不坚，胁下胀满或疼痛，饮食减少，食后胀甚，得嗳气、矢气稍减，小便短少；舌苔薄白腻，脉弦。治法为疏肝理气，运脾利湿。治疗代表方为柴胡疏肝散合胃苓汤加减。

水热蕴结证：辨证要点为腹大坚满，脘腹胀急，烦热口苦，渴不欲饮，或有面、目、皮肤发黄，小便赤涩，大便秘结或溏垢；舌边尖红，苔黄腻或兼灰黑，脉象弦数。治法为清热利湿，攻下逐水。治疗代表方为中满分消丸合茵陈蒿汤加减。

3. 考题点评：

考点一：鼓胀的诊断要点：①初起脘腹作胀，食后尤甚，继而腹部胀大如鼓，重者腹壁青筋显露，脐孔突起。②常伴乏力、纳差、尿少及齿衄、鼻衄、皮肤紫斑等，可见面色萎黄、黄疸、手掌殷红、面颈胸部红丝赤缕、血痣及蟹爪纹。③本病常有酒食不节、情志内伤、虫毒感染或黄疸、胁痛、癥积等病史。

考点二：气鼓、水鼓与血鼓的区别。腹部膨隆，得嗳气或矢气则舒，腹部按之空空然，叩之如鼓，是为"气鼓"，多属肝郁气滞。腹部胀满膨大，或状如蛙腹，按之如囊裹水，常伴下肢浮肿，是为"水鼓"，多属阳气不振，水湿内停。脘腹坚满，青筋显露，腹内积块痛如针刺，面颈部赤丝血缕，是为"血鼓"，多属肝脾血瘀水停。临床上气、血、水三者常相兼为患，但各有侧重，掌握上述特点，有助于辨证。

例 2

病例摘要：

刘某，56 岁，厨师。

患者脘腹坚满近 3 个月，青筋显露，胁下癥结，痛如针刺，面色晦暗鳖黑，赤丝血缕，面、颈、胸、臂出现血痣，蟹爪纹，口干不欲饮水，大便色黑，舌质紫暗，脉细涩。

答题要求：1. 根据上述病例摘要，在答题卡上完成书面辨证论治。

2. 中医病证鉴别：请与胃痞鉴别。

考试时间：60 分钟。

参考答案

主诉：脘腹坚满 3 个月。

中医辨病辨证依据（含病因病机分析）：

脘腹坚满，久则气血凝滞，青筋显露，胁下癥结，痛如针刺，隧道壅塞，瘀结水留更甚，见赤丝血缕，面、颈、胸、臂出现血痣，蟹爪纹，水瘀互阻，口干不欲饮水，大便色黑。故可诊断为鼓胀。

中医病证鉴别（中医执业考生作答）：

胃痞与鼓胀相鉴别。两者均为自觉腹部胀满的病证，但鼓胀以腹部胀大如鼓，皮色苍黄，脉络暴露为主症；胃痞则以自觉满闷不舒，外无胀形为特征。鼓胀发于大腹，胃痞则在胃脘。鼓胀按之腹皮绷急，胃痞却按之柔软。如《证治汇补·痞满》曰："痞与胀满不同，胀满则内胀而外亦有形，胃痞则内觉满塞而外无形迹。"

诊断：

中医疾病诊断：鼓胀　　　中医证候诊断：瘀结水留证

中医治法：活血化瘀，行气利水

方剂：调营饮加减

药物组成、剂量及煎服法：

当归 20g	赤芍 15g	桃仁 10g	红花 10g
三棱 10g	莪术 10g	鳖甲 20g^(先煎)	马鞭草 15g
益母草 20g	泽兰 15g	泽泻 10g	赤茯苓 15g
		7 剂，水煎服。日 1 剂，早晚分服。	

考点链接

1. 相似病证的鉴别

鼓胀与水肿相鉴别。鼓胀主要为肝、脾、肾受损，气、血、水互结于腹中，以腹部胀大为主，四肢肿不甚明显。晚期伴肢体浮肿，每兼见面色青晦，面颈部有血痣赤缕，胁下癥积坚硬，腹皮青筋显露等。水肿主要为肺、脾、肾功能失调，水湿泛溢肌肤，其浮肿多从眼睑开始，继则延及头面及肢体，或下肢先肿，后及全身，每见面色㿠白，腰酸倦怠等，水肿较甚者亦可伴见腹水。

2. 其他证候、治法、方剂

阳虚水盛证：辨证要点为腹大胀满，形似蛙腹，朝宽暮急，面色苍黄，或呈㿠白，脘闷纳呆，神倦怯寒，肢冷浮肿，小便短少不利；舌体胖，质紫，苔淡白，脉沉细无力。治法为温补脾肾，化气利水。治疗代表方为附子理苓汤或济生肾气丸加减。

阴虚水停证：辨证要点为腹大胀满，或见青筋暴露，面色晦滞，唇紫，口干而燥，心烦失眠，时或鼻衄，牙龈出血，小便短少；舌质红绛少津，苔少或光剥，脉弦细数。治法为滋肾柔肝，养阴利水。治疗代表方为六味地黄丸合一贯煎加减。

3. 考题点评：

考点一：鼓胀的诊断要点：①初起脘腹作胀，食后尤甚，继而腹部胀大如鼓，重者腹壁青筋显露，脐孔突起。②常伴乏力、纳差、尿少及齿衄、鼻衄、皮肤紫斑等出血现象，可见面色萎黄、黄疸、手掌殷红、面颈胸部红丝赤缕、血痣及蟹爪纹。③本病常有酒食不节、情志内伤、虫毒感染等诱因或黄疸、胁痛、癥积等病史。

考点二：鼓胀的治疗原则：标实为主者，当根据气、血、水的偏盛，分别采用行气、活血、祛湿利水或暂用攻逐之法，同时配以疏肝健脾之法。本虚为主者，当根据阴阳的不同，分别采取温补脾肾法或滋养肝肾法，同时配合行气活血利水。由于本病总属本虚标实错杂，故治当攻补兼施，补虚不忘实，泻实不忘虚。

考点三：鼓胀的变证。①大出血：骤然大量呕血，血色鲜红，大便下血，暗红或油黑。治法：清热凉血，活血止血。治疗代表方：犀角地黄汤加三七、仙鹤草、地榆炭、血余炭、大黄炭等。②昏迷：痰热内扰，蒙蔽心窍，症见神识昏迷，烦躁不安，甚则怒目狂叫，四肢抽搐颤动，口臭便秘，溲赤尿少，舌红苔黄，脉弦滑数。治法：清热豁痰，开窍息风。治疗代表方：安宫牛黄丸合龙胆泻肝汤加减，亦可用醒脑静注射液静脉滴注。

题卡 ⑳ ——头痛

例1

病例摘要：

王某，男，25岁，未婚，学生。

患者昨日受风后出现头痛，自行服用止痛药物后症状未见明显改善。今日前来就诊，行头颅CT未见异常。刻下症见：头痛而胀，双颞部及头顶为重，口渴喜饮，恶风，二便调。舌尖红，苔薄黄，脉浮数。

答题要求： 1. 根据上述病例摘要，在答题卡上完成书面辨证论治。

2. 中医病证鉴别：请与眩晕相鉴别。

考试时间： 60分钟。

参考答案

主诉：头痛 1 日。

中医辨病辨证依据（含病因病机分析）：

患者头痛 1 日，诊断为头痛。风热外袭，上扰清窍，故头痛且胀；风热上扰，故面红耳赤；风热袭表，而见恶风；热伤津液，而见口干、大便偏干。舌尖红，苔薄黄，脉浮数亦为风热袭表之象。辨证为风热头痛证。

中医病证鉴别（中医执业考生作答）：

头痛与眩晕相鉴别。头痛是以病人自觉头部疼痛为主要症状的一种病证，可分为外感、内伤两大类，外感头痛可由风邪挟寒、挟热、挟湿所致，内伤头痛则多责之于肝脾肾三脏。眩晕是以头晕眼花为主要临床表现的一类病证，辨证应分虚实，亦多于肝脾肾三脏相关。

诊断：

中医疾病诊断：头痛　　　　中医证候诊断：风热头痛证

中医治法：疏风清热和络

方剂：芎芷石膏汤加减

药物组成、剂量及煎服法：

川芎 15g	石膏 30g^{（先煎）}	白芷 10g	羌活 15g
藁本 9g	菊花 10g	桑叶 15g	天花粉 10g
蔓荆子 9g	吴茱萸 6g	芦根 15g	防风 10g
		3 剂，水煎服。日 1 剂，早晚分服。	

考点链接

1. 相似病证的鉴别

外感头痛应与内伤头痛相鉴别。外感头痛每因外邪致病，发病急，痛势较剧多以胀痛、跳痛、灼痛为特点，多属实证；内伤头痛，起病缓慢，痛势较缓，多表现为隐痛、空痛、昏痛，可为虚证或虚实夹杂证。

2. 其他证候、治法、方剂

风寒头痛证：辨证要点为症见头痛连及项背，痛势较剧烈，伴有拘急收紧感，或伴恶风畏寒，口不渴；苔薄白，脉浮紧。治法为疏风散寒止痛。治疗代表方为川芎茶调散加减。

风湿头痛证：辨证要点为头痛如裹，肢体困重，胸闷纳呆，大便溏薄；苔白腻，脉濡滑。治法为祛风胜湿通窍。治疗代表方为羌活胜湿汤加减。

3. 考题点评

考点一：明确外感头痛的辨证要点。外感头痛可因于风挟寒、热、湿邪，三者的头痛性质及伴随症状亦有所区别，本患者结合上述特点，辨证为风热头痛。

考点二：注意引经药物的应用。太阳头痛选用羌活、蔓荆子；阳明头痛选用葛根、白芷；少阳头痛选用柴胡、黄芩。本患者巅顶痛甚，属厥阴头痛，故用吴茱萸、藁本为引经药。另外感头痛均以风邪为主，故予羌活、桑叶、菊花等祛风药物。

┤ 例 2 ├

病例摘要：

刘某某，女，49 岁，已婚，干部。

患者 10 余年前无明显诱因出现头痛，双颞部为重，生气后易出现，自行服用止痛药后可逐渐缓解。3 日前患者因与家人争吵，再次出现头痛，服用止痛药物疗效不佳，遂前来就诊。刻下症见：头痛，以双颞部为主，呈胀痛，平素性急易怒，口干口苦，夜寐欠安，二便尚调。舌红，苔黄，脉弦数。

答题要求： 1. 根据上述病例摘要，在答题卡上完成书面辨证论治。

2. 中医病证鉴别：请与眩晕相鉴别。

考试时间： 60 分钟。

参考答案

主诉： 头痛反复发作 10 余年，再发 3 日。

中医辨病辨证依据（含病因病机分析）：

患者头痛反复发作 10 余年，再发 3 日，诊断为头痛。患者平素性情急躁，肝阳偏亢，上扰清窍，而见头痛且胀；颞侧为肝经循行部位，枢机不利，故以两侧头痛为主；肝胆失于疏泄，而见口苦；肝经郁热伤津，而见口干；肝火扰心，故夜寐不安。舌红苔黄，脉弦数亦为肝阳上亢之象，故辨证为肝阳上亢证。

中医病证鉴别（中医执业考生作答）：

头痛与眩晕相鉴别。头痛是以病人自觉头部疼痛为主要症状的一种病证，可分为外感、内伤两大类，外感头痛可由风邪挟寒、挟热、挟湿所致，内伤头痛则多责之于肝、脾、肾三脏。眩晕是以头晕眼花为主要临床表现的一类病证，辨证应分虚实，亦多与肝、脾、肾三脏相关。

诊断：

中医疾病诊断：头痛　　　　中医证候诊断：肝阳上亢证

中医治法： 平肝潜阳息风

方剂：天麻钩藤饮加减

药物组成、剂量及煎服法：

天麻 10g	钩藤 15g	石决明 30g (先煎)	栀子 10g
黄芩 10g	茯神 30g	夜交藤 20g	桑寄生 15g
杜仲 15g	夏枯草 15g	川芎 15g	白芍 30g

桑叶 15g	蜈蚣 1 条	僵蚕 10g	川楝子 10g

7 剂，水煎服。日 1 剂，早晚分服。

考点 链接

1. 其他证候、治法、方剂

痰浊头痛证：辨证要点为症见头痛昏蒙，胸脘满闷，纳呆呕恶，倦怠无力；舌淡，苔白腻，脉滑或弦滑。治法为健脾燥湿，化痰降逆。治疗代表方为半夏白术天麻汤加减。

气虚头痛证：辨证要点为头痛隐隐，时发时止，遇劳加重，纳食减少，神疲乏力，气短懒言；舌淡，苔薄白，脉细弱。治法为健脾益气升清。治疗代表方为益气聪明汤加减。

肾虚头痛证：辨证要点为症见头痛且空，眩晕耳鸣，腰膝酸软，遗精带下；舌淡，苔滑，脉沉细无力。治法为养阴补肾，填精生髓。治疗代表方为大补元煎加减。

瘀血头痛证：辨证要点为头痛经久不愈，痛处固定不移，痛如锥刺，日轻夜重，或有头部外伤史；舌紫暗，或有瘀斑瘀点，苔薄白，脉细或细涩。治法为活血化瘀，通窍止痛。治疗代表方为通窍活血汤加减。

2. 考题点评

考点一：明确内伤头痛的辨证要点。内伤头痛可因于气血亏虚、肾精不足者，属虚证；因于肝阳、痰浊、瘀血者，属实证。本患者结合头痛特点及伴随症状，可诊断肝阳头痛。

考点二：慢性头痛应注意虫类药物的应用，可酌情选用蜈蚣、全蝎、僵蚕、地龙等药物以祛瘀通络，增强止痛效果。另外本患者平素性情易怒，应加用白芍、川楝子等缓肝急、清肝热之药，并予桑叶、夏枯草疏散肝热。

题卡 ㉑ ——眩晕

┤ 例 1 ├

病例摘要：

刘某，男，49 岁，已婚，工人。

患者 1 年前无明显诱因出现眩晕，视物旋转，伴恶心、呕吐痰涎，自行休息后症状可逐渐缓解，未行系统治疗。1 日前患者再次出现眩晕，并觉恶心，呕吐数次，遂前来就诊。刻下症见：眩晕时作，并感头部昏沉不适，胸闷恶心，时欲呕吐，纳食不香，二便调。舌白，苔白腻，脉滑。

答题要求： 1. 根据上述病例摘要，在答题卡上完成书面辨证论治。

2. 中医病证鉴别：请与头痛相鉴别。

考试时间： 60 分钟。

参考答案

主诉：眩晕反复发作 1 年，再发 1 日。

中医辨病辨证依据（含病因病机分析）：

患者眩晕反复发作 1 年，诊断为眩晕。脾虚痰浊中阻，气机阻滞，上蒙清窍，而见眩晕时作，伴头部昏沉不适；痰浊中阻，气机不利，而见胸闷恶心；痰浊壅盛，故呕吐痰涎。舌白，苔白腻，脉滑，为痰浊壅盛之象。辨证为痰湿中阻证。

中医病证鉴别（中医执业考生作答）：

眩晕与头痛相鉴别。眩晕与头痛可相兼为病，头痛是以病人自觉头部疼痛为主要症状的一种病证，可分为外感、内伤两大类，外感头痛可由风邪挟寒、挟热、挟湿所致，内伤头痛则多责之于肝脾肾三脏。眩晕是以头晕眼花为主要临床表现的一类病证，辨证应分虚实，亦多于肝脾肾三脏相关。

诊断：

中医疾病诊断：眩晕　　　　　中医证候诊断：痰浊上蒙证

中医治法：化痰祛湿，健脾和胃

方剂：半夏白术天麻汤加减

药物组成、剂量及煎服法：

半夏 10g	炒白术 15g	天麻 10g	茯苓 20g
陈皮 10g	生姜 6g	竹茹 10g	瓜蒌 20g
白豆蔻 6g	杏仁 10g	枳壳 10g	白蒺藜 20g
潼蒺藜 15g	桑叶 15g		

7 剂，水煎服。日 1 剂，早晚分服。

考点链接

1. 相似病证的鉴别

眩晕一病的辨证，应首分虚实。凡病程短，呈发作性，眩晕重，视物旋转，因肝阳或痰浊所致属于实证；病程长，反复发作或持续不解，遇劳即作或加重，头目昏蒙，因血虚或肾精不足者，属于虚证。

2. 其他证候、治法、方剂

肝阳上亢证：辨证要点为症见眩晕耳鸣，头痛且胀，遇劳、恼怒加重，肢麻震颤，失眠多梦，急躁易怒；舌红苔黄，脉弦。治法为平肝潜阳，滋养肝肾。治疗代表方为天麻钩藤饮加减。

瘀血阻窍证：辨证要点为眩晕头痛，兼见健忘，失眠，心悸，精神不振，耳鸣耳聋，面唇紫暗；舌见瘀点或瘀斑，脉沉涩或细涩。治法为活血化瘀，通窍活络。治疗代表方为通窍活血汤加减。

3. 考题点评

考点一：明确眩晕病证的诊断要点。眩晕一病以头晕眼花、视物旋转为主要临床表现，结合患者病史及症状，可诊断此病。

考点二：注意健脾化湿药物应用，方用半夏白术天麻汤加减，同时患者胸闷恶呕，合用白豆蔻、杏仁、瓜蒌等药物，并予白蒺藜、潼蒺藜、桑叶等药物祛风止晕。若心烦口苦，苔黄腻，可合用黄连温胆汤；痰从寒化，痰饮内停，可用苓桂术甘汤合泽泻汤温化痰饮。

┤ 例 2 ├

病例摘要：

王某，女，72岁，已婚，退休。

患者5年前无明显诱因出现头晕，发作时自觉头部晕眩，行走不稳，休息后症状可有所缓解。平素常感头部昏沉不适，伴耳鸣，间断服用中药治疗。3日前患者劳累后再次出现头晕沉不适，休息后症状改善不明显，遂前来就诊。刻下症见：头晕沉不适，活动后加重，神疲乏力，面色偏白，心悸少寐，纳食欠佳，二便调。舌淡，苔薄白，脉细弱。

答题要求： 1. 根据上述病例摘要，在答题卡上完成书面辨证论治。

2. 中医病证鉴别：请与头痛相鉴别。

考试时间： 60分钟。

参考答案

主诉： 头晕反复发作5年，加重3日。

中医辨病辨证依据（含病因病机分析）：

患者头晕反复发作5年，加重3日，诊断为眩晕。患者老年，气血不足，清阳不展，脑失所养，故头部昏沉不适；劳则耗气，故动则加剧；神疲乏力为气虚之象；血不养心，则心悸少寐；脾虚不运，故纳食欠佳。舌淡，苔薄白，脉细弱，为气血亏虚之象，辨证为气血亏虚证。

中医病证鉴别（中医执业考生作答）：

眩晕与头痛相鉴别。眩晕与头痛可相兼为病，头痛是以病人自觉头部疼痛为主要症状的一种病证，可分为外感、内伤两大类，外感头痛可由风邪挟寒、挟热、挟湿所致；内伤头痛则多责之于肝脾肾三脏。眩晕是以头晕眼花为主要临床表现的一类病证，辨证应分虚实，亦多于肝脾肾三脏相关。

诊断：

中医疾病诊断：眩晕　　　　中医证候诊断：气血亏虚证

中医治法： 补养气血，调养心脾

方剂：归脾汤加减

药物组成、剂量及煎服法：

炙黄芪30g	党参15g	炒白术15g	当归20g
茯苓15g	茯神15g	枣仁15g	远志10g
炒薏苡仁20g	白蒺藜15g	潼蒺藜15g	荷叶10g
		7剂，水煎服。日1剂，早晚分服。	

考点链接

1. 其他证候、治法、方剂

肾精不足证：辨证要点为眩晕久发不已，双目干涩，少寐健忘，视力减退，心烦口干，耳鸣，齿摇，神疲乏力，腰酸膝软，遗精；舌红，苔薄，脉弦细。治法为补肾填精。治疗代表方为左归丸加减。

2. 考题点评

考点一：明确眩晕病证的诊断要点。眩晕一病以头晕眼花、视物旋转为主要临床表现，结合患者病史及症状，可诊断此病。

考点二：注意补气养血药物的应用。气虚卫阳不固，自汗时出，可重用黄芪，并加防风、浮小麦以益气固表；脾虚湿盛者，加薏苡仁、泽泻，白扁豆等药物；血虚较甚，面色苍白少华者，加用熟地、阿胶等药物。

题卡 22 ——中风

例1

病例摘要：

陈某，男，62岁，已婚，退休。

患者3日前无明显诱因出现右侧肢体力弱，右上肢不能抬起，右下肢行走费力，同时出现言语謇涩，口角流涎。前往医院行头颅MRI检查：左侧基底节、放射冠区新发脑梗死。经静脉输液治疗后，患者近2日症状仍有所加重，为求配合中药治疗，前来就诊。刻下症见：右侧肢体力弱，言语謇涩，时有咳嗽，咯吐黄黏痰，胸闷头晕，腹胀纳差，溲黄便秘。舌质暗红，苔黄腻，脉弦滑。

答题要求：1. 根据上述病例摘要，在答题卡上完成书面辨证论治。

2. 中医病证鉴别：请与口僻相鉴别。

考试时间：60分钟。

参考答案

主诉：右侧肢体力弱伴言语謇涩3日。

中医辨病辨证依据（含病因病机分析）：

患者右侧肢体力弱伴言语謇涩3日，诊断为中风。患者肝风挟痰，横窜经络，血脉瘀阻，而见半身不遂、言语謇涩；痰浊中阻，而见胸闷；痰热阻于阳明，胃肠积热，劫灼津液，而见便秘腹胀；舌质暗红苔黄腻，脉弦滑均为痰热之象。综上，辨证为风痰瘀阻证。

中医病证鉴别（中医执业考生作答）：

中风与口僻相鉴别。中风与口僻都可出现口眼㖞斜，中风是以猝然昏仆，不省人事，伴半身不遂、口眼㖞斜、言语不利为主症的病证，病轻者可无昏仆、神志障碍；口僻则是以口眼㖞斜、口角流涎、言语不清为主症，发病早期可伴外感表证或耳背疼痛，无半身不遂及神志障碍等症状。

诊断：

中医疾病诊断：中风——中经络　　　中医证候诊断：风痰瘀阻证

中医治法：息风化痰，活血通络

方剂：半夏白术天麻汤合桃仁红花煎加减

药物组成、剂量及煎服法：

胆南星10g	全瓜蒌30g	黄连6g	清半夏10g
竹茹10g	枳壳10g	丹参20g	赤芍药15g
桃仁10g	当归20g	浙贝母10g	钩藤15g(后下)

4剂，水煎服。日1剂，早晚分服。

考点链接

1. 相似病证的鉴别

中风应区分中经络与中脏腑，无神志昏蒙者属于中经络，病位较浅，病情较轻；有神志昏蒙者属于中脏腑，病位较深，病情较重。

2. 其他证候、治法、方剂

中风——中经络　风阳上扰证：辨证要点为症见半身不遂，偏身麻木，舌强言謇或不语，眩晕头痛。面红耳赤，口苦咽干，心烦易怒，尿赤便干；舌质红绛，舌苔薄黄，脉弦有力。治法为清肝泻火，息风潜阳。治疗代表方为天麻钩藤饮加减。

中风——中脏腑　阳闭证：突然昏仆，不省人事，牙关紧闭，口噤不开，两手握固，大小便闭，肢体偏瘫、拘急、抽搐；面红身热，气粗口臭，躁动不安，痰多而黏，舌质红，苔黄腻，脉弦滑有力，治法为清肝息风，豁痰开窍。治疗代表方为羚羊角汤合用安宫牛黄丸加减。

中风——阴闭证：除闭证主要症状外，兼见面白唇暗，静卧不烦，四肢不温，痰涎壅盛，苔白腻，脉沉滑。治法为豁痰息风辛温开窍。治疗代表方为涤痰汤合苏合香丸加减。

3. 考题点评

考点一：明确中风的诊断要点。中医中风与西医的脑梗死、脑出血相对应，本患者结合发病情况及头颅CT结果，应首先考虑这一病证。

考点二：注意清化痰热药物的应用，药用黄连、胆南星、半夏、竹茹、枳壳、浙贝母等药物；腑气不通者，可合用大柴胡汤加减；痰热加阴虚者，可酌加生地、沙参、玄参等药物。

┤例 2├

病例摘要：

李某，男，66 岁，已婚，农民。

患者 1 周前突发右侧肢体力弱及麻木，就诊于当地医院诊断为"脑梗死"，经输液及口服药物治疗后，患者右侧肢体力弱有所好转，此次为求中医治疗，前来就诊。刻下症见：右侧肢体力弱，右手握力差，行走时右足拖地，右侧偏身麻木，面色少华，气短乏力，活动后加重，纳食尚可，大便溏稀，小便可。舌质淡暗，苔薄白，脉沉细。

答题要求： 1. 根据上述病例摘要，在答题卡上完成书面辨证论治。

2. 中医病证鉴别：请与口僻相鉴别。

考试时间： 60 分钟。

参考答案

主诉： 右侧肢体力弱伴麻木 1 周。

中医辨病辨证依据（含病因病机分析）：

患者右侧肢体力弱伴麻木 1 周，诊断为中风。气虚运血无力，脑脉瘀阻，而见半身不遂及偏身麻木；气虚血少，经脉失养，则面色少华，气短乏力；脾虚不运，则大便溏稀；舌质淡暗，苔薄白，脉沉细，为气虚血瘀之象。综上，辨证为气虚络瘀证。

中医病证鉴别（中医执业考生作答）：

中风与口僻相鉴别。中风与口僻都可出现口眼㖞斜，中风是以猝然昏仆，不省人事，伴半身不遂、口眼㖞斜，言语不利为主症的病证，病轻者可无昏仆、神志障碍；口僻则是以口眼㖞斜、口角流涎，言语不清为主症，发病早期可伴外感表证或耳背疼痛，无半身不遂及神志障碍等症状。

诊断：

中医疾病诊断：中风　　　中医证候诊断：气虚络瘀证

中医治法： 益气养血，化瘀通络

方剂：补阳还五汤加减

药物组成、剂量及煎服法：

炙黄芪 60g　　　当归 20g　　　川芎 10g　　　红花 10g

地龙 10g　　　僵蚕 10g　　　桑枝 15g　　　鸡血藤 15g

山药 20g　　　炒薏苡仁 15g　　　木瓜 15g　　　豨莶草 15g

7 剂，水煎服。日 1 剂，早晚分服。

考点链接

1. 其他证候、治法、方剂

阴虚风动证：辨证要点为平素头晕头痛，耳鸣目眩，少眠多梦，腰酸腿软，突然一侧手足沉重麻木，手指瞤动，口舌㖞斜，半身不遂，舌强语謇；舌质红绛或暗红，少苔或无苔，脉细弦。治法为滋阴潜阳，息风通络。治疗代表方为镇肝熄风汤加减。

2. 考题点评

考点一：明确中风病证的诊断要点。中风一病以猝然昏仆，不省人事，伴半身不遂、口眼㖞斜、言语不利为主症，病情轻者可无神志障碍，结合病史及临床症状，可诊断该病。

考点二：注意活血药物的应用。常用当归、川芎、红花、鸡血藤等药物；血瘀重者，可加用蜈蚣、全蝎、僵蚕等虫类药物；麻木重者可予木瓜、豨莶草、伸筋草等药物，并酌加养血药物；下肢瘫软重者，可加用桑寄生、杜仲、牛膝等药物。

题卡 23 ——水肿

例 1

病例摘要：

李某，男，35岁，农民。

患者1年来每因劳累后出现双下肢浮肿，尿量减少，夜尿多，头晕，乏力，畏寒，面色苍白，到当地医院就诊，诊断为"慢性肾小球肾炎"，经多方求医，症状时有好转，但病情反复出现。半月来下肢浮肿复发，按之凹陷不起，尿量减少，腰酸冷痛，四肢厥冷，怯寒神疲，面色㿠白，心悸胸闷，腹大胀满。舌质淡胖，苔白，脉沉细。

答题要求：1. 根据上述病例摘要，在答题卡上完成书面辨证论治。

2. 中医病证鉴别：请与鼓胀相鉴别。

考试时间：60分钟。

参考答案

主诉：反复双下肢浮肿、尿少1年余，复发半月。

中医辨病辨证依据（含病因病机分析）：

患者以反复双下肢浮肿、尿少1年余，复发半月为主诉，当诊为水肿病证。腰膝以下，肾气主之，肾气虚衰，阳不化气，水湿下聚，故见腰以下肿甚，按之凹陷不起，属阴水范畴。水气上凌心肺，故见心悸胸闷。腰为肾之府，肾虚而水气内盛，故腰痛酸重。肾与膀胱相表里，肾阳不足，膀胱气化不行，故尿量减少。肾阳亏虚，命门火衰，不能温养四末，故四肢厥冷，怯寒神疲。阳气不能温煦上荣，故面色㿠白。舌质胖淡，苔白，脉沉细，均为阳气虚衰，水湿内盛之候。故辨证为阴水——肾阳衰微证。

中医病证鉴别（中医执业考生作答）：

水肿与鼓胀相鉴别。二病均可见肢体水肿，腹部膨隆。鼓胀的主症是单腹胀大如鼓，四肢多不肿，反见瘦削，后期或可伴见轻度肢体浮肿；而水肿多周身恶肿，先从眼睑或下肢开始，继则延及四肢、全身。鼓胀每有肝病病史，是由于肝、脾、胃功能失调，导致气滞、血瘀、水聚腹中、面色苍黄、腹壁有青筋显露；水肿每有心肾病史，乃肺、脾、肾三脏相干为病，而导致水液泛滥肌肤，面色㿠白或晦滞，腹壁无青筋暴露。

诊断：

中医疾病诊断：水肿　　　　中医证候诊断：阴水（肾阳衰微证）

中医治法：温肾助阳，化气行水

方剂：济生肾气丸合真武汤加减

药物组成、剂量及煎服法：

制附子 10g (先煎)	肉桂 10g	熟地 15g	丹皮 15g
白术 15g	茯苓 15g	泽泻 15g	车前子 10g (包煎)
怀牛膝 15g	生姜 10g	山茱萸 10g	淮山 15g

7 剂，水煎服。日 1 剂，早晚分服。

┤ 例 2 ├

病例摘要：

汪某，女，6 岁。

3 个月前腹部及双下肢生疮，破溃流黄水，继则出现面目浮肿，尿少，低热。尿检有蛋白、红细胞，某医院诊断为急性肾炎，治疗好转出院。1 个月前，症状再次加重，为求进一步诊治，来诊。刻下症见：眼睑浮肿，延及全身，皮肤光亮，尿少色赤，腹部皮肤有溃烂，少许结痂，恶风发热。舌红，苔薄黄，脉浮数。

答题要求：1. 根据上述病例摘要，在答题卡上完成书面辨证论治。

　　　　　　2. 中医病证鉴别：请与阴水相鉴别。

考试时间：60 分钟。

参 考 答 案

主诉：周身浮肿 3 月余。

中医辨病辨证依据（含病因病机分析）：

患者以周身浮肿 3 月余为主诉，当诊为水肿病证。肺主皮毛，脾主肌肉，肌肤疮痍，湿毒未能及时清解消散，内归肺脾，致肺不能通调水道，脾不能运化水湿而小便不利。风为百病之长，故病之初起，多兼风邪，是以肿起眼睑，延及周身，有恶风发热之象。其舌质红，苔薄黄，脉浮数，是风邪夹湿毒所致。辨证为阳水——湿毒浸淫证。

中医病证鉴别（中医执业考生作答）：

阳水与阴水的鉴别：阳水多因风邪外袭、水湿浸渍，致肺不宣降、脾不健运而成。发病较急，每成于数日之间，肿多由上而下，继及全身，肿处皮肤绷急光亮，按之凹陷即起，兼见烦热、口渴，小便赤涩、大便秘结等表、热、实证，一般病程较短。阴水多因脾肾亏虚，气化不利所致。病多逐渐发生，日积月累，或由阳水转化而来，肿多由下而上，继及全身，肿处皮肤松弛，按之凹陷不易恢复，甚则按之如泥，兼见不烦渴、小便少但不赤涩、大便稀薄、神疲气怯等里、虚、寒证，病程较长。

诊断：

中医疾病诊断：水肿　　　　　中医证候诊断：阳水（湿毒浸淫证）

中医治法：宣肺解毒，利湿消肿

方剂：麻黄连翘赤小豆汤合五味消毒饮加减

药物组成、剂量及煎服法：

炙麻黄 4g	苦杏仁 6g	桑白皮 9g	赤小豆 9g
银花 9g	野菊花 9g	蒲公英 6g	紫花地丁 6g[包煎]
紫背天葵 6g	土茯苓 9g	白鲜皮 9g	

7 剂，水煎服。日 1 剂，早晚分服。

考点 链接

1. 相似病证的鉴别

肾病水肿与心病水肿相鉴别。肾病水肿多先从眼睑、颜面开始，继则延及四肢、周身，可伴见腰部酸重，面色㿠白等症；心病水肿多从下肢足踝开始，而遍及全身，可伴见心悸、胸闷气促、面青唇紫、脉结代等。

2. 其他证候、治法、方剂

阳水（风水相搏证）：辨证要点为眼睑浮肿，继则四肢及全身皆肿，来势急骤，往往伴有外感、风热证或风寒证。多有恶寒、发热、肢节酸重、小便不利等症。偏于风热者，伴咽喉红肿疼痛。偏于风寒者，兼恶寒、哮喘。偏于风寒者，舌苔薄白；偏于风热者，舌质红。偏于风寒者，脉浮滑或浮紧；偏于风热者，脉浮滑数，如水肿较甚，亦可见沉脉。治法为散风清热，宣肺行水。治疗代表方为越婢加术汤加减。

阳水（水湿浸渍证）：辨证要点为全身水肿，下肢明显，按之没指，小便短少，起病缓慢，病程较长。身体困重，胸闷，纳呆，泛恶；苔白腻，脉沉缓。治法为健脾化湿，通阳利水。治疗代表方为五皮饮合胃苓汤加减。

阳水（湿热壅盛证）：辨证要点为遍体浮肿，皮肤绷急光亮，胸脘痞闷，烦热口渴，小便短赤，或大便干结；舌苔黄腻，脉沉数或濡数。治法为分利湿热。治疗代表方为疏凿饮子加减。

阴水（脾阳虚衰证）：辨证要点为身肿，腰以下为甚，按之凹陷不易恢复，小便短少，面色萎黄，纳减便溏。神倦肢冷，脘腹胀闷；舌质淡，苔白腻或白滑，脉沉缓或沉弱。治法为温运脾阳，以利水湿。治疗代表方为实脾饮加减。

3. 考题点评

考点一：明确水肿病证的诊断要点。中医水肿与西医的肾性水肿相对应。因此，考虑患者具有"肾炎、肾病"病史，应首先考虑水肿诊断。

考点二：发汗、利尿、泻下逐水为治疗水肿的三条基本原则，具体应用视阴阳虚实不同而异。上下异治：上半身肿甚，以发汗为主；下半身肿甚，以利小便为主。阴阳分治：阳水表现为表、热、实证，可发汗、利小便或攻逐水饮，以祛邪为主。阴水表现为里、虚、寒证，治以健脾、温肾，以扶正为主。如经一般治法治疗不愈，或有瘀血征象者，可加用活血化瘀法。

题卡 24 ——淋证

例 1

病例摘要：

钱某，男，36 岁，建筑工人。

平时嗜酒，因工作的原因汗出多而少饮水。半天前突然左侧少腹拘急，左腰腹绞痛难忍，小便艰涩，尿中带血，排尿时突然中断，尿道窘迫疼痛。舌红，苔黄，脉弦数。

答题要求： 1. 根据上述病例摘要，在答题卡上完成书面辨证论治。

2. 中医病证鉴别：请与癃闭相鉴别。

考试时间： 60 分钟。

参考答案

主诉： 突发尿痛、小便不利半天。

中医辨病辨证依据（含病因病机分析）：

患者以尿痛、小便不利为主要症状，故诊断为淋证。嗜酒太过，酿成湿热，下注膀胱，尿液受其煎熬，尿中杂质结为砂石，不能随尿排出，阻滞气机，则突发患侧少腹拘急，腰腹绞痛难忍；水道不利，则小便艰涩；砂石阻塞尿路，则排尿突然中断，尿道窘迫疼痛；结石伤络，则尿中带血；舌红，苔黄，脉弦数为湿热内盛之候。辨证当为石淋。

中医病证鉴别（中医执业考生作答）：

淋证与癃闭相鉴别。癃闭以排尿困难、小便量少甚至点滴全无为特征，其小便量少、排尿困难与淋证相似，但淋证尿频而疼痛，且每日排尿总量多为正常。癃闭则无尿痛，每日排出尿量低于正常，严重时，小便闭塞，无尿排出。

诊断：

中医疾病诊断：淋证　　　　中医证候诊断：石淋

中医治法：清热利湿，排石通淋

方剂：石韦散加减

药物组成、剂量及煎服法：

石韦 12g	冬葵子 15g	瞿麦 20g	车前子 15g（包煎）
金钱草 15g	海金沙 15g（包煎）	鸡内金 10g	白芍 30g
甘草 5g			

7 剂，水煎服。日 1 剂，早晚分服。

┤ 例 2 ├

病例摘要：

赵某，女，70 岁，退休工人。

尿频、尿急反复发作 10 余年，不耐劳作，稍劳即发，就诊于某院，诊断为慢性肾盂肾炎。2 天前，子女回家聚餐，劳累后出现尿频急，淋沥不已，小便不甚赤涩，无明显尿痛，腰膝酸软，神疲乏力。舌淡，脉细弱。

答题要求：1. 根据上述病例摘要，在答题卡上完成书面辨证论治。

2. 中医病证鉴别：请与其他淋证相鉴别。

考试时间：60 分钟。

参考答案

主诉：尿频、尿急反复发作 10 余年，复发 2 天。

中医辨病辨证依据（含病因病机分析）：

患者以尿频、尿急反复发作为主要症状，故诊断为淋证。淋证日久，以致脾肾两虚，湿浊留恋不去，故小便不甚赤涩，但淋沥不已，遇劳即发。腰酸膝软，神疲乏力，舌淡，脉虚弱，均为脾肾亏虚、气血不足之征象。故诊为劳淋。

中医病证鉴别（中医执业考生作答）：

劳淋与其他淋证相鉴别。①热淋：起病多急骤，或伴有发热、小便赤热，溲时灼痛。②石淋：以小便排出砂石为主症，或排尿时突然中断，尿道窘迫疼痛，或腰腹绞痛难忍。③气淋：小腹胀满较明显，小便艰涩疼痛，尿后余沥不尽。④血淋：溺血而痛。⑤膏淋：淋证而见小便浑浊如米泔水或滑腻如脂膏。

诊断：

中医疾病诊断：淋证   中医证候诊断：劳淋

中医治法：健脾益肾

方剂：无比山药丸加减

药物组成、剂量及煎服法：

党参 12g	生黄芪 20g	山药 15g	莲子肉 12g
茯苓 15g	生薏米 30g	泽泻 15g	山萸肉 10g

菟丝子15g　　　　芡实15g　　　　　金樱子20g　　　生牡蛎30g

7剂，水煎服。日1剂，早晚分服。

考点 链接

1. 相似病证的鉴别

血淋和尿血相鉴别。血淋和尿血都以小便出血、尿色红赤，甚至溺出纯血为共有的症状。其鉴别的要点是尿痛的有无。尿血多无疼痛之感，亦间有轻微的胀痛或热痛，但终不若血淋的小便滴沥而疼痛难忍。故一般以痛者为血淋，不痛者为尿血。

膏淋与尿浊相鉴别。淋证的小便浑浊需与尿浊鉴别。尿浊虽然小便浑浊，白如泔浆，与膏淋相似，但排尿时无疼痛滞涩感，与淋证不同。

2. 其他证候、治法、方剂

热淋：辨证要点为小便短数，灼热刺痛，溺色黄赤，少腹拘急胀痛，腰痛拒按，寒热起伏，口苦，呕恶，大便秘结，舌苔黄腻，脉滑数。治法为清热利湿通淋。治疗代表方为八正散加减。

气淋：实证辨证要点为小便涩滞，淋沥不宣，兼见少腹满痛，舌苔薄白，脉沉弦；虚证辨证要点为尿有余沥，或少腹坠胀，面色㿠白；舌质淡，脉虚细无力。治法实证宜利气疏导；虚证宜补中益气。治疗代表方实证用沉香散加减；虚证用补中益气汤加减。

血淋：实证辨证要点为小便热涩刺痛，尿色深红，或夹有血块，疼痛满急加剧，或见心烦；舌苔黄，脉滑数；虚证辨证要点为尿色淡红，尿痛涩滞不显著，腰酸膝软，神疲乏力，舌淡红，脉细数。治法实证宜清热通淋，凉血止血；虚证宜滋阴清热，补虚止血。治疗代表方实证用小蓟饮子加减；虚证用知柏地黄丸加减。

膏淋：实证辨证要点为小便浑浊如米泔水，置之沉淀如絮状，上有浮油如脂，或夹有凝块，或混有血液，可见尿道热涩疼痛，苔黄腻，舌红，脉濡数；虚证辨证要点为病久不已，反复发作，淋出如脂，涩痛反见减轻，但形体日渐消瘦，头昏乏力，腰酸膝软，苔腻，舌淡，脉细弱无力。治法实证宜清热利湿，分清泄浊；虚证宜补虚固涩。治疗代表方实证用程氏草薢分清饮加减；虚证用膏淋汤加减。

3. 考题点评

考点一：明确六种淋证的鉴别要点，注意标本缓急。因为各种淋证之间可以相互转化，也可以同时存在，这在辨证上就有一个标本缓急的问题。

考点二：审察证候虚实。在区别各种不同淋证的基础上，还需审察证候的虚实。一般说来，初起或在急性发作阶段属实，以膀胱湿热、砂石结聚、气滞不利为主，久病多虚，病在脾肾，以脾虚、肾虚、气阴两虚为主。同一淋证，由于受各种因素的影响，病机并非单纯一种，如同一气淋，既有实证，又有虚证，实证由于气滞不利，虚证缘于气虚下陷，一虚一实，迥然有别。又如同一血淋，由于湿热下注、热盛伤络者属实，由于阴虚火旺、扰动阴血者属虚。再如热淋经过治疗，有时湿热尚未去尽，又出现肾阴不足或气阴两伤等虚实并见的证候。石淋日久亦可伤及正气，阴血亏耗，而表现为气血俱虚的证候。

题卡 ㉕ ——颤证

病例摘要：

刘某，65 岁，退休。

患者头部、肢体摇动颤抖近 2 个月，程度较重，不能自制，眩晕耳鸣，面赤烦躁，易激动，心情紧张时颤动加重，伴有肢体麻木，口苦而干，语言迟缓不清，流涎，尿赤，大便干。舌质红，苔黄，脉弦。

答题要求： 1. 根据上述病例摘要，在答题卡上完成书面辨证论治。

2. 中医病证鉴别：请与痉证鉴别。

考试时间： 60 分钟。

参考答案

主诉： 头部、肢体摇动颤抖近 2 个月。

中医辨病辨证依据（含病因病机分析）：

肝主身之筋膜，为风木之脏，肝风内动，筋脉不能任持自主，随风而动，牵动肢体及头颈颤抖，患者肢体摇动颤抖，不能自制，诊断为颤证。肝风内动，水不涵木，肝肾亏虚，阴虚阳亢，可见眩晕耳鸣，面赤烦躁，情绪影响肝气，肝气不疏，肝火上扰导致口苦而干，肝气克脾，则见流涎等。

中医病证鉴别（中医执业考生作答）：

颤证与痉证相鉴别。颤证是一种慢性疾病过程，以头颈、手足不自主颤动、振摇为主要症状，手足颤抖动作幅度小，频率较快，多呈持续性，无发热、神昏等症状。痉证肢体抽搐幅度大，抽搐多呈持续性，有时伴短阵性间歇，手足屈伸牵引，弛纵交替，部分病人可有发热，两目上视，神昏等症状，再结合病史分析，二者不难鉴别。

诊断：

中医疾病诊断：颤证　　　中医证候诊断：风阳内动证

中医治法： 镇肝息风，舒筋止颤

方剂： 天麻钩藤饮合镇肝熄风汤加减

药物组成、剂量及煎服法：

天麻 30g	钩藤 20g(后下)	石决明 30g(先煎)	代赭石 30g(先煎)
生龙骨 15g(先煎)	生牡蛎 15g(先煎)	生地黄 20g	白芍 20g
玄参 20g	龟甲 15g(先煎)	天门冬 15g	怀牛膝 20g
杜仲 20g	桑寄生 20g	黄芩 15g	栀子 20g
夜交藤 20g	茯神 20g	合欢皮 20g	珍珠母 20g(先煎)

7 剂，水煎服。日 1 剂，早晚分服。

考点链接

1. 相似病证的鉴别

颤证与瘛疭相鉴别。瘛疭即抽搐，多见于急性热病或某些慢性疾病急性发作，抽搐多呈持续性，有时伴短阵性间歇，手足屈伸牵引，弛纵交替，部分病人可有发热，两目上视，神昏等症状。颤证是一种慢性疾病过程，以头颈、手足不自主颤动、振摇为主要症状，手足颤抖动作幅度小，频率较快，而无肢体抽搐牵引和发热、神昏等症状。再结合病史分析，二者不难鉴别。

2. 其他证候、治法、方剂

痰热风动证：辨证要点为头摇不止，肢麻震颤，重则手不能持物，头晕目眩，胸脘痞闷，口苦口黏，甚则口吐痰涎，舌体胖大，有齿痕；舌质红，舌苔黄腻，脉弦滑数。治法为清热化痰，平肝息风。治疗代表方为导痰汤合羚角钩藤汤加减。

气血亏虚证：辨证要点为头摇肢颤，面色㿠白，表情淡漠，神疲乏力，动则气短，心悸健忘，眩晕，纳呆；舌体胖大，舌质淡红，舌苔薄白滑，脉沉濡无力或沉细弱。治法为益气养血，濡养筋脉。治疗代表方为人参养荣汤加减。

阳气虚衰证：辨证要点为头摇肢颤，筋脉拘挛，畏寒肢冷，四肢麻木，心悸懒言，动则气短，自汗，小便清长或自遗，大便溏；舌质淡，舌苔薄白，脉沉迟无力。治法为补肾助阳，温煦筋脉。治疗代表方为地黄饮子加减。

3. 考题点评：

考点一：颤证的诊断要点：①头部及肢体颤抖、摇动，不能自制，甚者颤动不止，四肢强急。②常伴动作笨拙，活动减少，多汗流涎，语言缓慢不清，烦躁不寐，神识呆滞等症状。③多发生于中老年人，一般呈隐匿起病，逐渐加重，不能自行缓解。部分病人发病与情志有关，或继发于脑部病变。

考点二：肝火偏盛，焦虑心烦者，加龙胆草、夏枯草平肝息风；肾阴不足，虚火上扰，眩晕耳鸣者，加知母、黄柏、牡丹皮滋阴清热；颤动不止者，加僵蚕、全蝎，增强熄风活络止颤之力；大便稀溏者，加干姜、肉豆蔻温中健脾；心悸者加远志、柏子仁养心安神。

题卡㉖——郁证

例1

病例摘要：

王某，女，56岁，已婚，干部。

患者1个月前因家属去世，出现情绪低落，时欲流泪，经家人开导后，症状有所缓解，但易反复。3日前患者情绪低落再次加重，遂前来就诊。目前症见：情绪低落，喜哭泣，胸部满闷，双胁肋部胀满不适，咽中自觉不适，自觉有异物感，咽之不下，咯之不出，吞咽食物自如，夜眠不安，二便调。舌质淡，苔白腻，脉弦滑。

> **答题要求**：1. 根据上述病例摘要，在答题卡上完成书面辨证论治。
>
>   2. 中医病证鉴别：请与噎膈相鉴别。
>
> **考试时间**：60 分钟。

参考答案

主诉：情绪低落 1 个月。

中医辨病辨证依据（含病因病机分析）：

患者情绪低落 1 个月，诊断为郁证。患者情志所伤，肝气郁滞，故情绪低落，喜哭泣；气机不畅，故胸闷；肝络失和，故双胁肋部胀满不适；肝气乘脾，脾失健运，郁而生痰，痰气郁结咽中，而见咽中不适，如有异物；心神不宁，故睡眠欠安；舌淡、苔白腻，脉弦滑，主肝郁脾虚痰阻。综上，辨证为痰气郁结证。

中医病证鉴别（中医执业考生作答）：

郁证与噎膈相鉴别。郁证病人可见咽中不适，如有异物，咽之不下，咯之不出，亦称之为"梅核气"，须与噎膈鉴别。噎膈多见于中老年人，男性居多，梗塞的感觉主要在胸骨后，吞咽困难的情况日渐加重，伴消瘦，做食道的检查可有异常发现。

诊断：

中医疾病诊断：郁证   中医证候诊断：痰气郁结证

中医治法：行气开郁，化痰散结

方剂：半夏厚朴汤加减

药物组成、剂量及煎服法：

清半夏 10g	厚朴 10g	茯苓 20g	苏梗 10g
生姜 6g	瓜蒌 30g	杏仁 10g	旋覆花 10g
郁金 15g	香附 10g	百合 20g	柴胡 10g
白芍 20g	当归 20g		

7 剂，水煎服。日 1 剂，早晚分服。

考点链接

1. 相似病证的鉴别

郁证与癫证相鉴别。郁证中脏躁一类，多发于青中年妇女，在精神刺激的情况下，出现间歇发作性精神恍惚、心神不宁、多疑善惊，不发作时可如常人；癫证则多发于青壮年，病程迁延，主要表现为精神错乱，失去自控力，心神失常的情况极少自行缓解。

2. 其他证候、治法、方剂

肝气郁结证：辨证要点为症见精神抑郁，情绪不宁，善太息，少腹或胁肋胀痛，痛无定处，脘闷嗳气，腹胀纳呆；舌苔薄白或薄腻，脉弦。治法为疏肝解郁，理气畅中。治疗代表方为柴胡疏肝散加减。

3. 考题点评

考点一：明确郁证的诊断要点。郁证以情绪低落、精神抑郁为主要表现，或易怒喜哭，或伴胸胁胀满，或咽中如有异物梗阻。本患者结合病史及症状，可予以诊断。

考点二：注意化痰与行气开郁药物的结合应用。本病例在应用半夏厚朴汤基础上，予瓜蒌、杏仁宽胸理气，予旋覆花、香附、郁金疏肝降气；予柴胡、白芍、当归养肝、疏肝；百合以养心安神。

| 例 2 |

病例摘要：

胡某，男，48 岁，已婚，工人。

患者 1 年前因工作原因出现情绪低落，精神抑郁，就诊于当地医院，诊断为"抑郁症"，服用抗抑郁药物后症状有所改善。近 1 个月因工作繁忙再次出现情绪低落，伴急躁易怒，前来就医。刻下症见：情绪低落，时有易怒，胸胁胀满，口苦咽干，头痛耳鸣，食后呃逆频频，大便秘结，夜眠差，梦多。舌质红，苔黄，脉弦数。

答题要求： 1. 根据上述病例摘要，在答题卡上完成书面辨证论治。

2. 中医病证鉴别：请与癫证相鉴别。

考试时间： 60 分钟。

参考答案

主诉： 情绪低落 1 年，加重 1 个月。

中医辨病辨证依据（含病因病机分析）：

患者情绪低落 1 年，诊断为郁证。患者肝气不疏，郁而化火，肝火上炎，故性情急躁易怒，头痛耳鸣；肝络失和，故双胁胀满；肝胆火热伤津，故口干口苦；肝木横克脾土，胃气上逆，故食后呕逆频频；心神受扰，故眠差梦多。舌质红，苔黄，脉弦数为肝郁化火之象。综上，辨证为气郁化火证。

中医病证鉴别（中医执业考生作答）：

郁证与癫证相鉴别。二者均与五志过极、七情内伤有关，临床表现有相似之处。郁证以精神抑郁、情绪不宁，或胸胁胀满、急躁易怒为主要表现，神志清楚，有自制能力。癫证则可见精神抑郁、表情淡漠、沉默痴呆、语无伦次、静而少动等临床表现，一般已失去自我控制能力，心神失常的症状极少自行缓解。

诊断：

中医疾病诊断：郁证　　　　中医证候诊断：气郁化火证

中医治法： 疏肝解郁，清肝泻火

方剂：丹栀逍遥散加减

药物组成、剂量及煎服法：

柴胡 10g	白芍 30g	当归 20g	茯苓 15g
丹皮 10g	栀子 10g	茯神 15g	石决明 30g^{（先煎）}
旋覆花 10g	郁金 15g	川楝子 6g	钩藤 15g

7 剂，水煎服。日 1 剂，早晚分服。

考点链接

1. 相似病证的鉴别

郁证与痴呆相鉴别。郁证以精神抑郁、情绪不宁为主要表现，可伴有表情淡漠、少言寡语，神经心理学检查提示记忆和认知功能正常；痴呆则一般起病缓慢，进行性发展，临床表现以记忆和认知功能障碍为主，抑郁情绪可有可无。

2. 其他证候、治法、方剂

心脾两虚证：辨证要点为心悸胆怯，多思善疑，失眠健忘，面色无华，头晕神疲，食欲不振；舌质淡，苔薄白，脉细弱。治法为健脾养心，补益气血。治疗代表方为归脾汤加减。

3. 考题点评

考点一：明确郁证的诊断要点。郁证以情绪低落、精神抑郁为主要表现，或易怒喜哭，或伴胸胁胀满，或咽中如有异物梗阻。本患者结合病史及症状，可予以诊断。

考点二：注意疏肝理气与清肝降火药物的应用。予柴胡、当归、白芍以补肝体、疏肝用；选丹皮、栀子、川楝子以清肝火、散瘀热；并以钩藤、石决明平肝；郁热重者可合用升降散；肝火犯胃、嘈杂吞酸者，可加用黄连、吴茱萸。

题卡 27 ——血证

┤ 例 1 ├

病例摘要：

方某，男，47 岁。干部。

患者有 11 年胃病史，每于秋冬季好发作。近 2 年来曾出现 3 次吐血和黑便，曾在市某医院作胃镜检查，诊为"胃溃疡"。就诊前 1 天饮酒较多，而后胃痛逐渐加重，自服法莫替丁疼痛稍缓解，次日晨自觉胸闷，恶心，随即吐出咖啡样液体约150ml，夹有食物残渣。家人即刻送往医院诊治。刻下症见：脘腹胀满痞闷，口臭，大便色黑成形。舌红，苔黄腻，脉滑数。检查：血压：130/80mmHg，大便潜血：（＋＋＋＋）。

答题要求： 1. 根据上述病例摘要，在答题卡上完成书面辨证论治。

2. 中医病证鉴别：请与咳血相鉴别。

考试时间： 60 分钟。

参考答案

主诉：间断吐血、黑便2年，加重1天。

中医辨病辨证依据（含病因病机分析）：

患者以呕吐咖啡色液体，内夹有食物残渣，大便色黑为主要临床表现，符合吐血诊断。既往有胃溃疡病史，此次病因饮酒较多，蕴积成热，热伤胃络而动血，故呕吐咖啡色之血。胃中食物随呕吐而出，则吐血夹有食物残渣；积热瘀血阻于胃中，升降失调，故脘腹胀满痞闷；胃中浊气上逆则口臭，血随糟粕而下，则大便色黑。舌红苔黄腻，脉滑数，均为内有积热之征象。故辨证为胃热壅盛证。

中医病证鉴别（中医执业考生作答）：

吐血与咳血相鉴别。咳血与吐血均为血液经口而出的病证，但两者区别明显。

（1）病位不同：咳血的病位在肺与气道，而吐血的病位在胃与食管。

（2）血色不同：咳血之血色鲜红，常伴泡沫痰液；吐血之血色紫暗，常混有食物残渣。

（3）伴随症状不同：咳血之前多伴有喉痒、胸闷之兆，血常随咳嗽而出；而呕血常伴胃脘不适、恶心等症状，血随呕吐而出。

（4）出血后症状不同：咳血之后常持续多日的痰中带血症状，但大便不黑；而呕血则无痰中带血症状，而大便常呈黑色。

（5）旧疾不同：咳血的病人常有咳嗽、肺痨、喘证或心悸等旧疾；而呕血则往往有胃痛、胁痛、黄疸、鼓胀等既往史。

诊断：

中医疾病诊断：血证——吐血　　　　中医证候诊断：胃热壅盛证

中医治法：清胃泻火，化瘀止血

方剂：泻心汤合十灰散加减

药物组成、剂量及煎服法：

黄芩10g	川黄连6g	大黄10g	大蓟15g
侧柏叶15g	栀子10g	茜草根15g	竹茹10g
代赭石15g(先煎)	丹皮10g	田七粉3g(冲服)	甘草6g
		7剂，水煎服。日1剂，早晚分服。	

━━━━┥ 例2 ┝━━━━

病例摘要：

吴某，女，49岁，工人。

患者近2年来反复出现皮肤瘀点瘀斑，查血小板（30～60）×10⁹/L，服用泼尼松后，血小板有所上升。1周前皮肤瘀点瘀斑明显增多，且感心烦，口渴，盗汗，手足心热，头晕耳鸣，无发热，无关节疼痛，无腹痛，无血尿，无蝶形红斑。查血常

规示血小板 $23 \times 10^9/L$，故来诊。神志清，颧红，舌质红，舌苔少，脉细数。全身皮肤可见多处瘀点瘀斑，未见其他阳性体征。实验室检查：血常规 WBC $7 \times 10^9/L$，Hb 123g/L，PLT $23 \times 10^9/L$；PA IgG 140ng/107PL，PA IgA 26ng/107PL，PA IgM 40ng/107PL。

答题要求：1. 根据上述病例摘要，在答题卡上完成书面辨证论治。

2. 中医病证鉴别：请与温病发斑相鉴别。

考试时间：60 分钟。

参考答案

主诉：反复皮肤瘀点瘀斑 2 年，加重 1 周。

中医辨病辨证依据（含病因病机分析）：

患者以反复皮肤瘀点瘀斑为主要临床表现，故诊断为紫斑。劳倦过度导致心、脾、肾气阴的损伤，且反复出血导致阴血亏损，虚火内生，迫血妄行，血溢脉外而成紫斑。阴虚则火旺，而火旺更易伤阴，虚火伤及脉络，故见肌衄或他处出血。水亏不能济火，心火扰动，故心烦。火热逼津液外泄则盗汗，耗液伤津则口渴。反复皮肤瘀点瘀斑 2 年，阴虚及肾，肾精不足，出现头晕耳鸣，手足心热。舌质红，舌苔少，脉细数，为火旺而阴液不足之象。

中医病证鉴别（中医执业考生作答）：

紫斑与温病发斑相鉴别。紫斑与温病发斑在肌肤上的改变很难区别。但临证上温病发斑发病急骤，常伴高热烦躁、头痛如劈、昏狂谵语、有时抽搐，同时可伴有鼻衄、齿衄、便血、尿血、舌质红绛等，其传变迅速、病情险恶；而紫斑常有反复发作的慢性病史，但一般无舌质红绛，也无温病传变迅速的特点。

诊断：

中医疾病诊断：血证——紫斑　　　中医证候诊断：阴虚火旺证

中医治法：滋阴降火，宁络止血

方剂：茜根散加减

药物组成、剂量及煎服法：

茜草根 15g	黄芩 9g	阿胶 9g(烊化)	侧柏叶 15g
生地黄 15g	丹皮 15g	女贞子 15g	旱莲草 15g
玄参 9g	甘草 6g	山萸肉 12	山药 15g

7 剂，水煎服。日 1 剂，早晚分服。

考点链接

1. 相似病证的鉴别

（1）鼻衄

①外伤鼻衄：有明确的外伤史，如碰撞或挖鼻等原因而导致鼻衄者，其血多来自外伤一侧的鼻孔，经治疗后一般不再复发，也无全身症状。

②经行衄血：其发生与月经周期密切相关，一般在经前或经期内出现，也称逆经或倒经。

（2）齿衄和舌衄：齿衄为血自齿缝、牙龈溢出；舌衄为血出自舌面，舌面上可见针尖状出血点。

（3）咳血

肺痈：因肺痈也有咳血表现，故需与咳血加以鉴别。但肺痈初期常可见风热袭于卫表之症状，当病情进展到成痈期和溃脓期时则常有壮热、烦渴、咳嗽、胸痛、咳吐腥臭浊痰，甚至脓血相兼，舌质红、苔黄腻、脉洪数或滑数等症状，而咳血是以痰血相兼，唾液与血液同出的病证，与肺痈截然不同。

（4）吐血

口腔、鼻腔及咽部出血：口腔、鼻腔及咽部出血常为鲜红色或随唾液而出，血量较少，不夹杂食物残渣。除此之外，这些病证还常有相应的口腔、鼻咽部的病证存在，可经口腔、五官科检查确诊。

（5）便血

①痔疮：便血在便中或便后，常伴肛门疼痛或异物感，作肛门或直肠检查时，可发现内痔或外痔。

②痢疾：下血为脓血相兼，常伴腹痛、里急后重和肛门灼热感等症状。病初常有发热恶寒等外感表现。

③便血的自身鉴别。

近血：为先血后便的病证，病位在肛门及大肠。

远血：为先便后血的病证，病位在胃及小肠。

肠风：为风热客于肠胃引起，证见便血，血清而鲜者，病属实热。

脏毒：为湿热留滞肠中，伤于血分引起，证见便血，血浊而暗者，病属湿热偏盛。

（6）尿血

①血淋：尿血与血淋均为血随尿出，但以排尿时有无疼痛为鉴别要点，即血淋者有尿道疼痛，而尿血者则尿道不痛。

②石淋：石淋者可先有小便排出不畅，小便时断，伴有腰酸绞痛，痛后排出砂石并出现尿血症状；尿血者尿道不痛，亦无砂石排出。

（7）紫斑

①出疹：紫斑与出疹均为出现在肌肤的病变，而紫斑中有点状出血者须与出疹相

鉴别。一般说来，紫斑隐于皮内，压之不褪色，触之不碍手；而出疹点则高于皮肤，压之褪色，触之碍手。

②温病发斑：紫斑与温病发斑在肌肤上的改变很难区别。但临证上温病发斑的发病急骤，常伴高热烦躁、头痛如劈、昏狂谵语、有时抽搐，同时可伴有鼻衄、齿衄、便血、尿血、舌质红绛等，其传变迅速、病情险恶；而紫斑常有反复发作的慢性病史，但一般无舌质红绛，也无温病传变迅速的特点。

2. 其他证候、治法、方剂

（1）鼻衄

①热邪犯肺证：辨证要点为鼻燥流血，血色鲜红，身热不适，口干咽燥，咳嗽痰黄；舌红苔薄黄或黄燥，脉数。治法为清肺泄热，凉血止血。治疗代表方为桑菊饮加减。

②肝火上炎证：辨证要点为鼻衄目赤，烦躁易怒，头痛眩晕，口苦耳鸣；舌红苔黄而干，脉弦数。治法为清肝泻火，凉血止血。治疗代表方为龙胆泻肝汤加减。

③胃热炽盛证：辨证要点为鼻血鲜红，胃痛口臭，鼻燥口渴，烦躁便秘；舌红苔黄，脉数。治法为清胃泻火，凉血止血。治疗代表方为玉女煎加减。

④气血亏虚证：辨证要点为鼻衄或兼肌衄、齿衄，血色淡红，心悸神疲，气短乏力，面白头晕，夜难成寐；舌淡苔白，脉细或弱。治法为益气摄血。治疗代表方为归脾汤加减。

（2）齿衄

①胃火炽盛证：辨证要点为齿衄血色鲜红，齿龈红肿疼痛，口渴欲饮，口臭便秘，头痛不适；舌红苔黄，脉洪数。治法为清胃泻火，凉血止血。治疗代表方为加味清胃散合泻心汤加减。

②阴虚火旺证：辨证要点为齿衄血色淡红，齿摇龈浮微痛，常因烦劳而发，头晕目眩，腰酸耳鸣；舌红苔少，脉细数。治法为滋阴降火，凉血止血。治疗代表方为六味地黄丸合茜根散加减。

（3）咳血

①燥热犯肺证：辨证要点为咳嗽痰血，鼻燥口干，发热喉痒，咳痰不爽，舌红少津；舌苔薄黄，脉数。治法为清热润肺，宁络止血。治疗代表方为桑杏汤加减。

②肝火犯肺证：辨证要点为咳嗽阵作，痰中带血，胸胁牵痛，烦躁易怒，目赤口苦，便秘溲赤；舌红苔薄黄，脉弦数。治法为清肝泻肺，凉血止血。治疗代表方为黛蛤散合泻白散加减。

③阴虚肺热证：辨证要点为咳嗽少痰，痰中带血，经久不愈，血色鲜红，口干咽燥，两颧红赤，潮热盗汗；舌红苔少，脉细数。治法为滋阴润肺，降火止血。治疗代表方为百合固金汤加减。

（4）吐血

①肝火犯胃证：辨证要点为吐血色红或紫暗，脘胀胁痛，烦躁易怒，目赤口干，寐少梦多；舌红苔黄，脉弦数。治法为清肝泻火，凉血止血。治疗代表方为龙胆泻肝

汤加减。

②气虚血溢证：辨证要点为吐血缠绵不止，时轻时重，血色暗淡，神疲乏力，气短声低，面色苍白；舌质淡，脉弱。治法为益气摄血。治疗代表方为归脾汤加减。

（5）便血

①肠道湿热证：辨证要点是便血伴大便秽腻不畅，腹痛不适，口黏而苦，纳谷不香；舌红苔黄腻，脉滑数。治法为清热化湿，凉血止血。治疗代表方为地榆散合槐角丸加减。

②脾胃虚寒证：辨证要点是便血紫暗或黑色，脘腹隐隐作痛，喜温喜按，怯寒肢冷，纳差，便溏，神疲懒言；舌淡苔薄白，脉弱。治法为温阳健脾，养血止血。治疗代表方为黄土汤加减。

③气虚不摄证：辨证要点为便血色红或紫暗，食少，体倦，面色萎黄，心悸，少寐，舌质淡，脉细。治法益气摄血。治疗代表方为归脾汤加减。

（6）尿血

①下焦湿盛证：辨证要点为小便黄赤灼热，尿血鲜红，心烦口渴，面赤口疮，夜寐不安；舌红，脉数。治法为清热泻火，凉血止血。治疗代表方为小蓟饮子加减。

②肾虚火旺证：辨证要点为小便短赤带血，头晕目眩，颧红潮热，腰酸耳鸣；舌质红，脉细数。治法为滋阴降火，凉血止血。治疗代表方为知柏地黄丸加减。

③脾不统血证：辨证要点为久病尿血，食少乏力，气短声低，面色苍白或兼见皮肤紫斑、齿衄；舌质淡，脉弱。治法为补脾益气生血。治疗代表方为归脾汤加减。

④肾气不固证：辨证要点为尿血日久不愈，尿色淡红，腰酸耳鸣，神疲乏力，头晕目眩；舌质淡，脉弱。治法为补益肾气，固摄止血。治疗代表方为无比山药丸加减。

（7）紫斑

①血热妄行证：辨证要点为感受风热或火热燥邪后，肌肤突发紫红或青紫之斑点或斑块，发热口渴，烦躁不安，溲赤便秘，常伴有鼻衄、齿衄、尿血或便血；舌红苔薄黄，脉象数有力。治法为清热解毒，凉血止血。治疗代表方为十灰散加减。

②气不摄血证：辨证要点为紫斑反复出现，经久不愈，神疲乏力，食欲不振，面色苍白或萎黄，头晕目眩；舌淡苔白，脉弱。治法为补脾益气摄血。治疗代表方为归脾汤加减。

3. 考题点评

考点一：辨病证之不同。血证常有明显的出血证候，一般容易诊断。但应根据其出血的部位及原因辨识不同的病证。如同为口中吐出血液之证，既有吐血和咳血的不同，又有齿衄和舌衄的不同；同为小便出血则有尿血与血淋之不同；同为大便下血则有便血、痢疾、痔疮之不同。

考点二：辨证候之虚实。血证中的实证，多由火热亢盛、迫血妄行所致。但火热之证，有实火与虚火之不同。其实火为火热亢盛，虚火一般由阴虚导致，而后者属虚中夹实证。血证中的虚证，一般由气虚失摄、血不归经所致。此外，初病多实，久病多虚，而久病入络者，又为虚中夹实。辨证候的虚实，有利于指导临证施治。

题卡 28 ——消渴

| 例 1 |

病例摘要：

柴某，男，56岁，干部。

患者1个月前出现口渴多饮，多尿，体重近1个月来下降8公斤，为求诊治遂来我院。刻下症见：口干口渴，每日饮水约4~5升，纳食不减，大便偏干，尿频量多，烦热多汗。舌边尖红，苔薄黄，脉洪数。查尿糖（＋＋＋），空腹血糖10.1mmol/L。

　　答题要求：1. 根据上述病例摘要，在答题卡上完成书面辨证论治。

　　　　　　　2. 中医病证鉴别：请与口渴症相鉴别。

考试时间：60分钟。

参考答案

主诉：多饮、多尿，消瘦1个月。

中医辨病辨证依据（含病因病机分析）：

患者以多饮、多尿、消瘦1个月为主要临床表现，诊断为消渴。肺为水之上源，肺胃津伤，燥热内生，故烦渴多饮；胃火炽盛，消谷善饥，故纳食不减。肺主宣发肃降，肺失宣降则治节失职，水不化津，肾关不固，故而尿频量多。胃火炽盛，中土不健，消谷而不化，水谷精微既乏源泉又失输布，机体失于充养，故日渐消瘦。津伤肠燥，故可见大便秘结。舌边尖红，苔薄黄，脉数，均为上焦热盛之象。辨证为肺热津伤证。

中医病证鉴别（中医执业考生作答）：

消渴与口渴症相鉴别。口渴症是指口渴饮水的症状，可出现于多种疾病过程中，外感热病之实热证为多见，与本病的口渴有相似之处。但此类口渴多随所患疾病而出现相应症状，无多尿、多食、消瘦及尿甜等症状，一般可以区别。

诊断：

中医疾病诊断：消渴　　　　　中医证候诊断：上消（肺热津伤证）

中医治法：清热润肺，生津止渴

方剂：消渴方加减

药物组成、剂量及煎服法：

天花粉20g	葛根12g	生地20g	藕汁30ml
麦冬10g	黄连9g	黄芩9g	乌梅6g
知母10g			

7剂，水煎服。日1剂，早晚分服。

例 2

病例摘要：

安某，男，66 岁，干部。

患者 8 年前体检时发现血糖升高，当地医院予服二甲双胍治疗，未监测血糖，1 月前乏力加重，小便频数遂来就诊。刻下症见：小便频数，混浊如膏，多饮，夜尿频多，面容憔悴，耳轮干枯，腰膝酸软，畏寒肢冷。舌淡苔白而干，脉沉细无力。

答题要求：1. 根据上述病例摘要，在答题卡上完成书面辨证论治。

2. 中医病证鉴别：请与瘿病相鉴别。

考试时间：60 分钟。

参 考 答 案

主诉：血糖升高 8 年，加重 1 个月。

中医辨病辨证依据（含病因病机分析）：

患者以多饮、多尿，乏力为主要临床表现，诊断为消渴。元阴虚惫，命门火衰，真气独沉，故多尿，尿液浊如脂膏。畏寒肢冷、腰膝酸软为阳虚内寒之征象。耳轮干枯、面容憔悴为真阴衰虚、外窍不养之征象。舌淡苔白而干，脉沉细无力均为阳虚命门火衰之征象。以上诸证，看似为阳虚阴寒为主，但从消渴病机分析，实为阴液极损而阳无所托，故而阳气亦竭所致。故辨证为阴阳两虚证。

中医病证鉴别（中医执业考生作答）：

消渴与瘿病相鉴别。瘿病证属气郁痰结，阴虚火旺者，常见多食易饥、消瘦等症。与消渴之多食、消瘦相似。但瘿病还有心悸、多汗、眼突、颈部一侧或两侧肿大等症状和体征以及甲状腺功能亢进等表现，无明显的多饮、多尿症状及血糖偏高倾向。两者一般不难区别。

诊断：

中医疾病诊断：消渴　　　　中医证候诊断：下消（阴阳两虚证）

中医治法：滋阴温阳，补肾固涩

方剂：金匮肾气丸加减

药物组成、剂量及煎服法：

附子 9g	肉桂 5g	熟地 20g	山萸肉 12g
枸杞 10g	山药 15g	茯苓 15g	赤芍 12g
丹皮 10g	五味子 6g		

7 剂，水煎服。日 1 剂，早晚分服。

考点 链 接

1. 其他证候、治法、方剂

胃热炽盛证：辨证要点为多食易饥，口渴，尿多，形体消瘦，大便干燥，苔黄脉滑实有力。治法为清胃泻火，养阴增液。治疗代表方为玉女煎加减。

气阴亏虚证：辨证要点为口渴引饮，能食与便溏并见，或饮食减少，精神不振，四肢乏力，体瘦；舌质淡红，苔白而干，脉弱。治法为益气健脾，生津止渴。治疗代表方为七味白术丸加减。

肾阴亏虚证：辨证要点为尿频量多，混浊如脂膏，或尿甜，腰膝酸软，乏力，头晕耳鸣，口干唇燥，皮肤干燥，瘙痒；舌红，少苔，脉细数。治法为滋阴固肾。治疗代表方为六味地黄丸加减。

2. 考题点评

考点一：注意辨病位。消渴病的"三多"症状，往往同时存在，病位以肺胃脾肾为主。根据证候不同，其肺燥、胃热、脾虚、肾亏的程度有所区别。一般来说，津伤燥热多是肺胃的病变，阴精亏虚多责于肾，气阴两虚常是脾肾不足，阴阳两虚则更以脾肾衰惫为主。

考点二：辨标本。本病以阴虚为本，燥热为标，两者常互为因果。因病程的长短以及病情程度的不同，其阴虚和燥热的表现又有所侧重。一般病初以燥热多见；病程迁延者，则以阴虚或气阴两虚为主而兼有燥热；或日久病重阴损及阳，则可见阴阳两虚之证。瘀血作为标证之一，常兼夹于消渴的病程中。

考点三：辨本症与并发症。多饮、多食、多尿及消瘦为消渴病的基本证候。随着病情的进展，其并发症可逐渐显现。常见的并发症有眼疾、痈疽、肺痨、心脑疾病、水肿、肢体麻木等。少数病久或老年患者则本症不明显，而以并发症为主要临床表现者，须认真辨别。

题卡 29 ——内伤发热

例 1

病例摘要：

焦某，女，67 岁，干部。

患者自诉 4 年来反复出现发热，每于午后及晚间体温上升，不超过 38℃，2 天来症状加重，伴手足心热，烦躁，盗汗，口干咽燥，心悸怔忡，失眠多梦。舌体瘦小，舌质红、干燥少津，有裂纹，苔少，脉细数。

答题要求： 1. 根据上述病例摘要，在答题卡上完成书面辨证论治。

2. 中医病证鉴别：请与外感发热相鉴别。

考试时间： 60 分钟。

参考答案

主诉： 低热反复发作 4 年，加重 2 天。

中医辨病辨证依据（含病因病机分析）：

患者低热反复发作为主要表现，因其病程较长，由于脏腑功能失常引起故应诊断为内伤发热而非外感发热。阴虚阳胜，虚火内炽，故而见发热。阴虚内热，其病在于阴分，故于午后或夜间发热，手足心热。虚火内炎，则烦躁；内热逼津液外泄则致盗汗。阴虚内热，与脏腑的虚损有关，故其症状又与脏腑不足关联。心阴偏虚，可兼见心悸怔忡、失眠多梦。舌体瘦小，舌质红、干燥少津，有裂纹，苔少，脉细数均为阴虚内热之象。

中医病证鉴别（中医执业考生作答）：

内伤发热与外感发热相鉴别。二者在病因、病程、主要症状、伴随症状等方面都有一定的区别。一般来说，内伤发热由内伤病因所致，病程较长，起病缓慢，以低热者多见，或有自觉发热而体温不高者，常伴有内伤症状，如属实的，可见瘀血、气滞或痰湿的表现，如属虚的，则伴脏腑气血阴阳不足之象。其证候虽分虚实，但以虚证为多。而外感发热由外感六淫或疫毒致病，病程相对较短，起病较急，常为高热，伴有外感症状，且以实证为主。

诊断：

中医疾病诊断：内伤发热　　　　中医证候诊断：阴虚发热证

中医治法：滋阴清热

方剂：清骨散加减

药物组成、剂量及煎服法：

银柴胡 15g　　　胡黄连 12g　　　知母 10g　　　地骨皮 15g

青蒿 20g (后下)　　　秦艽 10g　　　炙鳖甲 20g (先煎)　　　制首乌 30g

炒枣仁 20g

7剂，水煎服。日1剂，早晚分服。

例2

病例摘要：

胡某，女，37岁，技术员。

平时工作压力大，半年前因职称晋升问题导致情志不舒，常自觉发热，热势与情绪起伏有关，精神抑郁，伴有胁肋胀满，烦躁易怒，口干而苦，纳食减少，大便干结，曾到医院多次检查，除外结核病。舌质红，苔黄，脉弦数。

答题要求：1. 根据上述病例摘要，在答题卡上完成书面辨证论治。

　　　　　2. 中医病证鉴别：请与外感发热相鉴别。

考试时间：60分钟。

参考答案

主诉：间断低热6个月。

中医辨病辨证依据（含病因病机分析）：

患者以间断低热6个月为主症，发热与外感无关，故应诊断为内伤发热。肝主疏泄，藏血，喜条达，其经脉布于胁肋，贯于膈而通于乳。气郁化火而见发热，因为情志所伤，故发热随情绪波动而起伏。肝气郁结，疏泄失常，故抑郁不欢，胸胁胀满。烦躁易怒，为气火扰动之故。肝气横逆，纳化失常，故纳食不香；肝火烁津，胃肠有热，而见口苦咽干，大便干结。舌质红，苔黄、脉弦数，为肝郁化火之征。

中医病证鉴别（中医执业考生作答）：

内伤发热与外感发热相鉴别。二者在病因、病程、主要症状、伴随症状等方面都有一定的区别。一般来说，内伤发热由内伤病因所致，病程较长，起病缓慢，以低热者多见，或有自觉发热而体温不高者，常伴有内伤症状，如属实的，可见瘀血、气滞或痰湿的表现，如属虚的，则伴脏腑气血阴阳不足之象。其证候虽分虚实，但以虚证为多。而外感发热由外感六淫或疫毒致病，病程相对较短，起病较急，常为高热，伴有外感症状，且以实证为主。

诊断：

中医疾病诊断：内伤发热　　　　　　中医证候诊断：气郁发热证

中医治法：疏肝理气，解郁泄热

方剂：丹栀逍遥散加减

药物组成、剂量及煎服法：

丹皮12g	黑栀子10g	柴胡9g	薄荷6g^(后下)
当归10g	芍药10g	白术15g	茯苓15g
炙甘草6g	龙胆草12g	郁金10g	
		7剂，水煎服。日1剂，早晚分服。	

考点链接

1. 其他证候、治法、方剂

血瘀发热证：辨证要点为午后或夜间发热，或自觉身体某些部位发热，口燥咽干，饮水不多，肢体或躯干有固定痛处或肿块，面色萎黄或晦暗，皮肤粗糙甚至肌肤甲错；舌质青紫或有瘀点、瘀斑，或舌质暗，脉弦或涩。治法为活血化瘀。治疗代表方为血府逐瘀汤加减。

痰湿郁热证：辨证要点为低热，午后热甚，热难速已，心内烦热，或身热不扬，胸闷脘痞，不欲饮食，渴而不饮，恶心呕吐，大便黏滞不爽或稀薄；舌质红，舌苔白腻或黄腻，脉濡数。治法为燥湿化痰，清热和中。治疗代表方为黄连温胆汤合中和汤或三仁汤加减。

气虚发热证：辨证要点为发热，热势或低或高，常在劳累后发作或加剧，倦怠乏力，气短懒言，自汗，易于感冒，纳呆便溏，胸脘痞闷；舌质淡，舌苔薄白，或舌苔白腻，脉细弱。治法为益气健脾，甘温除热。治疗代表方为补中益气汤加减。

血虚发热证：辨证要点为发热，热势多为低热，头晕眼花，身倦乏力，面白无华，唇甲色淡，或妇女月经量少而色淡，甚至闭经；舌质淡，舌苔白，脉细弱。治法为益气养血。治疗代表方为归脾汤加减。

阳虚发热证：辨证要点为自觉发热而体温多不高，热而欲近衣，形寒怯冷，四肢不温，面色㿠白，头晕嗜卧，倦怠懒言，腰膝酸软，纳少便溏；舌质淡胖，或有齿痕，舌苔白润，或舌苔黑而润，脉沉细无力或浮大无力。治法为温阳补肾，引火归原。治疗代表方为金匮肾气丸加减。

2. 考题点评

考点一：对于内伤发热的用药，实证可适当清热，虚证属阴虚者可遣清虚热之品，慎用发散及苦寒泄热药物。发散药易耗气伤津，苦寒药则易损伤中阳，亦可化燥伤阴，均可致病情加重。

考点二：辨虚实。本病应根据病史、症状、舌脉象辨别证候的虚实。实证者，应辨其气滞、血瘀、痰湿。虚证者，应辨别其气血阴阳之不足及脏腑的虚损。又有因虚致实及邪实伤正者，其临床表现既有正虚，又有邪实，而为正虚邪实、虚实夹杂的证候，亦属常见。

题卡 30 ——瘿病

病例摘要：

陈某，男，35 岁，教师。

患者颈前喉结两旁结块肿大 1 个月。肿块质软不痛，颈部觉胀，胸闷，喜太息，胸胁窜痛，病情常随情志波动，苔薄白，脉弦。实验室检查：甲状腺功能：T_3、T_4、TSH 均正常。B 超：有甲状腺结节。

答题要求：1. 根据上述病例摘要，在答题卡上完成书面辨证论治。

2. 中医病证鉴别：请与消渴鉴别。

考试时间：60 分钟。

参考答案

主诉：颈前喉结两旁结块肿大 1 个月。

中医辨病辨证依据（含病因病机分析）：

忿郁恼怒或忧愁思虑日久，使肝气失于条达，气机郁滞，则津液不得正常输布，易于凝聚成痰，气滞痰凝，壅结于颈前，故见颈前喉结两旁结块 1 个月，形成瘿病。胸闷，喜太息，胸胁窜痛，病情常随情志波动，脉弦，这些都是肝气郁滞的表现。

中医病证鉴别（中医执业考生作答）：

瘿病中的阴虚火旺证应注意与消渴病鉴别。消渴病以多饮、多食、多尿为主要临床表现，三消的症状常同时并见，尿中常有甜味，而颈部无瘿肿。瘿病中的阴虚火旺证，虽有多食易饮，但无多饮、多尿等症状，而以颈前有瘿肿为主要特征，并伴有烦热心悸，急躁易怒，眼突，脉数等症状。

诊断：

中医疾病诊断：瘿病　　　　中医证候诊断：气郁痰阻证

中医治法：理气舒郁，化痰消瘿

方剂：四海舒郁丸加减

药物组成、剂量及煎服法：

昆布 15g	海藻 10g	海螵蛸 30g^(先煎)	海蛤壳 30g^(先煎)
浙贝母 10g	郁金 12g	青木香 10g	青皮 10g
陈皮 10g	桔梗 10g		

7剂，水煎服。日1剂，早晚分服。

考点链接

1. 相似病证的鉴别

瘿病与瘰疬相鉴别。瘿病与瘰疬均可在颈项部出现肿块，但二者的具体部位及肿块的性状不同，瘿病肿块在颈部正前方，肿块一般较大。瘰疬的病变部位在颈项的两侧或颌下，肿块一般较小，每个约黄豆大，个数多少不等。

瘿囊与瘿瘤相鉴别。瘿囊颈前肿块较大，两侧比较对称，肿块光滑，柔软，主要病机为气郁痰阻，若日久兼瘀血内停者，局部可出现结节。瘿瘤表现为颈前肿块偏于一侧，或一侧较大，或两侧均大，瘿肿大小如桃核，质较硬。病情严重者，肿块迅速增大，质地坚硬，表面高低不平。主要病机为气滞、痰结、血瘀。

2. 其他证候、治法、方剂

痰结血瘀证：辨证要点为颈前喉结两旁结块肿大，按之较硬或有结节，肿块经久未消，胸闷，纳差；舌质暗。治法为理气活血，化痰消瘿。治疗代表方为海藻玉壶汤加减。

肝火旺盛证：辨证要点为颈前喉结两旁轻度或中度肿大，一般柔软光滑，烦热，容易出汗，性情急躁易怒，眼球突出，手指颤抖，面部烘热，口苦；舌质红，苔薄黄，脉弦数。治法为清肝泻火，消瘿散结。治疗代表方为栀子清肝汤合消瘰丸加减。

心肝阴虚证：辨证要点为颈前喉结两旁结块或大或小，质软，病起较缓，心悸不宁，心烦少寐，易出汗，手指颤动，眼干，目眩，倦怠乏力；舌质红，苔少或无苔，舌体颤动，脉弦细数。治法为滋阴降火，宁心柔肝。治疗代表方为天王补心丹或一贯煎加减。

3. 考题点评：

考点一：瘿病的诊断要点：①临床表现：瘿病以颈前喉结两旁结块肿大为临床特征，可随吞咽动作而上下移动。初期可如樱桃或指头大小，一般生长缓慢。大小程度不一，大者可如囊如袋，触之多柔软、光滑。病程日久则质地较硬，或可扪及结节。②病史：多发于女性，常有饮食不节、情志不舒的病史，或发病有一定的地区性。③伴随症状：早期多无明显的伴随症状，发生阴虚火旺的病机转化时，可见低热、多汗、心悸、眼突、手抖、多食易饥、面赤、脉数等表现。

考点二：如若出现心悸、出汗、急躁、失眠等类似甲亢的表现，但安静时心率不快，无甲状腺肿及突眼。甲状腺功能检查正常，应与心脏神经官能症相鉴别。如若出现以消瘦、低热为主要表现者，应与结核、恶性肿瘤相鉴别，进行影像学检查。如若出现腹泻者应与慢性结肠炎、结肠癌相鉴别，进行结肠镜检查。如若出现心律失常应与心血管疾病相鉴别，如风湿性心脏病、冠心病、病毒性心肌炎，可进行血生化、血脂、心肌酶检查。

题卡 ③1 ——癌病

例 1

病例摘要：

温某，男，65岁，工人。

平时嗜食肥甘厚味，常酗酒，1个月前出现胁下痞块，且痞块迅速长大，伴胁痛逐渐加重，痛引背部，拒按，入夜更甚，脘腹胀满，喜太息，食欲不振，倦怠乏力，大便溏。舌质紫暗有瘀点，脉弦细涩。既往有"乙型肝炎表面抗原阳性20多年"。实验室检查AFP显著增高。

答题要求： 1. 根据上述病例摘要，在答题卡上完成书面辨证论治。

2. 中医病证鉴别：请与胁痛相鉴别。

考试时间： 60分钟。

参考答案

主诉： 胁下痞块，伴疼痛1个月。

中医辨病辨证依据（含病因病机分析）：

患者以胁下痞块，伴疼痛为主要临床表现，诊断为肝癌。饮食失调，损伤脾胃，脾虚不运，精微变为痰浊，痰阻气滞，肝脉阻塞，渐为肝积，见胁下痞块；气结不行，血瘀日甚，故痞块迅速长大，伴胁痛逐渐加重，痛引背部，拒按，入夜更甚；脾胃运化失司，故脘腹胀满，食欲不振，倦怠乏力，大便溏；舌质紫暗有瘀点，脉弦细涩为气滞血瘀较甚之征象，故辨证为气郁痰瘀证。

中医病证鉴别（中医执业考生作答）：

肝癌与胁痛相鉴别。胁痛与肝癌病位同在胁下，但胁痛是以一侧或两侧胁肋部疼痛为主要表现，腹部不触及包块；而肝癌以右胁痛为主，且有坚硬、增大之肿块，形体消瘦，病证危重。

诊断：

中医疾病诊断：肝癌　　　　中医证候诊断：气郁痰瘀证

中医治法：行气解郁，化痰祛瘀

方剂：越鞠丸合化积丸加减

药物组成、剂量及煎服法：

| 当归 15g | 桃仁 10g | 红花 6g | 鳖甲 15g^{（先煎）} |

当归 15g　　　　桃仁 10g　　　　红花 6g　　　　鳖甲 15g^{（先煎）}

玄胡 10g　　　　柴胡 9g　　　　三棱 10g　　　　莪术 10g

郁金 12g　　　　党参 15g　　　　炒神曲 10g　　　香附 12g

苍术 12g　　　　栀子 10g

7 剂，水煎服。日 1 剂，早晚分服。

┤ 例 2 ├

病例摘要：

齐某，男，56 岁，教师。

平素喜肉食，大便不规律。近 1 个月来时有腹痛，左下腹可触及包块，质硬，大便带血，下利清谷，腹部喜温喜按，面色苍白，少气乏力，畏寒肢冷。舌质淡胖，苔薄白，有齿痕，脉沉细弱。实验室检查：肿瘤标志物 CEA 674μg/L；钡灌肠提示结肠占位。

答题要求：1. 根据上述病例摘要，在答题卡上完成书面辨证论治。

　　　　　　　2. 中医病证鉴别：请与痢疾相鉴别。

考试时间：60 分钟。

参考答案

主诉：腹内包块，伴腹痛 1 个月。

中医辨病辨证依据（含病因病机分析）：

患者以腹内包块，伴腹痛，大便带血为主要临床表现，肿瘤标志物 CEA 674μg/L，钡灌肠提示结肠占位，故诊断为大肠癌。患者喜食肥甘，湿浊内蕴，阻滞气血，胶结成块，则腹痛，腹内结块；气血壅遏，络破血溢，故见大便带血；脾胃运化失健，清浊不分故下利清谷；气血生化乏源，肌肤失养故面色苍白；气损及阳，脾肾阳虚则腹痛喜温喜按，畏寒肢冷，腰膝酸软；脾气虚则气短乏力。舌淡苔薄白，有齿痕，脉沉细弱均为气血双方之征。故辨证为气血双亏证。

中医病证鉴别（中医执业考生作答）：

大肠癌与痢疾相鉴别。两者均有腹胀，腹痛，里急后重，大便脓血等症。但痢疾病程短，起病急，常以发热伴有呕吐开始，继则腹痛腹泻、里急后重、排赤白脓血便为突出的临床特征，其腹痛呈阵发性，常在腹泻后减轻，腹泻次数可达每日 10 ~ 20次，粪便呈胨状、脓血状。而大肠癌起病隐匿，早期症状多较轻或不明显，中晚期伴见明显全身症状，如神疲倦怠、消瘦等，腹痛常为持续性隐痛，常见腹泻，但每日次数不多，泄泻与便秘交替出现是其特点。实验室检查对明确诊断有重要价值。病程长，可伴低热、腹部肿块、大便变形等。

诊断：

中医疾病诊断：大肠癌　　　中医证候诊断：气血双亏证

中医治法：益气养血，扶正抗癌

方剂：十全大补丸加减

药物组成、剂量及煎服法：

党参 15g	山药 10g	黄芪 30g	熟地 15g
炒杜仲 10g	枸杞 10g	山萸肉 10g	肉苁蓉 10g
巴戟天 12g	补骨脂 15g	肉豆蔻 15g	

7 剂，水煎服。日 1 剂，早晚分服。

考点链接

1. 相似病证的鉴别

多种癌病与相似病证的鉴别。

肺痨与肺癌相鉴别。肺痨与肺癌均有咳嗽、咯血、胸痛、发热、消瘦等症状，但肺痨好发于青壮年，而肺癌好发于 40 岁以上的中老年男性。肺痨经抗结核治疗有效，肺癌经抗结核治疗病情无好转。胸部 X 线检查可发现结核病灶，痰菌培养找到抗酸杆菌，痰脱落细胞学检查、纤维支气管镜检查等有助于两者的鉴别。

肺癌与肺胀相鉴别。肺胀是多种慢性肺系疾患反复发作，迁延不愈所致的慢性肺部疾病。病程长达数年，反复发作，多发生于 40 岁以上人群，以咳嗽、咯痰、喘息、胸部膨满为主症；肺癌则起病较为隐匿，以咳嗽、咯血、胸痛、发热、气急为主要临床表现，伴见消瘦、乏力等全身症状，借助胸部 X 线检查、痰脱落细胞学检查等不难鉴别。

大肠癌与痔疾相鉴别。痔疾也常见大便带血、肛门坠胀或异物感的临床表现。痔疾属外科疾病，起病缓，病程长，一般不伴有全身症状，其大便下血特点为便时或便后出血，常伴有肛门坠胀或异物感，多因劳累、过食辛辣等而诱发或加重。直肠指诊、直肠镜等检查有助于明确诊断。

肾癌与多囊肾相鉴别。多囊肾常有腰腹疼痛、血尿或蛋白尿，出现肾功能障碍和高血压的患者较多，往往合并其他多囊脏器。B 超、CT、MRI 有助于诊断。

肾癌、膀胱癌与泌尿系结石相鉴别。泌尿系结石多有急性疼痛，可伴见尿血，B 超、腹部 X 线等有助于诊断。

肾癌、膀胱癌与肾及膀胱结核相鉴别。肾及膀胱结核也常有尿路刺激征，尿血，脓尿，并伴低热、盗汗、消瘦等症状，尿中查到结核杆菌。抗结核治疗有效。

脑瘤与脑血管病相鉴别。部分脑瘤患者可见颅内压增高、偏瘫，应注意与脑血管疾病相鉴别。脑血管疾病多见于老年人，常有高血压和动脉硬化病史，多突然出现昏迷，可有颅内压增高症状和偏瘫。CT、MRI 有助于鉴别。

脑瘤与癫痫相鉴别。脑瘤患者可以有症状性癫痫，常伴有颅内压增高的症状（如头痛、呕吐、视力下降等）和其他局灶性症状（如精神障碍、感觉障碍、运动障碍等）持续存在。原发性癫痫通常缺少局灶性脑部症状，发作过后多无明显症状。CT、MRI 有助于鉴别。

2. 其他证候、治法、方剂

（1）热毒炽盛证：辨证要点为局部肿块灼热疼痛，发热，口眼干燥，心烦寐差，咳嗽无痰、少痰或者痰中带血，咯血不止，胸痛，小便短赤，大便秘结，舌质红，舌苔黄腻，脉细数。治法为清热凉血，解毒散结。治疗代表方犀角地黄汤合犀角丸加减。

（2）湿热郁毒证：辨证要点为时有发热，恶心，胸闷，口苦口干，心烦易怒，胁痛，身黄，目黄，尿黄，便中带血或黏液脓血便，里急后重，大便干稀不调，肛门灼热，舌质红，苔黄腻，脉弦滑。治法为清热利湿，解毒散结。治疗代表方为龙胆泻肝汤合五味消毒饮。

（3）瘀毒内阻证：辨证要点为面色晦暗，肌肤甲错，胸痛，腰腹疼痛，痛有定处，如锥如刺，痰中带血或血尿，血色暗红，口唇紫暗，舌质暗或有瘀点、瘀斑，苔薄或薄白，脉涩。治法为活血化瘀，理气散结。治疗代表方为血府逐瘀汤。

（4）气阴两虚证：辨证要点为神疲乏力，口咽干燥，盗汗，头晕耳鸣，视物昏花，五心烦热，腰膝酸软，纳差，大便秘结，舌质淡红，脉细。治法为益气养阴，扶正抗癌。治疗代表方为生脉地黄汤。

3. 考题点评

考点一：明确癌病病证的诊断要点。中医癌病与西医的恶性肿瘤相对应。因此，患者具备恶性肿瘤诊断依据时，应首先考虑癌病诊断。

考点二：癌病属于正虚邪实、邪盛正衰的一类疾病，所以扶正祛邪是其总的治疗原则。当查其标本虚实、轻重缓急以及病期之早晚分别论治。初期以标实为主，重在气郁、痰阻、血瘀、毒凝，治宜开郁理气、祛湿化痰、活血行瘀、解毒散结；晚期则由实转虚、气血不足、脾肾两亏、甚至阴阳两虚，而邪毒未去，治当补气养血、健脾益肾、滋阴益阳，佐以祛邪解毒。因本病正虚与邪实常兼夹并见，故应适当考虑兼顾治疗。一般初期邪盛正实，当先攻之，以遏其邪毒；中期邪气愈炽，正气受伤，当予攻补兼施；晚期正气大伤，不耐攻伐，当以补为主，扶正培本。

题卡 ③② ——痹证

┤ 例 1 ├

病例摘要：

王某，女，53 岁，已婚，农民。

患者 5 年前出现双膝关节肿痛，活动受限，常于受凉及劳累后加重，休息保暖后缓解，5 年来上述症状反复发作。1 周前患者因劳累及受凉后再次出现双膝关节疼痛、肿胀、活动受限，自行外敷"止痛膏"后效果不明显，遂来就诊。刻下症见：双膝关节疼痛、肿胀，伴酸楚感，下蹲困难，纳食不香，腹胀便溏。舌质淡，苔白腻，脉濡。

答题要求：1. 根据上述病例摘要，在答题卡上完成书面辨证论治。

2. 中医病证鉴别：请与痿证相鉴别。

考试时间：60分钟。

参考答案

主诉：双膝关节疼痛5年，加重1周。

中医辨病辨证依据（含病因病机分析）：

患者双膝关节疼痛5年，诊断为痹证。湿邪兼夹风寒，留滞经脉，痹阻气血，而见关节疼痛、肿胀、酸楚、活动受限；寒湿为阴邪，故疼痛遇寒加重，得温缓解；湿邪困阻脾胃，脾失健运，而见腹胀便溏、纳食不香；舌质淡、苔白腻、脉濡，主寒湿之象。综上所述，辨证为风寒湿痹证。

中医病证鉴别（中医执业考生作答）：

痹证与痿证相鉴别。痹证是以肢体筋骨、关节、肌肉等处发生疼痛、重着、酸楚，或关节屈伸不利、僵硬、肿大、变形等为临床表现的一种疾病，以疼痛及关节活动障碍为特点；痿证则在疾病早期即可见到肢体肌肉萎缩，疼痛症状不明显。

诊断：

中医疾病诊断：痹证　　　　　中医证候诊断：着痹（风寒湿痹证）

中医治法：除湿通络，祛风散寒

方剂：薏苡仁汤加减

药物组成、剂量及煎服法：

炒薏苡仁30g　　苍术20g　　炙黄芪30g　　生姜6g

羌活15g　　独活15g　　防风10g　　炙麻黄6g

桂枝10g　　当归20g　　川芎15g　　茯苓20g

泽泻15g　　猪苓15g

7剂，水煎服。日1剂，早晚分服。

考点链接

1. 相似病证的鉴别

痹证不同证候相鉴别。风邪盛则为行痹，疼痛游走不定；寒邪盛则为痛痹，痛势较甚，痛有定处，遇寒加重；湿邪盛则为着痹，关节酸痛、重着、胀满；热邪盛则为热痹，关节肿胀，皮肤色红，灼热疼痛。

2. 其他证候、治法、方剂

风湿热痹证：辨证要点为关节疼痛，活动不便，局部灼热红肿，痛不可触，得冷则舒，常伴有发热、恶风、汗出、口渴、烦躁、小便黄、大便干等症状。治法为清热通络，祛风除湿。治疗代表方为白虎加桂枝汤或宣痹汤加减。

3. 考题点评

考点一：明确痹证的诊断要点。痹证是以肢体筋骨、关节、肌肉等处发生疼痛、重着、酸楚，或关节屈伸不利、僵硬、肿大、变形等为主要临床表现的一种疾病。结合病史及症状，可以诊断本病。

考点二：注意除湿通络、祛风散寒药物的应用。本病证用薏苡仁、苍术、猪苓、茯苓、泽泻等药物健脾除湿；用羌活、独活、防风等药物祛风除湿；用桂枝、麻黄等药物温经散寒；并予黄芪、当归、川芎益气养血、活血通脉；寒邪重者，可加川乌；病程久者，可加用红花、三七等药物活血止痛。

┤ 例 2 ├

病例摘要：

丁某，男，56 岁，已婚，农民。

患者于 10 年前开始出现腕、掌指关节疼痛，遇冷加重，诊断为类风湿关节炎，间断服用中西药物治疗，症状时有反复，关节逐渐肿大畸形。1 个月前患者感受风寒后，腕、掌指关节疼痛加重，屈伸不利，伴晨僵，服用多种药物后效果不佳，遂前来就诊。刻下症见：腕、掌指关节肿大畸形、疼痛，肌肉萎缩，屈伸不利，晨僵明显，平素畏寒肢冷，腰膝酸软。舌质暗淡，苔薄白，脉沉细。

答题要求： 1. 根据上述病例摘要，在答题卡上完成书面辨证论治。

2. 中医病证鉴别：请与痿证相鉴别。

考试时间： 60 分钟。

参考答案

主诉： 双腕、掌指关节疼痛反复发作 10 年，加重 1 个月。

中医辨病辨证依据（含病因病机分析）：

患者双腕、掌指关节疼痛 10 年，诊断为痹证。痹证日久，肝肾不足，筋脉失于濡养，而见关节疼痛、畸形、屈伸不利；肝肾不足，不能温煦筋脉，而见腰膝酸软、畏寒肢冷；舌质淡暗、苔薄白、脉沉细，均为肾阳不足之象；综上所述，辨证为肝肾两虚证。

中医病证鉴别（中医执业考生作答）：

痹证与痿证相鉴别。痹证是以肢体筋骨、关节、肌肉等处发生疼痛、重着、酸楚，或关节屈伸不利、僵硬、肿大、变形等为临床表现的一种疾病，以疼痛及关节活动障碍为特点；痿证则在疾病早期即有肢体肌肉萎缩，疼痛症状不明显。

诊断：

中医疾病诊断：痹证　　　中医证候诊断：肝肾两虚证

中医治法：滋补肝肾，舒筋止痛

方剂：独活寄生汤加减

药物组成、剂量及煎服法：

熟地 30g	炮附子 6g^{（先煎）}	当归 15g	怀牛膝 20g
杜仲 20g	桑寄生 20g	续断 15g	干姜 6g
细辛 3g	茯苓 20g	鳖甲 9g^{（先煎）}	地龙 20g

7 剂，水煎服。日 1 剂，早晚分服。

考点链接

1. 相似病证的鉴别

痹证不同症候相鉴别。风邪盛则为行痹，疼痛游走不定；寒邪盛则为痛痹，痛势较甚，痛有定处，遇寒加重；湿邪盛则为着痹，关节酸痛、重着，肿胀感；热邪盛则为热痹，关节肿胀，皮肤色红，灼热疼痛。

2. 其他证候、治法、方剂

痰瘀痹阻证：辨证要点为症见病程日久，肌肉关节肿胀刺痛，固定不移，夜间痛甚，或关节、肌肤紫暗、肿胀，按之较硬，肢体顽麻或重着，或关节僵硬变形；舌质紫暗或有瘀斑，苔白腻，脉弦涩。治法为化痰行瘀，蠲痹通络。治疗代表方为双合汤加减。

3. 考题点评

考点一：明确痹证的诊断要点。痹证是以肢体筋骨、关节、肌肉等处发生疼痛、重着、酸楚，或关节屈伸不利、僵硬、肿大、变形等为临床表现的一种疾病，结合病史及症状，应诊断本病。

考点二：注意温补肝肾方药的应用。本病证选用熟地、怀牛膝、杜仲、桑寄生等药物补肾、强腰膝；予附子、干姜等以温阳。肢体畸形强直明显者，多为痰瘀交阻，可以加入桃仁、红花、穿山甲、土鳖虫、地龙等增强化瘀通络之力；或加白芥子、胆南星增强涤痰散结之攻。

题卡 ③③ ——痿证

┤ 例 1 ├

病例摘要：

王某，女，66 岁，已婚，农民。

患者 1 年前感冒后出现双臂抬举力弱，双下肢酸沉感，症状晨轻暮重，活动后加重，当地医院诊断为"肌无力"，给予溴吡斯的明治疗，病情尚稳定。2 周前患者感冒后双上臂抬举费力加重，双下肢乏力，活动后加重，为求中医治疗，前来就诊。刻下症见：四肢痿软无力，活动后加重，少气懒言，面色萎黄无华，纳食不香，大便稀溏，小便可。舌质淡，苔薄白，脉细弱。

答题要求：1. 根据上述病例摘要，在答题卡上完成书面辨证论治。

2. 中医病证鉴别：请与痹证相鉴别。

考试时间：60 分钟。

参考答案

主诉：四肢痿软无力 1 年，加重 2 周。

中医辨病辨证依据（含病因病机分析）：

患者四肢痿软无力 1 年，加重 2 周，诊断为痿证。脾失健运，生化乏源，气血亏虚，而致筋脉失养，故见肢体痿软无力、少气懒言；脾虚不运，而见纳差、便溏；气血不足，不能上荣于面；而见面色萎黄少华；舌质淡，苔薄白，脉细弱，均为气血不足之象。综上，辨证为脾胃虚弱证。

中医病证鉴别（中医执业考生作答）：

痿证与痹证相鉴别。痹证后期，由于肢体关节疼痛，肢体长期废用，亦有肢体瘦削痿软，但痹证多见关节疼痛，痿证则无明显疼痛。

诊断：

中医疾病诊断：痿证　　　　　中医证候诊断：脾胃虚弱证

中医治法：补中益气，健脾升清

方剂：参苓白术散合补中益气汤

药物组成、剂量及煎服法：

党参 20g	炒白术 20g	茯苓 20g	白扁豆 6g
陈皮 10g	山药 30g	炙黄芪 30g	砂仁 6g[后下]
当归 20g	炒薏苡仁 20g	升麻 6g	柴胡 6g

焦三仙[各] 10g

考点链接

7 剂，水煎服。日 1 剂，早晚分服。

1. 相似病证的鉴别

痿证与偏枯相鉴别。偏枯亦称为半身不遂，是中风的症状，症见一侧上下肢偏废不用，常伴有语言謇涩，久则患肢肌肉枯瘦，其瘫痪是由中风而致。

2. 其他证候、治法、方剂

肺热津伤证：辨证要点为症见发病急，病起发热，或热后突然出现肢体软弱无力，可较快发生肌肉瘦削，心烦口渴，咽干不利，小便黄赤，大便干燥；舌质红，苔黄，脉细数。治法为清热润燥，养阴生津。治疗代表方为清燥救肺汤加减。

3. 考题点评

考点一：明确痿证的诊断要点。该病是以肢体筋脉弛缓，软弱无力，不能随意运动为临床表现，或伴有肌肉萎缩的一种病证。本患者结合病史及症状，可诊断该病。

考点二：注意健脾药物的应用。选用党参、白术、茯苓、山药、扁豆等药物健脾；用黄芪、当归益气养血；用砂仁、陈皮、焦三仙等药物以行气消食；用升麻、柴胡升举清阳。气虚甚者，黄芪、党参可重用。

┤ 例2 ├

病例摘要：

郑某，男，36岁，已婚，工人。

患者半年前于感冒后出现四肢远端轻度力弱，初未引起重视，后力弱逐渐加重，渐至双手持物费力，双足行走困难，当地医院行相关检查诊断为"慢性炎症性脱髓鞘性多发性神经病（吉兰－巴雷综合征）"，给予糖皮质激素治疗后四肢力弱有所恢复，但减药过程中肢体力弱再次加重，并渐出现肌肉萎缩，为求中医治疗，前来就诊。刻下症见：肢体痿软无力，双上臂抬举困难，双下肢行走费力，四肢近端肌肉萎缩，腰膝酸软，头晕耳鸣，五心烦热，口咽干燥。舌红，少苔，脉细数。

答题要求： 1. 根据上述病例摘要，在答题卡上完成书面辨证论治。

2. 中医病证鉴别：请与痹证相鉴别。

考试时间： 60分钟。

参考答案

主诉： 四肢力弱伴肌肉萎缩半年。

中医辨病辨证依据（含病因病机分析）：

患者四肢力弱及肌肉萎缩半年，诊断为痿证。肝肾亏虚，阴精不足，筋脉失养，而见肢体痿软无力、肌肉萎缩；肝肾亏损，精髓不足，而见腰膝酸软、头晕耳鸣；肾阴不足，虚火内盛，而见五心烦热、口咽干燥。舌红，苔少，脉细数，均为肝肾亏虚之征。综上，辨证为肝肾不足证。

中医病证鉴别（中医执业考生作答）：

痿证与痹证相鉴别。痹证后期，由于肢体关节疼痛，肢体长期废用，亦有肢体瘦削痿软，但痹证多见关节疼痛，痿证则无明显疼痛。

诊断：

中医疾病诊断：痿证　　　　中医证候诊断：肝肾亏虚证

中医治法： 补益肝肾，滋阴清热

方剂： 虎潜丸加减

药物组成、剂量及煎服法：

熟地 30g	龟甲 20g^(先煎)	知母 10g	黄柏 10g
怀牛膝 20g	山萸肉 10g	杜仲 15g	补骨脂 10g
当归 20g	白芍 30g	山药 30g	桑寄生 15g
陈皮 10g	姜黄 10g		

7 剂，水煎服。日 1 剂，早晚分服。

考点链接

1. 其他证候、治法、方剂

湿热浸淫证：辨证要点为起病较缓，逐渐出现肢体困重，痿软无力，尤以下肢或两足微弱无力为甚，兼见手足麻木微肿，喜凉恶热，胸脘痞闷；舌质红，舌苔黄腻，脉滑数。治法为清热利湿，通利经脉。治疗代表方为加味二妙散加减。

2. 考题点评

考点一：明确痿证的诊断要点。该病以肢体筋脉弛缓，软弱无力，不能随意运动，或伴有肌肉萎缩的一种病证。本患者结合病史及症状，可诊断该病。

考点二：注意滋补肝肾、清虚热药物的应用。选用熟地、龟甲、山萸肉等药物滋补肝肾，并予知母、黄柏清虚热；予牛膝、杜仲、桑寄生等药物补肝肾、强筋骨；予当归、白芍养血和血；并予陈皮行气，予姜黄活血行气通络；久病者，可加用虫类药物活血通经。

题卡34——腰痛

例 1

病例摘要：

刘某，男，66 岁，已婚，农民。

患者 3 年前车祸外伤后出现腰部疼痛，痛处固定，晚间加重，间断口服中成药及针灸治疗，症状可有所缓解，但停药后症状再次加重。近 2 日患者腰痛明显，遂前来就诊。刻下症见：腰痛如刺，痛处固定，拒按，翻身时疼痛加重，晚间痛甚，纳食可，二便调。舌紫暗，苔薄，脉涩。

答题要求： 1. 根据上述病例摘要，在答题卡上完成书面辨证论治。
2. 中医病证鉴别：请与痹证相鉴别。

考试时间： 60 分钟。

参考答案

主诉： 腰痛 3 年，加重 2 天。

中医辨病辨证依据（含病因病机分析）：

患者腰部疼痛 3 年，加重 2 天，诊断为腰痛。外伤后瘀血阻滞，经脉痹阻，不通则痛，故腰痛如刺，痛有定处；瘀血内阻属实邪，故痛处拒按；入夜阴盛，痰凝气滞更盛，故晚间痛甚。舌质紫暗、脉涩，均为瘀血之象。综上，辨证为瘀血腰痛证。

中医病证鉴别（中医执业考生作答）：

腰痛与痹证相鉴别。二者病因都可因外感风、寒、湿、热邪气导致筋脉痹阻、气血运行不通而致疼痛。但痹证是肢体筋骨、关节、肌肉等处发生疼痛、重着，或关节屈伸不利、僵硬、肿大、变形等症状，除外感实邪之外，尚有肝肾不足、痰郁阻滞等虚实夹杂之证。腰痛则以腰部疼痛为主症，病因除外感实邪外，另以肾虚腰痛及瘀血腰痛为多见。

诊断：

中医疾病诊断：腰痛　　　　中医证候诊断：瘀血腰痛证

中医治法：活血化瘀，通络止痛

方剂：身痛逐瘀汤加减

药物组成、剂量及煎服法：

当归 20g	川芎 15g	桃仁 10g	红花 10g
五灵脂 6g (包煎)	香附 10g	没药 6g	羌活 15g
独活 15g	蜈蚣 1 条	全蝎 6g	赤芍 15g
白芍 15g	杜仲 15g	桑寄生 15g	怀牛膝 15g

7 剂，水煎服。日 1 剂，早晚分服。

考点链接

1. 相似病证的鉴别

腰痛虚证、实证相鉴别。外感腰痛，多起病较急，腰痛明显，常伴表证，多属实证；内伤者，多起病隐匿，腰部酸痛，病程缠绵，常伴有脏腑症状，多属肾虚；跌扑损伤所致，起病急，多属瘀血为患，亦以实证为主。

2. 其他证候、治法、方剂

寒湿腰痛证：辨证要点为症见腰部冷痛、重着，转侧不利，逐渐加重，寒冷和阴雨天加重；舌质淡，苔白腻，脉沉而迟缓。治法为散寒除湿，温经通络。治疗代表方为甘姜苓术汤加减。

3. 考题点评

考点一：明确腰痛病证的诊断要点。本患者腰痛 3 年，发病前有外伤史，以腰痛如刺、痛处固定为特点，结合舌脉，诊断瘀血腰痛。

考点二：注意活血化瘀方药的应用。选择身痛逐瘀汤加减治疗，并予蜈蚣、全蝎等虫类药物增强活血通络作用；病程日久，加用桑寄生、杜仲、怀牛膝等药物补肾强壮腰脊。

例 2

病例摘要：

杜某，女，80 岁，已婚，退休。

患者 5 年前出现腰痛，伴酸软无力，久站后加重，反复发作。2 日前患者因劳累再次出现腰痛，遂前来就诊。刻下症见：腰部隐隐作痛，酸软无力，不能久站，喜温喜按，平素肢冷畏寒。舌质淡，苔薄白，脉沉细。

答题要求：1. 根据上述病例摘要，在答题卡上完成书面辨证论治。

2. 中医病证鉴别：请与痹证相鉴别。

考试时间：60 分钟。

参考答案

主诉：腰痛 5 年，加重 2 天。

中医辨病辨证依据（含病因病机分析）：

患者腰部疼痛 5 年，加重 2 天，诊断为腰痛。腰为肾之府，由肾之精气所溉。患者高年，肾阳不足，不能温煦筋脉，故见腰部隐隐作痛，酸软无力，不能久站；肾阳不振，不能温煦，而见肢冷畏寒；舌质淡，脉沉细，亦为肾阳不足之象。综上，辨证为肾阳虚证。

中医病证鉴别（中医执业考生作答）：

腰痛与痹证相鉴别。二者病因都可因外感风、寒、湿、热邪气导致筋脉痹阻、气血运行不通而致疼痛。但痹证常见肢体筋骨、关节、肌肉等处发生疼痛、重着，或关节屈伸不利、僵硬、肿大、变形等症状，除外感实邪之外，尚有肝肾不足、痰郁阻滞等虚实夹杂之证。腰痛则以腰部疼痛为主症，病因除外感实邪外，以肾虚腰痛及瘀血腰痛为多见。

诊断：

中医疾病诊断：腰痛　　　　中医证候诊断：肾阳虚证

中医治法：补肾壮阳，温煦经脉

方剂：右归丸加减

药物组成、剂量及煎服法：

肉桂 6g　　　制附子 6g　　　熟地 20g　　　山药 20g

山萸肉 10g　　枸杞子 10g　　菟丝子 15g　　杜仲 20g

当归 20g　　　鹿角胶 6g^(烊化)　　怀牛膝 15g

7 剂，水煎服。日 1 剂，早晚分服。

考点链接

1. 其他证候、治法、方剂

湿热腰痛证：辨证要点为腰部疼痛，重着而热，暑湿阴雨天气症状加重，身体困重，口苦烦热，小便短赤；舌红，苔黄腻，脉濡数。治法为清热利湿，舒筋止痛。治疗代表方为四妙丸加减。

2. 考题点评

考点一：明确腰痛病证的诊断要点。本患者高龄，腰痛 5 年，以腰痛隐隐，喜温喜按，不能久站为特点，结合舌脉，诊断肾阳虚证腰痛。

考点二：注意补肾壮阳方药的应用。选择右归丸加减治疗，予肉桂、附子、鹿角胶、杜仲等药物温阳补肾、强壮腰脊；予熟地、山药、山茱萸等药物滋阴益肾、阴中求阳；如肾虚及脾，脾气亏虚，可加黄芪、党参、薏苡仁等药物以健脾益气。

题卡 ③⑤ ——痈

┤ 例 1 ├

病例摘要：

刘某，男，19 岁，学生。

10 日前，发现有颈旁结块，初起色白濡肿，其形如卵，灼热，疼痛。1 周前结块逐渐漫肿坚实，红肿热痛，伴有恶寒发热，头痛，项强，咽痛，口干，溲赤便秘，舌苔黄腻，脉滑数。

实验室检查： 血常规：血白细胞总数增高，中性粒细胞比例增高。

答题要求： 1. 根据上述病例摘要，在答题卡上完成书面辨证论治。

            2. 中医病证鉴别：请与痄腮鉴别。

考试时间： 60 分钟。

参考答案

主诉： 颈旁结块 10 日。

中医辨病辨证依据（含病因病机分析）：

颈旁结块，初起色白濡肿，其形如卵，灼热，疼痛，诊断为颈痈。恶寒发热，头痛，项强为表证。咽痛，口干、溲赤便秘为热证，结块为痰毒之象，因此辨证为火毒凝结证。

中医病证鉴别（中医执业考生作答）：

颈痈与痄腮相鉴别。痄腮发在腮部，颈痈发生在颈部两旁。痄腮常双侧并起，皮色不变，酸胀少痛，濡肿，不化脓，约 1 周左右消退，口内腮腺导管开口处红肿，进食时疼痛，且具有传染性。颈痈无传染性。

诊断：

中医疾病诊断：颈痈   中医证候诊断：火毒凝结证

中医治法： 清热解毒，行瘀活血

方剂： 仙方活命饮

药物组成、剂量及煎服法：

牛蒡子 10g	野菊花 10g	金银花 12g	连翘 12g
山栀子 10g	丹皮 10g	石斛 10g	元参 15g
夏枯草 10g	当归 15g	山甲粉 3g^{（冲服）}	防风 10g
陈皮 10g			

7 剂，水煎服。日 1 剂，早晚分服。

考点链接

1. 相似病证的鉴别

痈与无头疖相鉴别。无头疖病小而位浅，范围多在 3cm 左右，2~3 天化脓，溃脓后 3~4 天即能愈合，无明显全身症状，易脓、易溃、易敛。

痈与有头疽相鉴别。有头疽发于肌肉之间，初起即有多个粟米状脓头，红肿范围多超过 9~12cm 以上，溃后状如蜂窝，全身症状明显，病程较长。

痈与瘰核相鉴别。瘰核多由头面、口腔等部疾患皮肤黏膜破损引起，但结核压痛明显，推之活动，肿块较小，多为单侧，很少化脓，一般无全身症状。

2. 其他证候、治法、方剂

病之初，属风热痰毒证，火郁者清之，挟风者散之，挟痰者化之，使邪去而毒自消；病之中，属热盛肉腐，治法为和营清热，透脓托毒，用仙方活命饮合五味消毒饮；又兼清火托毒透脓，切忌用苦寒冰伏之剂，使毒滞难化，肿块坚硬，反致难消；病之后期，一般无需内治，但气血损耗，脓出不畅者，注意补托，治法为益气养血，托毒生肌，用托里消毒散加减。外治根据初起、成脓、溃后三期，分别采用箍围束毒消肿、切开引流、祛腐生肌法治疗。

3. 考题点评：

考点一：颈痈多发于儿童，多在春季发生，发病前多有乳蛾、口疳、龋齿或头面疮疖等，或附近有皮肤黏膜破损病史。发病部位虽多生于颈旁两侧的颌下，但耳后、项后、颏下也可发生。

考点二：痈之初起可发生于体表的任何部位。初起在患处皮肉之间突然肿胀，光软无头，迅速结块，红肿灼热疼痛，日后逐渐扩大，变的高肿坚硬。

┤ 例2 ├

病例摘要：

张某，男性，15 岁，学生。

10 日前患者手部、臂部皮肤皲裂，腋下初起暴肿，皮色不变，灼热疼痛，同时上肢活动不利，近日肿块中间变软，皮色转红，按之波动明显，溃后脓出肿痛消退。舌苔薄，脉滑数。

答题要求：1. 根据上述病例摘要，在答题卡上完成书面辨证论治。

2. 中医病证鉴别：请与腋疽鉴别。

考试时间：60 分钟。

参考答案

主诉：腋下暴肿 10 日。

中医辨病辨证依据（含病因病机分析）：

腋下初起暴肿，皮色不变，灼热疼痛，同时上肢活动不利，诊断为腋痈。痈之发，多于痰与火结肿势高突，疼痛剧烈，溃后脓出肿痛消退，因此诊断为热胜肉腐证。

中医病证鉴别（中医执业考生作答）：

腋疽与腋痈相鉴别。腋疽初起结块推之可动，疼痛不甚，约需 3 个月化脓，溃后脓水稀薄，并挟有败絮样物质，收口缓慢，一般无明显全身症状。若发于左腋小儿患者，可因在肩部接种卡介苗引起。

诊断：

中医疾病诊断：痈（腋痈）　　　　中医证候诊断：热胜肉腐证

中医治法：和营清热，透脓托毒

方剂：仙方活命饮合五味消毒饮加减

药物组成、剂量及煎服法：

金银花 10g	生地 15g	当归 20g	赤芍 15g
川芎 10g	连翘 10g	牛蒡子 10g	黄芩 10g
生栀子 10g	天花粉 10g	甘草 6g	防风 10g
山甲粉 6g^(冲服)	地丁 10g	紫背天葵 10g	

7 剂，水煎服。日 1 剂，早晚分服。

考点链接

1. 相似病证的鉴别

腋痈与脂瘤相鉴别。脂瘤染毒，患处平时已有结块，与表皮粘连，但基底部推之可动，其中心表面皮肤常可发现粗大黑色毛孔，挤之有脂浆样物溢出，且有臭味，染毒后红肿较局限，化脓约 10 天左右，脓出夹有粉渣样物，并有白色包囊，愈合较为缓慢，全身症状较轻。

腋痈与发相鉴别。发出在皮肤疏松部位，突然局部红肿蔓延成片，灼热疼痛，红肿以中心明显，四周较淡，边界不清，范围约 10cm，3～5 日皮肤湿烂，随即腐溃，色黑，或中软而不溃，并伴有明显全身症状。

2. 治疗原则

病之初，属肝郁痰火，注重清肝消肿化毒，促其早期消散。病之中，火毒炽盛，需注意清火透脓托毒。病之后期，疮口久不收敛，属气血虚弱，当益气健脾，扶正固本，注意养阴。

3. 其他证候、治法、方剂

气血两虚证：辨证要点为脓水稀薄，疮面新肉不生，色淡红而不鲜或暗红，愈合缓慢。治法为益气养血，托毒生肌。治疗代表方为托里消毒散。

4. 考题点评

考点一：痈发无定处，随处可生，因发病部位不同，有各种不同的命名。如：生于体表肌肤间的称体表痈，生于下肢的有大腿痈、膝痈、黄鳅痈、小腿痈（又名鱼肚痈），发于耳根后的耳根痈，颈部的颈痈，腋下的腋痈，肘部的肘痈，胯腹部的胯腹痈，腘窝部的委中毒等；其他如生于脐部的脐痈，及发生于阴囊部的囊痈，生于外肾的子痈等，除具有体表痈的共性，又各有特性。

考点二：脓成切开手术时，刀法宜取循经直开，低位引流。若有袋脓则及时扩创，或行垫棉压迫疗法。疮口收敛后加强上肢功能锻炼。

题卡 ③⑥ ——乳癖

病例摘要：

陈某，女，36岁，已婚。

患者1年前出现右侧乳房间断胀痛，可触及乳房肿块。当地医院B超提示"乳腺囊性增生"。平素善郁易怒，时有胸闷、胁胀，眠不实。纳谷不香。二便尚可。舌质淡红，苔薄白，脉弦细。

答题要求： 1. 根据上述病例摘要，在答题卡上完成书面辨证论治。

2. 中医病证鉴别：请与乳岩相鉴别。

考试时间： 60分钟。

参考答案

主诉： 乳房肿块伴疼痛1年。

中医辨病辨证依据（含病因病机分析）：

患者双侧乳房均出现肿块，伴疼痛，与情绪相关，故诊断为乳癖。情志不畅，肝郁气滞，脾失健运，痰浊内生，气血瘀滞，痰凝瘀血阻于乳络，故致乳房肿块，伴疼痛；肝郁不舒，故胸闷胁胀，善郁易怒，眠不实；肝木克土，脾失健运，故见纳谷不香。舌质淡红，苔薄白微腻，脉弦细，均为肝郁痰阻之象。

中医病证鉴别（中医执业考生作答）：

乳癖与乳岩相鉴别。二者都可以见到乳房肿块。区别在于，乳岩多发生于40～60岁中老年妇女，多无疼痛，逐渐长大，肿块质地坚硬如石，表面凹凸不平，边缘不清，活动度差，后期破溃如菜花样，预后较差。乳癖是以乳房有形状大小不一的肿块，疼痛，与月经周期相关为主要表现的病证，一般预后较好。

诊断：

中医疾病诊断：乳癖 中医证候诊断：肝郁痰凝证

中医治法：疏肝解郁，化痰散结

方剂：逍遥蒌贝散加减

药物组成、剂量及煎服法：

柴胡 10g	白芍 12g	当归 20g	白术 9g
瓜蒌 20g	贝母 10g	清半夏 6g	胆南星 6g
生牡蛎 30g^(先煎)	茯苓 12g	山慈菇 6g	

生牡蛎 30g(先煎)

7 剂，水煎服。日 1 剂，早晚分服。

考点链接

1. 其他证候、治法、方剂

冲任失调证：辨证要点为患者多为中年妇女。乳房肿块或胀痛，经前加重，经后缓减；伴腰酸乏力，神疲倦怠，头晕，月经先后失调，量少色淡，甚或经闭；舌淡，苔白，脉沉细。治法为调摄冲任。治疗代表方为二仙汤合四物汤加减。

2. 考题点评

考点一：明确乳癖病证的诊断要点。中医乳癖与西医的乳腺增生病对应，是最为常见的乳房疾病。《疡科心得集·辨乳癖乳痰乳岩论》云："有乳中结核，形如丸卵，不疼痛，不发寒热，皮色不变，其核随喜怒消长，此名乳癖。"

考点二：注意该病证的治疗要点。主要为止痛和消块。注意选择相应的中药进行治疗。

题卡 37 ——湿疮

病例摘要：

孙某，男，35 岁，已婚，教师。

患者 10 天前食用海鲜后出现全身泛发丘疹水疱，搔抓渗液，伴有剧烈瘙痒，近 5 天症状加重。刻下症见：全身泛发红斑，丘疹，水疱，糜烂，渗液，并散在脓疱，皮损边界不清，伴剧烈瘙痒。胸闷纳呆，口苦，大便干，小便赤少。舌红苔薄黄，脉滑数。患者既往有海鲜过敏史。查体：头面颈部未见异常，心肺腹（－）。

答题要求： 1. 根据上述病例摘要，在答题卡上完成书面辨证论治。

2. 中医病证鉴别：请与接触性皮炎相鉴别。

考试时间： 60 分钟。

参考答案

主诉： 全身泛发丘疹水疱，伴瘙痒 10 天，加重 5 天。

现病史： 患者 10 天前食用海鲜后出现全身泛发丘疹水疱，搔抓渗液，伴有剧烈瘙痒，近5天症状加重。刻下症见：全身泛发红斑、丘疹，水疱，糜烂，渗液，并散在脓疱，皮损边界不清，伴剧烈瘙痒。胸闷纳呆，口苦，大便干，小便赤少。舌红苔薄黄，脉滑数。患者既往有海鲜过敏史。查体：头面颈部未见异常，心肺腹（−）。

中医辨病辨证依据（含病因病机分析）：

患者以食用过敏食物后出现全身泛发丘疹水疱，搔抓渗液，伴有剧烈瘙痒等为主症，故诊为湿疮。患者禀赋不耐，又因食用荤腥动风之品，致脾失健运，湿热内生，复感风邪，郁于肌腠而发病。湿阻气机，气失条达，故见胸闷纳呆；湿热内蕴，故见口苦，大便干，小便赤少；舌红苔薄黄，脉滑数为湿热之象。

中医病证鉴别（中医执业考生作答）：

湿疮（急性）与接触性皮炎相鉴别。接触性皮炎有接触过敏物的病史，常见于暴露部位和接触部位，皮疹以红斑、大疱、水疱为主，皮疹较单一，边界清楚，祛除病因后很易痊愈，不复发。而湿疮（急性）病因常不明确，发病部位不固定，常对称发生，皮疹为多形性，丘疹、疱疹等边界不清，瘙痒剧烈，常有复发倾向。

诊断：

中医疾病诊断：湿疮　　　　　　　中医证候诊断：湿热蕴肤证

中医治法：清热利湿止痒

方剂：龙胆泻肝汤合萆薢渗湿汤加减

药物组成、剂量及煎服法：

金银花10g	连翘10g	龙胆草10g	黄芩10g
生山栀10g	生甘草10g	生地15g	当归10g
车前子10g(包煎)	黄柏10g	丹皮10g	苦参12g
徐长卿10g	白鲜皮12g	地肤子10g	

7剂，水煎服。日1剂，早晚分服。

考点链接

1. 相似病证的鉴别

湿疮（慢性）与牛皮癣相鉴别。牛皮癣好发于颈项、肘、尾骶部，皮损分布常不对称，有典型的苔藓样变，皮损倾向干燥，无多形性损害。而湿疮发病部位不固定，常对称发生，皮疹为多形性，丘疹、疱疹等边界不清，伴剧烈瘙痒剧烈。

2. 其他证候、治法、方剂

脾虚湿蕴证：辨证要点为多见于亚急性湿疮，发病较缓，病程较长。皮损潮红，有丘疹、水疱、鳞屑、瘙痒、搔抓后糜烂渗出，伴纳差，腹胀便溏，易疲乏；舌质淡胖，苔白腻，脉濡缓。治法为健脾渗湿止痒。治疗代表方为除湿胃苓汤加减。

血虚风燥证：辨证要点为多见于慢性湿疮，病程长久，反复发作，皮损为暗红色斑或斑丘疹，色素沉着，粗糙肥厚，剧痒难忍，遇热或肥皂水洗后瘙痒加重。伴口干不欲饮，腹胀，乏力，纳差；舌淡苔白，脉弦细。治法为养血润肤，祛风止痒。治疗代表方为当归饮子或四物消风饮加减。

3. 考题点评

考点一：明确湿疮的治疗要点。湿疮这一疾病，湿邪贯穿始终，急性期渗出较多，所以在用利湿、化湿、燥湿药的同时须兼顾阴液，龙胆泻肝汤中生地滋阴、当归补血就是取此意。至慢性期，由于病程迁延，阴液大量耗伤，脾胃化源不足，此时应用除湿药更应以平和为主，不宜峻猛，如茯苓、泽泻、薏苡仁等。

考点二：注意湿疮的分期。根据病程可分为急性、亚急性、慢性三类。急性者常泛发全身，以丘疹、水疱、糜烂、渗出为主；慢性者以干燥、脱屑、苔藓样变为主；亚急性者介于两者之间。

题卡 38 ——痔

病例摘要：

张某，男，38岁。

患者近半年来反复出现排便时出血，血液与大便不相混，无明显疼痛。3天前饮酒后出血加重，血色鲜红，量较多，肛门内有肿物脱出，可自行回纳，肛门灼热感，重坠不适。口干渴，小便黄。纳可，眠可。苔黄腻，脉濡数。肛门镜检查：齿线上黏膜呈半球状隆起，色鲜红。

答题要求： 1. 根据上述病例摘要，在答题卡上完成书面辨证论治。
2. 中医病证鉴别：请与直肠脱垂相鉴别。

考试时间： 60分钟。

参考答案

主诉： 排便时出血间断发作半年，加重3天。

中医辨病辨证依据（含病因病机分析）：

患者排便出血，无明显疼痛，且肛门镜示"齿线上黏膜呈半球状隆起"，故诊断为内痔。湿热下迫大肠，迫血妄行，则大便下血；湿热蕴结，经络阻塞，气血瘀滞，则痔核肿物脱出；湿性重浊，则肿胀疼痛；口干渴、小便黄、苔黄腻、脉濡数为湿热之象。

中医病证鉴别（中医执业考生作答）：

痔与直肠脱垂相鉴别。直肠脱垂为直肠黏膜或直肠环状脱出，有螺旋状皱褶，表面光滑，无静脉曲张，一般无出血。脱出后有黏液分泌。而痔是肛门齿线以上、直肠末端黏膜下的直肠静脉丛发生扩大、曲张所形成的柔软静脉团，以青壮年占大多数。根据发病部位不同，痔分为内痔、外痔及混合痔。

诊断：

中医疾病诊断：内痔　　中医证候诊断：湿热下注证

中医治法：清热利湿，止血

方剂：脏连丸加减

药物组成、剂量及煎服法：

黄连 12g	黄芩 9g	生地黄 20g	赤芍 15g
当归 12g	槐角 15g	槐花 9g	荆芥穗 12g
地榆炭 30g	仙鹤草 30g		

3剂，水煎服。日1剂，早晚分服。

考点链接

1. 相似病证的鉴别

痔与直肠息肉相鉴别。直肠息肉多见于儿童，脱出物一般为单个，头圆而带蒂，表面光滑，质地较痔核硬，活动度大。容易出血，但多无滴血、射血表现。痔是肛门齿线以上、直肠末端黏膜下的直肠静脉丛发生扩大、曲张所形成的柔软静脉团，以青壮年占大多数。可表现为排便时滴血、喷射样出血等症状。

2. 其他证候、治法、方剂

风热肠燥证：辨证要点为大便带血，滴血或喷射而出，血色鲜红；或伴口干，大便秘结；舌红，苔黄，脉数。治法为清热凉血祛风。治疗代表方凉血地黄汤加减。

脾虚气陷证：辨证要点为肛门坠胀，痔核脱出，需用手托还，大便带血，色淡红，病程较长。面色少华，神疲乏力，纳少便溏；舌淡，苔白，脉弱。治法为健脾益气，升阳举陷。治疗代表方为补中益气汤加减。

3. 考题点评

考点一：明确痔的诊断要点。痔是肛门齿线以上、直肠末端黏膜下的直肠静脉丛发生扩大、曲张所形成的柔软静脉团，以青壮年占大多数。根据发病部位不同，痔分为内痔、外痔及混合痔。可表现为排便时滴血、喷射样出血等症状。

考点二：注意该病证与直肠脱垂、肛裂和直肠息肉的鉴别。根据其发生的具体部位、肛周肿物的性状以及便血的具体表现综合判断。必要时结合查体等检查。

题卡 39 ——脱疽

病例摘要：

李某，男，56岁，已婚。

患者1周前出现右足趾红肿紫暗，第2、3趾色黑溃烂，有少许分泌物。刻下症见：足部皮肤色红、肿胀、疼痛，伴发热，口干，便秘溲赤，纳呆。患者既往糖尿病病史20年，双侧视网膜病变3年，足癣3个月，湿烂瘙痒。舌质红，苔黄腻，脉弦数。

答题要求：1. 根据上述病例摘要，在答题卡上完成书面辨证论治。
　　　　　2. 中医病证鉴别：请与血栓闭塞性脉管炎相鉴别。
考试时间：60 分钟。

参考答案

主诉：右足趾红肿紫暗溃烂 1 周。

中医辨病辨证依据（含病因病机分析）：

患者主症是右足溃烂，有消渴病史，故诊断为脱疽（糖尿病性坏疽）。患者消渴病史 20 年，刻诊右足趾红肿紫暗，第 2、3 趾色黑溃烂，伴足红肿胀，疼痛，舌质红，苔黄腻，脉弦数，乃一派湿热毒盛之象。

中医病证鉴别（中医执业考生作答）：

脱疽（糖尿病性坏疽）与血栓闭塞性脉管炎相鉴别。后者多发生于青壮年，受累血管为中小动脉，一般无高血脂、高血压和其他脏器的动脉硬化病史，可有游离性浅静脉炎的表现，动脉造影呈节段性闭塞，无动脉钙化改变。而糖尿病性坏疽多发生于中老年人，具有糖尿病病史，有"三多一少"的糖尿病临床表现，肢体坏疽以湿性坏疽为多，发展迅速，范围较大，但疼痛不剧烈，受累血管为大血管和微血管，化验检查可见血糖升高、尿糖阳性。

诊断：

中医疾病诊断：脱疽　　　　中医证候诊断：湿热毒盛证

中医治法：清热利湿，活血化瘀

方剂：四妙勇安汤加减

药物组成、剂量及煎服法：

银花 15g	连翘 15g	玄参 20g	当归 20g
黄柏 12g	牛膝 15g	薏苡仁 10g	丹参 20g
赤芍 15g	甘草 6g		

7 剂，水煎服。日 1 剂，早晚分服。

考点链接

1. 相似病证的鉴别

脱疽（糖尿病足）与动脉硬化性闭塞症相鉴别。后者发病年龄多为 45 岁以上，男女均可发病，常伴有高血压、高血脂、冠状动脉硬化、脑动脉硬化或糖尿病等，病变常位于大、中动脉，X 线检查显示动脉有钙化斑。而糖尿病性坏疽多发生于中老年人，具有糖尿病病史，有"三多一少"的糖尿病临床表现，肢体坏疽以湿性坏疽为多，发展迅速，范围较大，但疼痛不剧烈，受累血管为大血管和微血管，化验检查可见血糖升高、尿糖阳性。

血栓闭塞性脉管炎多发于寒冷季节，以 20～40 多岁男性多见，常多发一侧下肢，继而累及对侧，少数患者可累及上肢，多因受冷、潮湿、嗜烟、外伤等病史。

2. 其他证候、治法、方剂

气阴两虚证：辨证要点为患者病程日久，局部溃烂腐肉已尽，脓液清稀，创面肉芽不鲜，生长缓慢，经久不愈，伴有面色无华，神疲乏力，心悸气短，胃纳减退，肢体发凉，肌肉萎缩；舌质淡，舌苔白，脉沉细。治法为益气养阴。治疗代表方为黄芪鳖甲汤加减。

3. 考题点评

考点一：明确脱疽病证的诊断要点。中医脱疽与西医的糖尿病性坏疽、血栓闭塞性脉管炎、动脉硬化性闭塞症等疾病对应。《刘涓子鬼遗方·卷第四》云："发于足指，名曰脱疽，其状赤黑，不死。治之不衰，急斩去之，治不去，必死矣。"

考点二：注意该病证的治疗要点。主要分内治和外治法。

题卡 ④ —— 精癃

病例摘要

王某，男，64 岁。

患者近 2 年来夜尿次数增多，约每夜 2～4 次，近 3 个月无明显诱因开始出现排尿时间延长。昨日饮酒后出现小便次数明显增加，约 1 小时 1 次，尿线细，尿后余沥不尽，无肉眼血尿，尿道灼热刺痛，时感小腹灼热。舌红苔黄腻，脉弦数。肛门直肠指检：前列腺增大，表明光滑，质软，有弹性，中央沟消失。腹部 B 超：前列腺体积增大 57mm×48mm×40mm，膀胱残余尿量 70ml，余未见异常。

答题要求：1. 根据上述病例摘要，在答题卡上完成书面辨证论治。

2. 中医病证鉴别：请与膀胱癌相鉴别。

考试时间：60 分钟。

参考答案

主诉：夜尿频 2 年，排尿时间延长 3 月，尿频尿痛 1 天。

中医辨病辨证依据（含病因病机分析）：

患者以尿频、排尿困难、尿线细为主症，诊断为精癃。患者为 64 岁老年男性，肾之气阴已衰，无力鼓舞膀胱气化，故见夜尿频，排尿困难，尿线细，尿后余沥不尽；复因饮酒，聚湿生热，致湿热下注，蕴结不散而出现尿道灼热刺痛，时感小腹灼热等症状。舌红苔黄腻，脉弦数为湿热下注之象。

中医病证鉴别（中医执业考生作答）：

精癃与膀胱癌相鉴别。发生于膀胱三角区尿道出口附近的膀胱肿瘤，也可以出现下尿道梗阻症状，但常有无痛性、伴血块的严重血尿的特点。肛门直肠指检：前列腺质地较硬，PSA 值常升高。而精癃是以排尿困难，余沥不尽，甚或尿闭为主要表现的常见的老年男性泌尿生殖系疾病。

诊断：

中医疾病诊断：精癃　　　　中医证候诊断：湿热下注证

中医治法：清热利湿，消癃通闭

方剂：八正散加减

药物组成、剂量及煎服法：

车前子 15g^(包煎)	夏枯草 15g	萹蓄 10g	大黄 10g
川牛膝 10g	滑石 10g	瞿麦 6g	灯芯草 20g
甘草梢 10g	栀子 10g	王不留行 10g	蒲黄 3g^(包煎)

7 剂，水煎服。日 1 剂，早晚分服。

考点链接

1. 相似病证的鉴别

精癃与神经源性膀胱功能障碍相鉴别。部分脑神经系统疾病、糖尿病患者可发生排尿困难、尿潴留或尿失禁等，且多见于老年人，前列腺一般不大，神经系统检查会有会阴部感觉异常或肛门括约肌松弛等。通过膀胱测压试验、膀胱镜检查等可协助诊断。

2. 其他证候、治法、方剂

脾肾气虚证：辨证要点为尿频，滴沥不畅，尿线细甚或夜间遗尿或尿闭不通，伴小腹坠胀，神疲乏力，纳谷不香，面色无华或便溏脱肛；舌淡苔白，脉细无力。治法为补脾益气，温肾利尿。治疗代表方为补中益气汤加减。

气滞血瘀证：辨证要点为小便不畅，尿线细或点滴而下，或尿道涩痛，闭塞不通，伴小腹胀满隐痛，偶有血尿；舌质暗有瘀斑，苔白，脉弦。治法为行气活血，通窍利尿。治疗代表方为沉香散加减。

3. 考题点评

考点一：明确精癃的诊断要点。结合患者年龄、临床症状、专科查体及必要的辅助检查等综合考虑。

考点二：注意精癃的治疗原则。应以通为用，以补益脾肾、化痰散结、活血软坚为原则，兼夹湿热，则清热利癃出现并发症时要采用中西医综合疗法。具备手术指征且药物疗效不明显时，应及时手术治疗。

题卡 ④ ——肠痈

病例摘要：

杨某，男，25岁，已婚。

患者近2周工作繁忙，饮食不规律。昨日在路边小吃铺吃饭，今晨6点觉脐部上方隐痛不适，继而脐周窜痛，遂来院就诊。刻下症见：疼痛固定于右下腹伴恶心，轻度发热，腹泻，无腹胀。舌质淡红，苔白腻，脉弦紧。

答题要求： 1. 根据上述病例摘要，在答题卡上完成书面辨证论治。

2. 中医病证鉴别：请与胃、十二指肠溃疡穿孔相鉴别。

考试时间： 60分钟。

参考答案

主诉： 腹痛伴轻度发热6小时。

中医辨病辨证依据（含病因病机分析）：

患者有饮食不洁史，腹痛部位依次为上腹部、脐周，最后固定于右下腹，伴有腹泻，轻度发热，故诊断为肠痈。患者疲劳过度，饮食失节，不归正化，阻滞脾胃气机而致肠腑气滞血瘀。脾胃气机受邪干扰，运行失常，故见恶心，邪郁于肠腑，故见轻度发热。舌质淡红，苔白腻，脉弦紧均为气血瘀滞之象。

中医病证鉴别（中医执业考生作答）：

肠痈与胃、十二指肠溃疡穿孔相鉴别。后者病人既往有消化性溃疡病史，突发上腹剧痛，迅速蔓延至全腹，腹肌板状僵直和肠鸣音消失等腹膜刺激征象明显，X线摄片多有膈下游离气体，如诊断有困难，可行诊断性腹腔穿刺。而肠痈的临床特点是转移性右下腹疼痛，右下腹局限性压痛或拒按，伴发热等全身症状。西医的急、慢性阑尾炎，克罗恩病，溃疡性结肠炎等均属于肠痈范畴。尤以急、慢性阑尾炎最为常见。

诊断：

中医疾病诊断：肠痈　　　　　　中医证候诊断：瘀滞证

中医治法： 行气活血，通腑泄热

方剂：大黄牡丹汤合红藤煎剂加减

药物组成、剂量及煎服法：

生大黄10g^(后下)	牡丹皮12g	桃仁10g	冬瓜仁10g
芒硝10g^(冲服)	败酱草15g	红藤6g	金银花10g
连翘10g	竹茹12g	甘草6g	

5剂，水煎服。日1剂，早晚分服。

考点 链接

1. 相似病证的鉴别

肠痈与右侧输卵管结石相鉴别。后者腹痛多在右下腹，为阵发性绞痛，并向会阴部大腿内侧放射。尿液检查有较多红细胞，B超检查示特殊结石影。X线摄片在输尿管走行部位可显示结石影。而肠痈的临床特点是转移性右下腹疼痛，右下腹局限性压痛或拒按，伴发热等全身症状。西医的急、慢性阑尾炎，克罗恩病，溃疡性结肠炎等均属于肠痈范畴。尤以急、慢性阑尾炎最为常见。

2. 其他证候、治法、方剂

湿热证：辨证要点为腹痛加剧，右下腹挛急、拒按，或可扪及局部包块。伴发热、恶心、呕吐、便秘或腹泻；舌质红，苔黄腻，脉洪数或滑数。治法为通腑泄热，利湿解毒透脓。治疗代表方为复方大柴胡汤加减。

3. 考题点评

考点一：明确肠痈病证的诊断要点。中医肠痈与西医的急、慢性阑尾炎，克罗恩病，溃疡性结肠炎等对应，是常见的外科疾病。

考点二：注意该病证的治疗要点。通腑泄热是治疗的关键，内治以清热解毒、活血化瘀为主。外治可用药物外敷，灌肠，必要时手术。

题卡 ④② ——崩漏

病例摘要：

李某，女，46岁，已婚。

患者近2年来月经紊乱，周期不规则，经期延长10余天，量多如崩，或少则淋漓，有时延续至下月月经来潮。诊断性刮宫病理报告是单纯性内膜增生，诊断为"功能失调性子宫出血"。平素月经正常，14岁初潮，5/34天，量中，色红。末次月经，量少，色红，质稀，未净。伴头晕，乏力，腰酸背软，耳鸣，寐差，舌红，苔少，脉细数。

答题要求： 1. 根据上述病例摘要，在答题卡上完成书面辨证论治。

2. 中医病证鉴别：请与经间期出血相鉴别。

考试时间： 60分钟。

参考答案

主诉： 月经紊乱2年，经期延长10余天。

中医辨病辨证依据（含病因病机分析）：

本患者主要表现为月经紊乱，经期延长，淋沥难净，本次经期延长10余天，故诊断为崩漏。患者七七之年，肾气渐衰。封藏失司，冲任不固，不能制约经血，则或崩或漏，日久气血亏损，不能上荣则头晕、乏力、寐差。腰为肾之腑，肾虚则腰酸背软。舌红，苔少，脉细数均为肾阴虚证。

中医病证鉴别（中医执业考生作答）：

崩漏与经间期出血相鉴别。二者都可以见经血非时而下。区别在于经间期出血发生在两次月经中间，颇有规律，且出血时间仅2～3天，不超过7天自然停止。而崩漏是周期、经期、经量的严重失调，出血不能自止。

诊断：

中医疾病诊断：崩漏　　　　　　　中医证候诊断：肾阴虚证

中医治法： 滋肾益阴，止血调经

方剂：左归丸去牛膝，合二至丸

药物组成、剂量及煎服法：

女贞子15g	旱莲草15g	熟地30g	枸杞子15g
山萸肉15g	山药20g	龟板胶15g^(烊化)	菟丝子15g
鹿角胶15g^(烊化)	牛膝15g		

7剂，水煎服。日1剂，早晚分服。

考点 链 接

1. 相似病证的鉴别

崩漏与月经先后无定期相鉴别。二者都可以见到经期不规则。区别在于，月经先后无定期主要是周期或先或后，但多在1～2周内波动，即提前或推后7天以上2周以内，经期、经量基本正常。而崩漏是周期、经期、经量的严重失调，出血不能自止。

2. 其他证候、治法、方剂

肾阳虚证：辨证要点为患者多为中年妇女。经乱无期，出血量多或淋沥不尽，血色淡红或淡暗质稀，面色晦暗，肢冷畏寒，腰膝酸软，小便清长，夜尿多，眼眶暗；舌淡暗，苔白润，脉沉细无力。治法为温肾固冲，止血调经。治疗代表方为右归丸加党参、黄芪、三七。

脾虚证：辨证要点为崩中暴下继而淋沥，血色淡而质薄，气短神疲，面色㿠白，面浮肢肿，手足不温；舌质淡，苔薄白，脉弱。治法为补气升阳，止血调经。治疗代表方为固本止崩汤。

3. 考题点评

考点一：明确崩漏病证的诊断要点。中医崩漏与西医的功能失调性子宫出血对应，是妇科常见病，也是疑难急重病证。《景岳全书·妇人规》云："崩漏不止，经乱之甚者也。"

考点二：注意该病证的治疗要点。根据"急则治其标，缓则治其本"的原则，灵活掌握和运用塞流、澄源、复旧的治崩三法。崩漏之际，急当"塞流"止崩，以防厥脱；出血缓减后，"澄源"以正本清源，求因治本；止血后，"复旧"即固本善后，调整月经周期。

题卡 ④3 ——闭经

病例摘要

张某，女，25岁，已婚。

2015年12月8日初次就诊。患者体质瘦弱，自诉16岁初潮，平素月经量少，周期为34～35天，经期2～3天，末次月经为2015年6月10日。近6个月，月经停闭不行，伴腰酸痛，畏寒肢冷，面有暗斑，因工作繁忙，一直未重视，今欲生子来诊。妇科B超检查子宫未见异常。刻下症见：月经未行，腰酸腿软，畏寒肢冷，面有暗斑。舌淡，脉沉细。

答题要求： 1. 根据上述病例摘要，在答题卡上完成书面辨证论治。

2. 中医病证鉴别：请与胎死腹中相鉴别。

考试时间： 60分钟。

参考答案

主诉： 月经停闭6个月。

中医辨病辨证依据（含病因病机分析）：

患者近6个月来，月经未行，妇科B超检查子宫未见异常，故诊断为闭经。先天禀赋不足，肾气未盛，精气未充，天癸匮乏，故见月经初潮偏迟，体质瘦弱；肾气亏虚，冲任损伤，血海空虚而致月经周期延后，经量少，渐至停闭；肾阳不足，无以温煦，故见畏寒肢冷；肾阳虚，不足以温阳肾之外府，故见腰酸腿软；肾在色为黑，肾阳虚，故面有暗斑。舌淡，脉沉细为肾阳虚之象。

中医病证鉴别（中医执业考生作答）：

育龄期停经与胎死腹中相鉴别。胎死腹中虽有月经停闭，但还可以有厌食、择食、恶心、呕吐等早孕反应史，乳头着色、乳房增大等妊娠体征。妇科检查宫颈着色、软，子宫增大，但小于停经月份、质软，B超检查提示子宫增大，宫腔内见胚芽，甚至胚胎或胎儿。闭经者停经前大部分有月经紊乱，继而闭经，无妊娠反应和其他妊娠变化。

诊断：

中医疾病诊断：闭经　　　　　　中医证候诊断：肾气亏虚证

中医治法： 补肾益气调经

方剂：加减苁蓉菟丝子丸

药物组成、剂量及煎服法：

肉苁蓉15g　　　　淫羊藿10g　　　　菟丝子10g　　　　紫河车15g

| 覆盆子 10g | 枸杞子 15g | 当归 10g | 熟地 15g |
| 桑寄生 15g | 焦艾叶 6g | 巴戟天 10g | 仙茅 15g |

7 剂，水煎服。日 1 剂，早晚分服。

考点链接

1. 相似病证的鉴别

闭经与避年相鉴别。避年指月经一年一行，无不适，不影响生育，为极少见的月经特殊生理现象。较之闭经，避年多自初潮开始月经一年一行，而闭经指女子年逾 16 岁，月经尚未初潮，或已行经又中断 6 个月以上者。

2. 其他证候、治法、方剂

气滞血瘀证：辨证要点为月经数月不行，精神抑郁，烦躁易怒，胸胁乳房胀痛，少腹胀痛、拒按；舌边紫暗，有瘀点，脉沉涩。治法为理气活血，祛瘀通经。治疗代表方为血府逐瘀汤加减。

痰湿阻滞证：辨证要点为月经周期延后、量少渐至停闭，形体肥胖，胸胁满闷，痰多，神疲倦怠；舌淡胖，苔腻，脉滑。治法为豁痰除湿，调气活血通经。治疗代表方为苍附导痰丸加减。

3. 考题点评

考点一：明确闭经临床分型。闭经在临床上分虚、实两端，虚者多见肝肾不足、气血虚弱、阴虚血燥；实者多见气滞血瘀、痰湿阻滞。

考点二：注意闭经的治疗。闭经病因多端，机理复杂，故在诊断上需通过相关检查，排除生理性闭经，找出引起闭经的原因；若因他病或器质性原因引起闭经，当先治他病或在判断病势的基础上采取相应的治疗方法，切不可不分情况以通为快。补不可滋滞，泻不可峻攻，需在调理气血中寓以泻法，或先补后攻，或攻补兼施，因势利导。

题卡 44 ——痛经

病例摘要：

胡某，女，34 岁，已婚。

患者 15 岁月经初潮，每次月经来潮均有小腹疼痛，尤以经行第 1 日为甚，绞痛难忍，热敷稍舒，常需口服或注射止痛药。2 年前曾诊断为"子宫内膜异位症"。平素胃纳欠佳，四肢不温，经前小腹及肛门下坠，大便溏薄。舌质淡暗，苔白，脉沉细迟缓。

答题要求： 1. 根据上述病例摘要，在答题卡上完成书面辨证论治。
      2. 中医病证鉴别：请与慢性盆腔炎相鉴别。

考试时间： 60 分钟。

参考答案

主诉：经行小腹疼痛近 20 年。

中医辨病辨证依据（含病因病机分析）：

患者主要表现为经行小腹疼痛，以经行第 1 日为甚，绞痛难忍，热敷稍舒，故诊断为痛经。患者病程较长，经行腹痛剧烈，并伴有经量多，色暗，有血块，持续 7～8 天，证属血瘀。舌质淡暗，苔白，脉沉细迟缓为寒象。寒凝子宫、冲任，血行不畅，"不通则痛"，故经期小腹疼痛，寒得热化，瘀滞暂通，故热敷稍舒；寒邪内盛，阻遏阳气故四肢不温；大便溏薄为阳虚之象。舌质淡暗，苔白，脉沉细迟缓均为寒凝血瘀之象。

中医病证鉴别（中医执业考生作答）：

痛经与慢性盆腔炎相鉴别。二者都可以见到腹痛。区别在于慢性盆腔炎平素腰骶部及小腹坠痛，劳累后加重。白带量多，有异味，月经提前，量多，甚至经期延长，妇科检查有慢性盆腔炎的体征。而痛经的腹痛随月经周期而发，每次月经来潮均有小腹疼痛，经净症状逐渐消失，但呈进行性加重。

诊断：

中医疾病诊断：痛经　　　　　中医证候诊断：寒凝血瘀证

中医治法：温经暖宫，化瘀止痛

方剂：少腹逐瘀汤加减

药物组成、剂量及煎服法：

小茴香 10g	干姜 6g	延胡索 15g	当归 12g
川芎 10g	肉桂 10g	赤芍 12g	白芍 12g
五灵脂 10g	炒白术 20g	鸡内金 10g	党参 12g
		7 剂，水煎服。日 1 剂，早晚分服。	

考点链接

1. 相似病证的鉴别

痛经与异位妊娠的鉴别。二者都可以见到腹痛。区别在于异位妊娠有停经史，早孕反应，妊娠试验阳性，腹痛，阴道不规则出血；而痛经腹痛随月经周期而发，每次月经来潮均有小腹疼痛，经净症状逐渐消失，但呈进行性加重。

2. 其他证候、治法、方剂

气滞血瘀证：辨证要点为经期小腹胀痛拒按，经血量少，行而不畅，血色紫暗有块，块下痛暂减，乳房胀痛，胸闷不舒；舌质紫暗有瘀点，脉弦。治法为理气化瘀止痛。治疗代表方为膈下逐瘀汤加减。

3. 考题点评

考点一：明确痛经的鉴别诊断。痛经应与发生在经期或与经期加重的内、外、妇诸学科引起的腹痛症状的疾病如急性阑尾炎、结肠炎、膀胱炎、卵巢囊肿蒂扭转等鉴别。注意详问病史，结合妇科检查及相关的辅助检查，作出诊断与鉴别。

考点二：注意该病证的辨证论治。首当辨识疼痛发生的时间、部位、性质以及疼痛的程度。临证还需结合月经期量、色、质，伴随症状，舌、脉及素体和病史综合分析。

考点三：痛经治法分两步：经期重在调血止痛以治标，及时控制、缓减疼痛；平时辨证求因而治本；标本急缓，主次有序地阶段调治。

题卡 45 ——绝经前后诸证

病例摘要：

孙某，女，46岁，已婚。2019年6月18日就诊。

患者近2个月心慌，烦躁，烘热汗出，伴见乏力嗜睡。末次月经6月3日，经量较前明显减少，2天即净，经色红，无血块。五心烦热，腰膝酸疼，口干便秘，尿少色黄。舌红少苔，脉细数。

答题要求： 1. 根据上述病例摘要，在答题卡上完成书面辨证论治。
2. 中医病证鉴别：请与癥瘕相鉴别。

考试时间： 60分钟。

参考答案

主诉： 心慌、心烦、烘热多汗2个月。

中医辨病辨证依据（含病因病机分析）：

本患者年近半百，时近绝经前期，月经紊乱，量少，心慌，烦躁，烘热汗出等，可诊断为绝经前后诸证。绝经前后，肾阴虚冲任失调，则月经提前或先后不定。肾阴日衰，阴虚不能上荣于头目脑髓，故嗜睡；阴不维阳，虚阳上越，故烘热汗出，五心烦热；腰为肾之府，肾虚腰失所养，故见腰膝酸疼；阴虚生内热，故见口干便秘，尿少色黄。舌红少苔，脉细数均为肾阴虚之象。

中医病证鉴别（中医执业考生作答）：

绝经前后诸证与癥瘕相鉴别。二者都可以见到经量多少不定或经断复来。区别在于癥瘕的好发之期是经断前后的年龄，如出现月经过多或经断复来，或有下腹疼痛，浮肿，或带下五色，气味臭秽，或身体骤然明显消瘦等症状者，应详加观察，并结合西医学的辅助检查，明确诊断，以免贻误病情。

诊断：

中医疾病诊断：绝经前后诸证　　　　中医证候诊断：肾阴虚证

中医治法： 滋养肾阴，佐以潜阳

方剂：左归丸加制首乌、龟甲

药物组成、剂量及煎服法：

山药 15g	熟地 12g	山茱萸 10g	枸杞 10g
菟丝子 10g	女贞子 10g	旱莲草 10g	制首乌 10g
龟甲 15g^(先煎)	鳖甲 15g^(先煎)	炙甘草 6g	

7 剂，水煎服。日 1 剂，早晚分服。

考点链接

1. 相似病证的鉴别

绝经前后诸证与心悸、眩晕、水肿相鉴别。本病症状表现可与某些内科病如心悸、眩晕、水肿等相类似，临证时应注意鉴别。

2. 其他证候、治法、方剂

肾阳虚证：辨证要点为经断前后，经行量多，经色淡暗；精神萎靡，面色晦暗，腰背冷痛，小便清长，夜尿频数，或面浮肢肿；舌淡，或胖嫩边有齿痕，苔薄白，脉沉细弱。治法为温肾扶阳。治疗代表方为右归丸合理中丸。

3. 考题点评

考点一：绝经前后诸症的定义。中医绝经前后诸症与西医的围绝经期综合征相对应，是常见的妇科疾病。

考点二：注意该病证的治疗要点。绝经前后诸症以肾虚为本，治疗上应注意平调肾中阴阳，清热不宜过于苦寒，祛寒不宜过于温燥，更不可妄用克伐，以免犯虚虚之戒。并注意有无水湿、痰浊、瘀血之兼夹证而综合施治。

题卡 46 ——带下病

病例摘要：

吴某，女，38 岁，已婚。

患者于半年前无明显诱因出现带下增多，阴道口灼热、疼痛，诊为"带下病"，经治疗后症状好转。近半年来，症状反复，带下量多，色淡黄，质稀，有异味，阴痒，无阴道流血，面色㿠白，神疲乏力，纳少便溏，小便正常。舌淡胖，苔白，脉细滑。

答题要求：1. 根据上述病例摘要，在答题卡上完成书面辨证论治。
2. 中医病证鉴别：请与经间期出血相鉴别。

考试时间：60 分钟。

参考答案

主诉：反复白带量多伴阴痒半年余。

中医辨病辨证依据（含病因病机分析）：

患者以反复白带量多伴阴痒半年余，诊为带下病。脾气虚弱，运化失司，湿邪下注，损伤任带，使任脉不固，带脉失约而为带下过多；脾虚气弱，中阳不振，则面色㿠白，神疲乏力；脾虚失运，则纳少便溏；舌淡胖，苔白，脉细滑均为脾虚湿困之象。

中医病证鉴别（中医执业考生作答）：

带下呈赤色时需与经间期出血相鉴别。经间期出血是指月经周期正常，在 2 次月经之间出现周期性出血，一般持续 3~7 天，能自行停止。赤带者，其出现无周期性，且月经周期正常。

诊断：

中医疾病诊断：带下病　　　　　　中医证候诊断：脾虚证

中医治法： 健脾益气，升阳除湿

方剂：完带汤加减

药物组成、剂量及煎服法：

苍术 15g	白术 15g	陈皮 6g	党参 20g
甘草 6g	怀山药 20g	车前子 15g$^{(包煎)}$	柴胡 10g
白芍 12g	黑荆芥 10g		

7 剂，水煎服。日 1 剂，早晚分服。

考点 链接

1. 相似病证的鉴别

带下呈白色时需与白浊相鉴别。白浊是指尿窍流出浑浊如米泔样物的一种疾患，多随小便排出，可伴有小便淋漓涩痛。而带下过多，出自阴道。由于带下过多是一种症状，许多疾病均可出现。若出现大量浆液性黄水或脓性或米泔样恶臭白带时，需警惕宫颈癌、宫体癌或输卵管癌。可通过妇科检查和借助阴道细胞学、宫颈或宫内膜病理检查、B 超、宫腔镜及腹腔镜等检查进行鉴别。

2. 其他证候、治法、方剂

湿热下注证：辨证要点为带下量多，色黄或呈脓性，质黏稠，有臭气，或带下色白质黏，呈豆渣样，外阴瘙痒；小腹作痛，口苦口腻，胸闷纳呆，小便短赤；舌红，苔黄腻，脉滑数。治法为清利湿热，佐以解毒杀虫。治疗代表方为止带方加减。

3. 考题点评

考点一：明确带下病病证的病因病机。湿邪是导致本病的主要原因，湿邪伤及任带二脉，使任脉不固、带脉失约是其主要病机。

考点二：注意该病证的治疗要点。本病治疗以除湿为主。一般治脾宜运、宜升、宜燥；治肾宜补、宜固、宜涩；湿热和热毒宜清、宜利。实证治疗还需配合外治法。

题卡 47 ——胎漏、胎动不安

病例摘要：

高某，女，25岁，已婚。

患者末次月经7月28日。9月8日患者因腹痛就诊，诊断为"胃肠炎"，未作特殊处理。因患者腹痛未止，9月19日又见阴道出血，遂再次就诊。刻下症见：阴道少量流血，色鲜红，无血块，小腹痛，头晕，精神疲倦，恶心，口干苦，胃纳少，睡眠欠佳，无腰酸，无发热，二便调。查尿妊娠试验：阳性。查B超：宫内妊娠6⁺周，先兆流产声像。舌质略红，苔微黄干，脉细滑。

答题要求： 1. 根据上述病例摘要，在答题卡上完成书面辨证论治。

2. 中医病证鉴别：请与堕胎相鉴别。

考试时间： 60分钟。

参考答案

主诉： 停经58天，小腹痛16天，伴阴道出血5天。

中医辨病辨证依据（含病因病机分析）：

该患者停经后先出现小腹痛，继而见阴道出血，尿妊娠试验及B超提示宫内妊娠，符合胎动不安诊断。患者阴道少量流血，色鲜红，质稠，口干苦，心烦不安，睡眠欠佳，证属血热。热邪直犯冲任，内扰胎元，胎元不固，热迫血行，故妊娠期阴道下血；血为热灼，故血色鲜红；热邪内扰，胎气不安，胎系于肾，故见腰酸。口干苦，心烦不安，舌质略红，苔微黄干，脉细滑均为血热之征象。

中医病证鉴别（中医执业考生作答）：

胎动不安与堕胎相鉴别。二者都可以见到阴道出血。区别在于堕胎阴道出血少或停止，可见组织物自阴道排出，无腹痛，妇科检查示宫颈已闭，宫体大小正常或略大，尿妊娠试验转阴，B超不见胚胎。而胎动不安可见阴道出血少量，色鲜红或暗红，腹痛，不见组织物排出，妇科检查示宫颈未扩张，宫体大小与孕周相符，尿妊娠试验阳性，B超可见胎心搏动。

诊断：

中医疾病诊断：胎动不安　　　　　中医证候诊断：血热证

中医治法： 清热凉血，养血安胎

方剂：保阴煎加苎麻根

药物组成、剂量及煎服法：

生地15g	白芍15g	熟地15g	山药15g
黄芩12g	地榆15g	旱莲草15g	续断15g

香附 10g	陈皮 6g	甘草 6g	阿胶 10g(烊化)

7 剂，水煎服。日 1 剂，早晚分服。

考点链接

1. 相似病证的鉴别

胎动不安与异位妊娠相鉴别。二者均可见停经、腹痛、阴道出血。区别在于异位妊娠的阴道出血呈点滴状，褐色，少腹隐痛或突发剧痛，妇科检查见宫颈举摇痛，宫体大小较孕周小或较正常略大，附件可有小包块，触痛明显，尿妊娠试验阳性，B超示宫内无胚胎宫外有包块或孕囊。而胎动不安可见阴道出血少量，色鲜红或暗红，腹痛，妇科检查示宫颈未扩张，宫体大小与孕周相符，附件区无异常，尿妊娠试验阳性，B超可见胎心搏动。

2. 其他证候、治法、方剂

肾虚证：辨证要点为妊娠期阴道少量出血、色淡暗，腰酸，腹痛，下坠，或曾屡孕屡堕，头晕耳鸣，夜尿多，眼眶暗黑或面部暗斑；舌淡暗，苔白，脉沉细滑、尺脉弱。治法为补肾健脾，益气安胎。治疗代表方为寿胎丸加减。

3. 考题点评

考点一：明确胎动不安病证的诊断要点。胎动不安与西医的先兆流产相对应，停经、腹痛、阴道出血是其三大主症。

考点二：注意该病证的辨证论治。其辨证要点是阴道下血、腰酸、腰痛、下坠四大症状的性质、轻重程度及全身脉症，以辨其虚、热、瘀及转归。四大症较轻而妊娠滑脉明显，经检查尿妊娠试验阳性或B超示胚胎存活者，治疗以补肾安胎为大法，根据不同的证型辅以清热凉血、益气养血或化瘀固冲。当病情发展，四大主症加重而滑脉不明显者，早孕反应消失，尿妊娠试验转阴，出现堕胎难留或胚胎停止发育时，又当下胎益母。

题卡 48 ——产后发热

病例摘要：

刘某，女，30 岁，已婚。

患者 25 天前行第 2 次剖宫产，13 天前开始恶寒、恶风、低热持续不退，体温 37℃～38℃，伴头晕、头痛、心慌、食欲差，两侧少腹绵绵作痛曾先后使用西药抗感染和中药清热解毒治疗，疗效不显，阴道仍有少量血性分泌物，色淡质稀。舌质淡，苔薄白，脉细数。

答题要求： 1. 根据上述病例摘要，在答题卡上完成书面辨证论治。

2. 中医病证鉴别：请与蒸乳发热相鉴别。

考试时间： 60 分钟。

参考答案

主诉：产后 25 天，发热 13 天。

中医辨病辨证依据（含病因病机分析）：

患者产后低热持续不退，且伴有头晕、头痛、心慌、食欲差，两侧少腹绵绵作痛等症状，当属于产后发热。患者因产失血伤津，阴血骤虚，阴不敛阳，虚阳外浮，故低热持续不退；血虚胞脉失养故两侧少腹绵绵作痛；阴血亏虚，清窍失养则头晕、头痛；血不养心则心慌；气随血耗，冲任不固，则阴道仍有少量血性分泌物，色淡质稀。舌质淡，苔薄白，脉细数均为气血不足之象。

中医病证鉴别（中医执业考生作答）：

产后发热与蒸乳发热相鉴别。二者都可以见到低热。区别在于蒸乳发热是产后3～4天泌乳期低热，可自然消失，俗称"蒸乳"，不属于病理范畴。产后发热是指产褥期内，出现发热持续不退，或突然高热寒战，并伴有其他症状者，称"产后发热"。

诊断：

中医疾病诊断：产后发热　　　中医证候诊断：血虚证

中医治法：补血益气

方剂：八珍汤去川芎，加黄芪

药物组成、剂量及煎服法：

党参15g	丹参10g	当归10g	白术15g
黄芪20g	茯苓20g	白芍30g	熟地20g
		7剂，水煎服。日1剂，早晚分服。	

考点链接

1. 相似病证的鉴别

产后发热与乳痈发热相鉴别。二者都可以见到发热。区别在于乳痈发热表现为乳房胀硬、红肿、热痛，甚则溃腐化脓，发热并伴有乳房局部症状是其特点；而产后发热不伴有乳房局部症状。可资鉴别。

2. 其他证候、治法、方剂

感染邪毒证：辨证要点为产后高热寒战，热势不退，小腹疼痛拒按，恶露量或多或少，色紫暗如败酱，气臭秽，心烦口渴，尿少色黄，大便燥结，舌红苔黄，脉数有力。治法为清热解毒，活血化瘀。治疗代表方为五味消毒饮合失笑散或解毒活血汤加减。

3. 考题点评

考点一：明确产后发热病证的诊断要点。

考点二：注意该病证的治疗要点。主要以调气血、和营卫为主，但应重视产后多虚多瘀的特点。

题卡 ㊾ ——不孕症

病例摘要：

胡某，女，29岁，已婚。

患者2年前行人工流产手术，术后有正常性生活且男方精液正常，至今未孕。平素月经或先或后，经量多少不一，经前烦躁易怒，胸胁乳房胀痛，善太息，纳可，寐欠安，多梦，大便偏干。舌暗红边有瘀斑，脉弦细。

答题要求： 1. 根据上述病例摘要，在答题卡上完成书面辨证论治。

2. 中医病证鉴别：请与暗产相鉴别。

考试时间： 60分钟。

参考答案

主诉： 人工流产术后2年未孕。

中医辨病辨证依据（含病因病机分析）：

患者人流术后2年有正常性生活且男方精液正常，至今未孕，故诊断为不孕症，且为继发性不孕。肝气郁结，气机不畅，疏泄失司，血海蓄溢失常，故月经或先或后，经量多少不一；肝失条达，气血失调，冲任不能相资，故日久不孕；肝郁气滞，血行不畅，不通则痛，故胸胁乳房胀痛，输卵管通而不畅；经前烦躁易怒，舌暗红边有瘀斑，脉弦细均为肝气郁结之症。

中医病证鉴别（中医执业考生作答）：

不孕症与暗产相鉴别。暗产是指早孕期，胚胎初结而自然流产者。此时孕妇尚无明显的妊娠反应，一般不易被觉察而误认为不孕。通过BBT、早孕试验及病理学检查可明确。

诊断：

中医疾病诊断：不孕症　　　　　中医证候诊断：肝气郁结证

中医治法： 疏肝解郁，理血调经

方剂：开郁种玉汤加减

药物组成、剂量及煎服法：

当归10g	白芍10g	茯苓10g	白术10g
丹皮10g	香附10g	天花粉10g	

7剂，水煎服。日1剂，早晚分服。

考点 链 接

1. 相似病证的鉴别

不孕症不同病因相鉴别。根据引起女性不孕的病变器官的不同可分为卵巢性不孕、输卵管性不孕、子宫性不孕、子宫颈性不孕及外阴异常性不孕等。临证时需借助现代西医诊断技术进行鉴别，以期尽早解决病人困扰。

2. 其他证候、治法、方剂

瘀滞胞宫证：辨证要点为婚久不孕，月经多推后或经期正常，经来腹痛，甚或呈进行性加剧，经量多少不一，经色紫暗，有血块，块下痛减；有时经行不畅，淋沥难净，或经间出血；或肛门坠胀不适，性交痛；舌质紫暗或边有瘀点，苔薄白，脉弦或弦细涩。治法为逐瘀荡胞，调经助孕。治疗代表方为少腹逐瘀汤加减。

3. 考题点评

考点一：明确不孕症病证的原因。通过男女双方全面检查找出原因，是不孕症的诊治关键。女方检查步骤：详问病史，体格检查，不孕症特殊检查（包括卵巢功能检查、输卵管通畅试验、免疫因素检查、宫腔镜检查等）。

考点二：注意该病证的辨证论治。不孕症的辨证要点在于脏腑，气血，经络的寒、热、虚、实。治疗重点是温养肾气，填精益血，调理冲任、气血，使经调病除，则胎孕可成。常见的证型是肾虚、肝郁、瘀滞胞宫和痰湿内阻。

题卡 50 ——癥瘕

病例摘要：

周某，女，45 岁，已婚。

患者 2015 年 12 月 1 日初诊。患者 13 岁月经初潮，月经周期 28 天，行经期 7 天，月经量中等，痛经（+）。5 年前开始月经量明显增多，月经 10 余天才净，末次月经 2015 年 11 月 8 日，量多，夹有血块，伴口干不欲饮。1 周前妇科检查：子宫增大；腹部包块坚硬不移，痛而拒按。B 超：子宫前壁可见 7cm×6cm×5cm 强回声区，宫体 12cm×11cm×9cm，现见面色晦暗，肌肤不润。舌暗红边有瘀点，苔薄白，脉沉涩。

答题要求： 1. 根据上述病例摘要，在答题卡上完成书面辨证论治。

2. 中医病证鉴别：请与妊娠子宫相鉴别。

考试时间： 60 分钟。

参考答案

主诉： 月经量多 5 年，伴发现腹部包块 1 周。

中医辨病辨证依据（含病因病机分析）

血瘀不行，气机被阻，积结成癥，故包块坚硬不移，痛而拒按；脉络不通，血运失常，上不荣面，外不荣肌肤，故面色晦暗，肌肤不润；瘀血内阻，冲任失调，故月经量多，夹有血块，瘀血内阻，不通则痛，故见痛经；津液不能上承，故见口干不欲饮。舌暗红边有瘀点，苔薄白，脉沉涩为血瘀之象。

中医病证鉴别（中医执业考生作答）

癥瘕与妊娠子宫相鉴别：妊娠子宫者，有停经史，子宫大小与停经月份相符，肿块在下腹中央，质地较软，形态规则，妊娠试验阳性。癥瘕指妇人下腹胞中有结块，伴有或胀，或痛，或满，甚或出血者。

诊断：

中医疾病诊断：癥瘕　　　　　中医证候诊断：血瘀证

中医治法：活血化瘀，破积消癥

方剂：桂枝茯苓丸加减

药物组成、剂量及煎服法：

牡丹皮 15g	桂枝 12g	茯苓 10g	赤芍 15g
桃仁 15g	醋三棱 12g	醋莪术 12g	

7 剂，水煎服。日 1 剂，早晚分服。

考点链接

1. 相似病证的鉴别

癥瘕与陈旧性宫外孕相鉴别。后者有停经史，肿块位于下腹一侧，质地较硬，界线较清，妇科检查示宫颈举痛，宫旁可触及包块，有压痛，其大小与停经月份无关，B 超检查宫体无变化，宫旁可探及实质性波。而癥瘕指妇人下腹胞中有结块，伴有或胀，或痛，或满，甚或出血的症状。

2. 其他证候、治法、方剂

气滞血瘀证：辨证要点为腹部结块不坚，推之可移，部位不定，痛无定处，伴小腹胀满，胸闷嗳气，精神抑郁；舌淡红苔薄润，脉沉弦。治法为行气导滞，破瘀消癥。治疗代表方为香棱丸加减或大黄䗪虫丸。

痰湿瘀结证：辨证要点为小腹包块按之柔软，时或作痛，带下量多，色白质黏腻，伴形寒，胸脘痞闷；舌暗苔白腻，脉沉滑。治法为理气化痰，破瘀消癥。治疗代表方为苍附导痰丸合桂枝茯苓丸。

3. 考题点评

考点一：明确癥瘕的辨证分型。临床上以气滞、血瘀、痰湿为多见。

考点二：注意本病的治疗。总的治则不外攻邪、扶正两端。体质强者，攻积为主，若肿块有形，属血瘀者，治以活血消瘀破癥；肿块无形，聚散无常，属气滞者，当以理气行滞散瘕。对于体质虚弱者，当扶正以祛邪，或先补后攻，或攻补兼施。

题卡 ⑤1 ——肺炎喘嗽

病例摘要：

周某，男，2 岁。

患者 13 天前开始发热，初起发热恶风，咳嗽，继则高烧持续不退，最高者达 40℃，周身无汗，咳而微烦，面色红赤，便干尿黄，听诊肺水泡音较密集。舌质微红，苔黄腻，指纹浮紫。

答题要求：1. 根据上述病例摘要，在答题卡上完成书面辨证论治。

2. 中医病证鉴别：请与咳嗽相鉴别。

考试时间：60 分钟。

参考答案

主诉：发热、咳嗽 13 日。

中医辨病辨证依据（含病因病机分析）：

患者发热已 13 日之久，高热不退，周身无汗，咳而微烦，听诊肺水泡音较密集，故诊断为肺炎喘嗽。此为表邪未解，肺卫不宣，病邪羁留，热不得越。风热久羁，肺气郁闭，故见咳而微烦，热郁于内，故见面色红赤，便干尿黄。舌质微红，苔黄腻，脉数均为风热闭肺之象。

中医病证鉴别（中医执业考生作答）：

肺炎喘嗽与咳嗽相鉴别。二者都可以见到咳嗽。区别在于咳嗽患者喘促少见，无发热或低热，肺部听诊呼吸音粗糙或有不固定的干、湿啰音。而肺炎喘嗽临床以发热、咳嗽、痰壅、喘促、鼻扇为主症，重者可见张口抬肩、呼吸困难、面色苍白、口唇青紫等症。

诊断：

中医疾病诊断：肺炎喘嗽　　　　　中医证候诊断：风热闭肺证

中医治法：辛凉宣肺，化痰止咳

方剂：麻杏石甘汤加减

药物组成、剂量及煎服法：

金银花6g	连翘6g	淡竹叶6g	牛蒡子5g
淡豆豉12g	薄荷6g	桔梗3g	杏仁3g
黄芩3g	甘草3g		

7 剂，水煎服。日 1 剂，早晚分服。

考点链接

1. 相似病证的鉴别

肺炎喘嗽与支气管异物相鉴别。吸入异物可致肺部炎症，根据异物吸入史、突然出现呛咳、胸部 X 线检查可予以鉴别，纤维支气管镜检查可确定诊断。

2. 其他证候、治法、方剂

风寒闭肺证：辨证要点为恶寒发热，无汗，呛咳不爽，呼吸气急，痰白而稀，口不渴，咽不红；舌质不红，苔薄白或白腻，脉浮紧，指纹浮红。治法为辛温宣肺，化痰止咳。治疗代表方为华盖散加减。

3. 考题点评

考点一：明确肺炎喘嗽病证的诊断要点。中医肺炎喘嗽与西医的小儿肺炎对应，是常见的肺系疾病。

考点二：注意该病证的治疗要点。以开肺化痰、止咳平喘为基本法则。出现变证者，或温补心阳，或平肝息风，随证施治。

题卡 52 ——小儿泄泻

病例摘要：

张某，女，3 个月。

患者近 2 日出现大便溏稀，日行四五次，夹有乳凝块，气味酸臭，腹痛胀满，嗳气酸馊，矢气颇多，啼哭不安。苔厚腻，脉滑实。

答题要求： 1. 根据上述病例摘要，在答题卡上完成书面辨证论治。

2. 中医病证鉴别：请与细菌性痢疾相鉴别。

考试时间： 60 分钟。

参考答案

主诉： 大便溏稀 2 天。

中医辨病辨证依据（含病因病机分析）：

患儿主要表现为大便溏稀，日行四五次，符合泄泻诊断。乳食不节，损伤脾胃，健运失司，食积中焦，故见以上诸症。腹痛胀满，嗳气酸馊，矢气颇多，啼哭不安，苔厚腻，故辨证应为伤食泻。

中医病证鉴别（中医执业考生作答）：

小儿泄泻与细菌性痢疾相鉴别。后者急性起病，便次颇多，便稀，有黏胨脓血，腹痛明显，里急后重。便常规检查脓细胞、红细胞多，可找到吞噬细胞；便培养有痢疾杆菌生长。泄泻是由多种病因引起的以大便次数增多和性状变稀为特点的疾病，分为感染性腹泻和非感染性腹泻。

诊断：

中医疾病诊断：小儿泄泻　　　　中医证候诊断：伤食泻证

中医治法：消食化滞，和胃止泻

方剂：保和丸加减

药物组成、剂量及煎服法：

炒麦芽 10g	炒山楂 10g	煨葛根 6g	莱菔子 6g
茯苓 6g	陈皮 3g	木香 3g	
		7剂，水煎服。日1剂，早晚分服。	

考点链接

1. 相似病证的鉴别

小儿泄泻与习惯性腹泻相鉴别。每年入秋天气转凉，因饮食不当、受凉引起的腹泻，腹痛，便急，频繁排稀便，但化验检查无病毒、细菌，却久治不愈，呈慢性过程，称习惯性腹泻。泄泻是由多种病因引起的以大便次数增多和性状变稀为特点的疾病，分为感染性腹泻和非感染性腹泻。

2. 其他证候、治法、方剂

湿热泻：辨证要点为大便水样，或如蛋花汤样，泻势急迫，量多次频，气味秽臭，或夹少许黏液，腹痛阵作，发热烦哭，食欲不振，或伴呕恶，小便短黄；舌质红，苔黄腻，脉滑数。治法为清肠解热，化湿止泻。治疗代表方为葛根黄芩黄连汤加减。

3. 考题点评

考点一：明确泄泻病证的辨证分类。主要分常证、变证两大类。常证有湿热泻、风寒泻、伤食泻、脾虚泻、脾肾阳虚泻；变证有气阴两伤、阴竭阳脱。

考点二：注意该病证的治疗要点。以运脾化湿为基本原则。实证祛邪，虚证扶正。泄泻变证，总属正气大伤，分别治以益气养阴、酸甘敛阴，护阴回阳、救逆固脱。本病除内服药外，还常用针灸、推拿、外治等法治疗。

题卡53——积滞

病例摘要：

张某，男，2岁3个月。

患儿近3日来不思乳食，口干，脘腹胀满，时呕吐食物，午后发热，烦躁啼哭，夜不安寐，小便黄，大便臭秽。目前身长90cm，体重26斤。舌红，苔黄腻，脉滑数，指纹紫。

答题要求：1. 根据上述病例摘要，在答题卡上完成书面辨证论治。
2. 中医病证鉴别：请与疳证鉴别。
考试时间：60 分钟。

参考答案

主诉：不思乳食 3 日。

中医辨病辨证依据（含病因病机分析）：

小儿喂养不当或乳食不节，脾胃受损，纳化不及，宿食停聚，积而不化，乃成积滞，小儿为纯阳之体，诸症相兼皆可从热而化。患儿舌红、苔黄腻，脉滑数，指纹紫，皆为食积之象。

中医病证鉴别（中医执业考生作答）：

积滞与疳证相鉴别。本病以不思乳食，食而不化，脘腹胀满，大便酸臭为特征，无明显形体消瘦为与疳证的主要区别。但疳与积关系密切，若积久不消，影响水谷精微化生，致形体日渐消瘦，则转化为疳证。

诊断：

中医疾病诊断：积滞　　　　　中医证候诊断：食积证

中医治法：消食化积，导滞和中

方剂：保和丸加减

药物组成、剂量及煎服法：

生山楂 3g　　　　枳实 6g　　　　焦六神曲 6g　　　　茯苓 10g

黄芩 3g　　　　　黄连 3g　　　　白术 6g　　　　　　泽泻 6g

炒莱菔子 6g　　　生白术 6g

7 剂，水煎服。日 1 剂，早晚分服。

考点链接

1. 相似病证的鉴别

积滞与厌食相鉴别。积滞有伤乳伤食史，除不思乳食外，还有脘腹胀满、嗳吐酸腐、大便酸臭等乳食停聚，积而不消，气滞不行之症状。而厌食患儿，腹部坦然无所苦，可与之鉴别。

2. 其他证候、治法、方剂

乳食内积证：辨证要点为不思乳食，嗳腐酸馊或呕吐食物、乳片，脘腹胀满或疼痛拒按，大便酸臭，烦躁啼哭，夜眠不安，手足心热；舌质红，苔白厚或黄厚腻，脉象弦滑，指纹紫滞。治法为消乳化食，和中导滞。乳积者，治疗代表方为消乳丸加减。食积者，治疗代表方为保和丸加减。

脾虚夹积证：辨证要点为面色萎黄，形体消瘦，神疲肢倦，不思乳食，食则饱胀，腹满喜按，大便稀溏酸腥，夹有乳片或不消化食物残渣；舌质淡，苔白腻，脉细滑，指纹淡滞。治法为健脾助运，消食化滞。治疗代表方为健脾丸加减。

3. 考题点评：

考点一：《证治准绳·幼科·腹痛》所言："按之痛者为积滞，不痛者为里虚。"积滞属实者，脘腹胀满，疼痛拒按，并伴食入即吐，嗳吐酸腐，大便秘结酸臭等；若见食则饱胀，腹满喜按，大便溏薄或夹有不消化食物，面黄肢倦者多为虚中夹实。

考点二：本病治疗，以消食化积，理气行滞为基本法则，消积必须导滞，导滞常兼清热。消食者帮助积于中焦的乳食从内消化而解，导滞者促使积于中焦无法消化的食滞下行泄出体外。俟积散气畅，则诸症可解。积滞轻者，仅需节制饮食，或辅以食疗，病可自愈。积滞重属实者，宜以消食导滞为主，偏热者，辅以清解积热；偏寒者，佐以温阳助运；积热结聚者，当通腑泻热，导滞攻下。属虚实夹杂者，宜消补兼施，积重而脾虚轻者，宜消中寓补；积轻而脾虚重者，宜补中寓消，以期消积不伤正，扶正以祛积。

题卡 54 ——鹅口疮

病例摘要：

郑某，男性，1岁4个月。

患儿因喂奶器具不洁，口腔舌面满布白屑，周围黏膜红赤1周，面赤，唇红，烦躁不宁，伴发热、吮乳多啼，口干，小便黄赤，大便干结，舌质红，苔黄厚，指纹紫滞。

答题要求： 1. 根据上述病例摘要，在答题卡上完成书面辨证论治。

2. 中医病证鉴别：请与白喉鉴别。

考试时间： 60分钟。

参考答案

主诉： 口腔舌面满布白屑，周围黏膜红赤1周。

中医辨病辨证依据（含病因病机分析）：

患儿因喂奶器具不洁，口腔、舌上漫生白屑，状如鹅口，故诊断为鹅口疮。心脾二经胎热上攻，心开窍于舌，脾开窍于口，心脾两经热盛，致满口皆生白斑雪片，热灼津液，体内积热，则见口干，小便黄赤，大便干结。

中医病证鉴别（中医执业考生作答）：

鹅口疮应与白喉相鉴别。白喉是一种传染病，白喉假膜多起于扁桃体，渐次蔓延于咽或鼻腔等处，其色灰白，不易擦去，若强力擦去则易出血，多有发热、喉痛、疲乏等症状，病情严重。此外，残留奶块其状与鹅口疮相似，但以温开水或棉签轻拭，即可除去奶块，易于鉴别。

诊断：

中医疾病诊断：鹅口疮　　　　中医证候诊断：心脾积热证

中医治法：清心泻脾

方剂：清热泻脾散加减

药物组成、剂量及煎服法：

黄芩6g	栀子6g	黄连6g	石膏10g^(先煎)
生地黄6g	竹叶3g	灯心草3g	甘草5g

7剂，水煎服。日1剂，早晚分服。

考点 链接

1. 病证的特点

本病轻证白屑较少，全身症状轻微或无，饮食睡眠尚可；重证白屑堆积，层层叠叠，甚或蔓延到鼻腔、咽喉、气道、胃肠，并伴高热、烦躁或虚衰，吐泻、呼吸及吮乳困难等，极重者可危及生命。

2. 相似病证的鉴别

鹅口疮与手足口病相鉴别。鹅口疮多发生于初生婴儿及久病体弱的婴幼儿，以口腔及舌上、齿龈等处满布白屑，周围有红晕为特点，一般无疼痛、流涎。手足口病是由柯萨奇病毒等感染引起的急性传染病，多见于4岁以内小儿，夏秋季节多见，幼托机构易造成流行，以发热，口腔黏膜疱疹、溃疡，伴手、足、臀部皮肤出现斑丘疹、疱疹为特征。

3. 其他证候、治法、方剂

虚火上炎证：辨证要点为口腔舌上白屑稀散，周围黏膜红晕不着，形体消瘦，颧红盗汗，手足心热，口干不渴，可伴低热，虚烦不安，舌质红，苔少，脉细数或指纹淡紫。治法为滋阴降火。治疗代表方为知柏地黄丸加减。

考题点评：

考点一：本病总由邪热熏灼口舌所致，治当清热泻火为要。实证者治以清泄心脾积热；虚证者治以滋肾养阴，清热降火。轻症可以局部药物外治治疗，重症则应内治、外治兼施，方可提高疗效。对影响吮乳、呼吸或全身症状重者，应积极给予中西医结合救治。

考点二：由于小儿服药困难，故可选用中成药：小儿清热解毒口服液：每次5～10ml，1日2～3次。中药外敷：①冰硼散、青黛散、珠黄散，选用1种，涂敷患处。每次适量，1日3次。②生石膏2.5g、青黛1g、黄连1g、乳香1g、没药1g、冰片0.3g，共研细末，瓶装贮存。每次少许涂患处，1日4～5次。

题卡 ⑤ ——水痘

病例摘要:

纪某,男,4岁。

患儿身热3天,起病前有水痘接触史,现头角发际皆有高粱米大小之水痘,胸背部较多,大者如黄豆,小如粟米,四肢散在,微现,咳嗽,食少,肢倦无力。舌尖微红,苔薄黄,脉滑数。

答题要求: 1. 根据上述病例摘要,在答题卡上完成书面辨证论治。

2. 中医病证鉴别:请与脓疱疹相鉴别。

考试时间: 60分钟。

参考答案

主诉: 身热、身现水痘3天。

中医辨病辨证依据(含病因病机分析):

患儿身热3天,起病前有水痘接触史,颜面、躯干发现水痘,符合水痘诊断。水痘时邪从口鼻而入,蕴育于肺卫,肺卫为邪所伤,宣降失常,故见咳嗽;内蕴湿热,兼感时邪,郁闭肌表,时邪夹湿透发于肌表,致水痘布露。正盛邪轻,则水痘胸背较多,四肢散在,微现,全身症状不重。结合舌脉症,辨证为邪伤肺卫证。

中医病证鉴别(中医执业考生作答):

水痘与脓疱疮相鉴别。二者都可以见到疱疹。区别在于脓疱疮多发生于炎热夏季,以头面部及肢体暴露部位多见,初起为疱疹,很快成为脓疱,疱液浑浊,疱液可培养出细菌。水痘是感受水痘时邪(水痘–带状疱疹病毒)引起的一种急性出疹性传染病,临床以发热,皮肤黏膜分批出现、同时存在瘙痒性斑丘疹、疱疹及结痂为特征,疱疹内液清亮如水,疹形椭圆如豆。

诊断:

中医疾病诊断:水痘　　　中医证候诊断:邪伤肺卫证

中医治法: 疏风清热,利湿解毒

方剂:银翘散加减

药物组成、剂量及煎服法:

银花10g	连翘10g	竹叶10g	牛蒡子6g
淡豆豉6g	黄连2g	蒲公英6g	板蓝根6g
蝉衣3g	赤芍6g	六一散10g^(包煎)	

5剂,水煎服。日1剂,早晚分服。

考点链接

1. 相似病证的鉴别

水痘与水疥相鉴别。二者都可以见到皮疹。区别在于水疥婴幼儿多见，常有过敏史，无发热、咳嗽等上呼吸道感染征象。皮疹多见于四肢，可分批出现，为红色丘疹，顶端有小疱疹，壁较水痘坚硬，不易破损，痒感显著，周围无红晕，不结痂。而水痘是感受水痘时邪（水痘－带状疱疹病毒）引起的一种急性出疹性传染病，临床以发热同时皮肤黏膜分批出现瘙痒性斑丘疹、疱疹及结痂为特征，疱疹内液清亮如水，疹形椭圆如豆。

2. 其他证候、治法、方剂

邪炽气营证：辨证要点为壮热烦渴，口渴欲饮，面赤唇红，口舌生疮，疱疹稠密，疹色紫黯，疱浆浑浊，根盘红晕，大便干结，小便短黄；舌红或绛，苔黄糙而干，脉数有力。治法为清气凉营，解毒化湿。治疗代表方为清胃解毒汤加减。

3. 考题点评

考点一：明确水痘病证的临床表现和诊断要点。

考点二：注意该病证的治疗要点。治疗水痘以清热解毒利湿为基本法则。轻证属邪伤肺卫，治以疏风清热解毒为主，佐以利湿；重证为毒炽气营，治以清气凉营，解毒化湿为法。若出现邪陷心肝、邪毒闭肺者等变证者，又当施以镇静开窍、凉血解毒、开肺化痰等治法。

题卡 56 ——痄腮

病例摘要：

林某，女，5岁。

患儿3天前因发热，咳嗽，咀嚼时有酸涩感，经用链霉素、鱼腥草等治疗2天，症状加重来诊。证见两侧腮部肿如鸡卵大，皮色光亮，边缘不清，触之腮部灼热胀痛，拒按，咀嚼困难，憎寒壮热，体温38.6℃，咳嗽痰黄。舌红，苔薄黄，脉弦数。

答题要求： 1. 根据上述病例摘要，在答题卡上完成书面辨证论治。

2. 中医病证鉴别：请与发颐相鉴别。

考试时间： 60分钟。

参考答案

主诉： 发热伴腮部肿痛3天。

中医辨病辨证依据（含病因病机分析）：

患儿临床主症为发热，两侧腮部肿痛，边缘不清，故诊断为痄腮。时邪侵犯足少阳胆经，与气血相搏，循经上攻，凝滞于耳下腮部，致腮部肿胀疼痛；邪毒郁于肌表，则憎寒壮热；邪毒郁阻经脉，关节不利，致咀嚼不便。舌红，苔薄黄，脉弦数均为邪犯少阳之象。

中医病证鉴别（中医执业考生作答）：

痄腮与发颐相鉴别。二者都可以见到腮部肿痛。区别在于发颐的腮腺肿大多为一侧，局部红肿灼热明显，疼痛拒按，成脓时局部有波动感，按压腮部可见腮腺管口有脓液溢出，无传染性，常继发于猩红热、伤寒等细菌感染性疾病之后，血白细胞总数及中性粒细胞增高，本病可复发。而痄腮初病时有发热、头痛等前驱症状，通常一侧腮腺肿大后 2～4 日又累及对侧，肿大部位边缘不清，皮色不变，触痛，有弹性感，腮腺管口早期可有红肿，可出现吞咽困难，该病具有传染性。

诊断：

中医疾病诊断：痄腮　　　　中医证候诊断：邪犯少阳证

中医治法：疏风清热，散结消肿

方剂：柴胡葛根汤加减

药物组成、剂量及煎服法：

柴胡 10g	黄芩 10g	牛蒡子 10g	葛根 9g
桔梗 10g	连翘 12g	金银花 12g	板蓝根 12g
僵蚕 10g	蒲公英 15g	川贝母 10g	甘草 6g

7 剂，水煎服。日 1 剂，早晚分服。

考点链接

1. 相似病证的鉴别

痄腮与其他病毒性腮腺炎相鉴别。流感病毒、副流感病毒、巨细胞病毒、人类免疫缺陷病毒等都可引起腮腺肿大，可依据病毒分离加以鉴别。

2. 其他证候、治法、方剂

热毒壅盛证：辨证要点为高热，一侧或两侧耳下腮部漫肿胀痛，范围大，坚硬拒按，张口咀嚼困难，或有烦躁不安，面赤唇红，口渴欲饮，头痛呕吐，咽红肿痛，颌下肿块胀痛，纳少，尿少而黄，大便秘结；舌质红，苔黄，脉滑数。治法为清热解毒，软坚散结。治疗代表方为普济消毒饮加减。

3. 考题点评

考点一：明确痄腮病证的诊断要点。中医痄腮与西医的流行性腮腺炎对应，是常见的儿科传染病。《疮疡经验全书·痄腮》云："痄腮，毒受在耳根、耳聤，通于肝肾，气血不流，壅滞频腮，是风毒症。"

考点二：注意该病证的治疗要点。以清热解毒，软坚散结为治疗原则，选择相应的中药进行治疗。本病治疗在内服药物的同时，配合外治疗法，有助于腮部肿胀的消退。

题卡 57 ——手足口病

病例摘要：

许某，男，3岁半，幼儿园。

患儿5日前，口腔黏膜出现散在疱疹，手、足和臀部出现斑丘疹、疱疹，疱疹周围有炎性红晕，疱内液体较少，伴有咳嗽、流涕、食欲不振。随病情进展，手足掌心部出现米粒至绿豆大小斑丘疹，并迅速转为疱疹，分布稀疏，疹色红润，根盘红晕，疱液清亮，舌质红，苔薄黄腻，脉浮数。幼儿园同班小朋友也见有发热。血常规：白细胞不变，淋巴细胞数量增高。

答题要求： 1. 根据上述病例摘要，在答题卡上完成书面辨证论治。

2. 中医病证鉴别：请与鹅口疮鉴别。

考试时间： 60分钟。

参考答案

主诉： 口腔黏膜、手、足和臀部出现斑丘疹5日。

中医辨病辨证依据（含病因病机分析）：

口腔黏膜出现散在疱疹，手、足和臀部出现斑丘疹、疱疹，疱疹周围有炎性红晕，疱内液体较少，伴有咳嗽、流涕、食欲不振，诊断为手足口病，肺卫失宣、脾失健运，因此全身症状轻微，或伴低热、流涕、咳嗽、恶心、呕吐、泄泻等。

中医病证鉴别（中医执业考生作答）：

鹅口疮与手足口病相鉴别。鹅口疮多发生于初生婴儿及久病体弱的婴幼儿，以口腔及舌上、齿龈等处满布白屑，周围有红晕为特点，一般无疼痛、流涎。手足口病是由柯萨奇病毒等感染引起的急性传染病，多见于4岁以内小儿，夏秋季节多见，幼托机构易造成流行，以发热，口腔黏膜疱疹、溃疡，伴手、足、臀部皮肤出现斑丘疹、疱疹为特征。

诊断：

中医疾病诊断：手足口病　　　　中医证候诊断：邪犯肺脾证

中医治法： 宣肺解表，清热化湿

方剂：甘露消毒丹加减

药物组成、剂量及煎服法：

金银花6g	连翘6g	黄芩6g	薄荷3g^(后下)
白蔻仁6g^(后下)	藿香6g	石菖蒲6g	滑石10g^(先煎)
茵陈6g	板蓝根6g	射干6g	浙贝母3g

7剂，水煎服。日1剂，早晚分服。

考点链接

1. 相似病证的鉴别

手足口病与水痘相鉴别。二者均为发热1~2天或发病同时出疹，手足口病主要见口腔及手足部发生疱疹，少数可累及臀、臂、腿等处，呈离心性，手足疱疹呈圆形或椭圆形扁平凸起，如米粒至豌豆大，质地坚硬、多不破溃，内有混浊液体，疱疹按长轴方向沿掌、跖、趾和手背边缘呈线样排列。口腔疱疹多发生在硬腭、颊部、唇内及舌部，破溃后形成小溃疡。约1周左右口腔溃疡渐愈合，手足疱疹干缩消退，疹退后无瘢痕及色素沉着，出疹顺序先后不一，常丘疹、疱疹或疱疹干缩并见。水痘躯干为多，四肢较少，亦可见于头皮、口腔、咽喉等处，呈向心性，病变过程是丘疹→疱疹→结痂。疱疹呈椭圆形、大小不一，内含水液，澄清透明，无痘脐，周围有红晕，有痒感，一般3~4天内逐渐干缩结成痂盖，痂盖呈黑褐色，在1~2周内脱落，不留疤痕。出疹顺序先后不一，在起病3~5天内，皮疹陆续出现，此起彼伏，在同一时间同一部位丘疹、疱疹、结痂常并见。

1. 其他证候、治法、方剂

湿热蒸盛证：辨证要点为身热持续，热势较高，烦躁口渴，口腔、手足、四肢、臀部疱疹，分布稠密，或成簇出现，疹色紫暗，根盘红晕显著，疱液混浊，口臭流涎，灼热疼痛，甚或拒食，小便黄赤，大便秘结；舌质红绛，苔黄厚腻或黄燥，脉滑数。治法为清热凉营，解毒祛湿。治疗代表方为清瘟败毒饮加减。

3. 考题点评：

考点一：少数病例（尤其是小于3岁者）病情进展迅速，在发病1~5天左右出现脑膜炎、脑炎（以脑干脑炎最为凶险）、脑脊髓炎、肺水肿、循环障碍等，极少数病例病情危重，可致死亡，存活病例可留有后遗症。

考点二：本病辨证应以脏腑辨证结合卫气营血辨证。根据病程、疱疹特点以及临床伴随症状以判定病情轻重，区别病变脏腑等。轻证病程短，疱疹仅现于手足掌心及口腔部，稀疏散在，疹色红润，根盘红晕，疱液清亮，全身症状轻微，或伴低热、流涕、咳嗽、恶心、呕吐、泄泻等肺卫失宣、脾失健运证候；重证病程长，疱疹除见于手足掌心及口腔部外，四肢、臀部等其他部位也常累及，且分布稠密，或成簇出现，疹色紫暗，根盘红晕显著，疱液混浊，全身症状较重，常伴高热、烦躁、口痛、拒食、尿赤便结等毒炽气营证候。严重者可因邪陷心肝，或邪毒犯心而出现心经、肝经证候。

题卡 58 ——麻疹

病例摘要：

刘某，男性，4岁，幼儿园。

适逢春季，患儿发热4天，咳嗽，微恶风寒，喷嚏流涕，两目红赤，泪水汪汪，畏光羞明，咽喉肿痛，神烦哭闹，纳减口干，小便短少，大便不调。发热第2天口腔两颊黏膜红赤，贴近白齿处可见麻疹黏膜斑，周围绕以红晕。舌质偏红，舌苔薄黄，脉浮数。

答题要求： 1. 根据上述病例摘要，在答题卡上完成书面辨证论治。

2. 中医病证鉴别：请与幼儿急疹鉴别。

考试时间： 60分钟。

参考答案

主诉： 患儿发热4天，口腔两颊近白齿处可见麻疹黏膜斑。

中医辨病辨证依据（含病因病机分析）：

发热，咳嗽，鼻塞流涕，泪水汪汪，口腔两颊近白齿处可见麻疹黏膜斑，诊断为麻疹。感外邪，邪犯肺卫，肺气失宣，出现临床表现类似感冒的症状，以肺卫表证为主要证候。

中医病证鉴别（中医执业考生作答）：

幼儿急疹与麻疹相鉴别。两病均以高热不退为特征，但幼儿急疹高热3~4天后，热退疹出，即出疹时已不发热，且全身伴见症状较轻，发病年龄多见于6~12个月的婴儿，没有麻疹黏膜斑。麻疹的患儿发热3~4天出疹，出疹时发热更高，全身症状加重，出疹前出现麻疹黏膜斑，皮疹消退后留有色素沉着。

诊断：

中医疾病诊断：麻疹　　　　中医证候诊断：邪犯肺卫证（初热期）

中医治法： 辛凉透表，清宣肺卫

方剂：宣毒发表汤加减。

药物组成、剂量及煎服法：

升麻6g	葛根6g	荆芥6g	防风6g
薄荷6g(后下)	连翘6g	前胡3g	牛蒡子6g
桔梗6g	甘草2g	射干6g	马勃3g

7剂，水煎服。日1剂，早晚分服。

考点链接

1. 相似病证的鉴别

麻疹与风疹、猩红热相鉴别。风疹是中度发热，发热半天到一天出疹，全身症状较轻伴有耳后枕部淋巴结肿大，没有麻疹黏膜斑，出疹消退后没有色素沉着。猩红热是发热数小时内即可出现皮疹，24 小时可遍及全身，皮疹为猩红色，全身症状较重，有口周苍白圈、帕氏线、草莓舌等特殊体征。

2. 其他证候、治法、方剂

邪入肺胃证（出疹期）证候：辨证要点为壮热持续，起伏如潮，肤有微汗，烦躁不安，目赤眵多，皮疹泛发，疹点由稀少而逐渐稠密，疹色先红后暗，压之褪色，抚之稍碍手，大便干结，小便短少；舌质红赤，舌苔黄腻，脉数有力。治法为清凉解毒，透疹达邪。治疗代表方为清解透表汤加减。

阴津耗伤证（收没期）证候：辨证要点为皮疹出齐，发热渐退，神宁疲倦，咳嗽减轻，胃纳增加，皮疹依次渐回，皮肤可见糠麸样脱屑，并有色素沉着；舌红少津，舌苔薄净，脉细无力或细数。治法为养阴益气，清解余邪。治疗代表方为沙参麦冬汤加减。

3. 考题点评：

考点一：麻疹的病变部位在肺脾二经。麻毒时邪蕴郁肺脾，外泄肌肤为其主要病机。若感邪较重，或正气虚弱，或失于调治，病情进一步发展，则可累及它脏而发生逆证。

考点二：

（1）病史：易感儿，在流行季节，有麻疹接触史。潜伏期大多为 10～14 天。

（2）临床表现：典型麻疹临床表现分为 3 期。

①疹前期（初热期）：持续 2～4 天。表现为发热、眼结膜充血、畏光、流泪、流涕、喷嚏、咳嗽等卡他症状，两侧颊黏膜可见 0.5～1mm 直径大小的白色斑点，周围有红晕，此为麻疹黏膜斑。同时伴精神萎靡，食欲不振，腹泻，呕吐等。

②出疹期（见形期）：持续 3～5 天。一般于发热 3～4 天后出疹，初见于耳后、发际，依次向面、颈、躯干蔓延，约 2～3 天内遍布全身，最后达手足心、鼻准部。皮疹初为淡红色斑丘疹，直径 2～5mm 不等，随着皮疹增多，颜色加深，融合成不规则片状，但疹间皮肤色泽正常。

③疹回期（收没期）：出疹后 3～4 天。热势开始下降，全身情况好转，皮疹按出疹顺序逐渐隐退，出现糠麸样脱屑并见淡褐色的色素沉着，在 2～3 周完全消失。

题卡 59 ——丹痧（猩红热）

病例摘要：

周某，女性，6 岁，幼儿园。

患儿发热 7 天，起病急骤，体温 38.3℃，畏寒，咽痛，吞咽时加剧，咽喉肿痛、腐烂，发热第 2 天出疹，皮疹最早见于颈部、腋下和腹股沟处，全身泛发猩红色皮疹，疹后的 1~2 天舌苔黄糙、舌起红刺，3~4 天后舌苔剥脱，舌面光红起刺，状如草莓，脉数有力。

答题要求： 1. 根据上述病例摘要，在答题卡上完成书面辨证论治。

2. 中医病证鉴别：请与麻疹鉴别。

考试时间： 60 分钟。

参考答案

主诉： 患儿发热、咽喉肿痛 7 天。

中医辨病辨证依据（含病因病机分析）：

以发热、咽喉肿痛伴腐烂，全身泛发猩红色皮疹，疹后脱屑脱皮，诊断为猩红热。全身泛发猩红色皮疹，疹后的 1~2 天舌苔黄糙、舌起红刺，3~4 天后舌苔剥脱，舌面光红起刺，状如草莓，属于毒炽气营证。

中医病证鉴别（中医执业考生作答）：

丹痧（猩红热）与麻疹相鉴别。麻疹的患儿发热第 2 天出疹，出疹时发热更高，全身症状加重，出疹前出现麻疹黏膜斑，皮疹消退后留有色素沉着。丹痧（猩红热）是发热数小时内即可出现皮疹，24 小时可遍及全身，皮疹为猩红色，全身症状较重，有口周苍白圈、帕氏线、草莓舌等特殊体征。

诊断：

中医疾病诊断：丹痧（猩红热）　　　　中医证候诊断：毒炽气营证

中医治法： 清气凉营，泻火解毒

方剂：凉营清气汤加减

药物组成、剂量及煎服法：

生石膏 6g^{（先煎）}	水牛角 6g^{（先煎）}	赤芍 9g	牡丹皮 6g
黄连 3g	黄芩 3g	连翘 6g	板蓝根 6g
生地黄 6g	石斛 6g	芦根 6g	玄参 6g

7 剂，水煎服。日 1 剂，早晚分服。

考点 链接

1. 相似病证的鉴别

麻疹、幼儿急疹、风疹、猩红热鉴别诊断表

病名	麻疹	幼儿急疹	风疹	猩红热
潜伏期	6～21天	7～17天	5～25天	1～7天
初期症状	发热，咳嗽，流涕，泪水汪汪	突然高热，一般情况好	发热，咳嗽，流涕，枕部淋巴结肿大	发热，咽喉红肿、化脓疼痛
出疹与发热的关系	发热3～4天出疹，出疹时发热更高	发热3～4天出疹，热退疹出	发热1/2～1天出疹	发热数小时～1天出疹，出疹时热高
特殊体征	麻疹黏膜斑	无	无	环口苍白圈，草莓舌，帕氏线
皮疹特点	玫瑰色斑丘疹自耳后发际→额面、颈部→躯干→四肢，3天左右出齐。疹退后遗留棕色色素斑、糠麸样脱屑	玫瑰色斑疹或斑丘疹，较麻疹细小，发疹无一定顺序，疹出后1～2天消退。疹退后无色素沉着，无脱屑	玫瑰色细小斑丘疹自头面→躯干→四肢，24小时布满全身。疹退后无色素沉着，无脱屑	细小红色丘疹，皮肤猩红，自颈、腋下、腹股沟处开始，2～3天遍布全身。疹退后无色素沉着，有大片脱皮
周围血象	白细胞总数下降，淋巴细胞升高	白细胞总数下降，淋巴细胞升高	白细胞总数下降，淋巴细胞升高	白细胞总数升高，中性粒细胞升高

2. 其他证候、治法、方剂

邪侵肺卫证：辨证要点为发热骤起，头痛畏寒，肌肤无汗，咽喉红肿疼痛，或伴呕吐腹痛，皮肤潮红，痧疹隐隐；舌质红，苔薄白或薄黄，脉浮数有力。治法为辛凉宣透，清热利咽。治疗代表方为解肌透痧汤加减。

疹后阴伤证：辨证要点为身热渐退，或见午后低热，咽部糜烂疼痛减轻，痧疹隐退，皮肤脱屑，唇干口燥，食欲不振，或伴有干咳，大便秘结；舌红少津，剥脱苔，脉细数。治法为养阴生津，清热润喉。治疗代表方为沙参麦冬汤加减。

3. 考题点评

考点一：猩红热属于温病，临床首先应作卫气营血辨证。总的来说，其证候与病期有一定的联系，前驱期多属邪侵肺卫证，以发热，恶寒，咽喉肿痛，痧疹隐现，舌质红，苔薄白为主证；出疹期多属毒炽气营证，以壮热口渴，咽喉糜烂有白腐，皮疹猩红如丹或紫暗如斑，舌光红为主证；恢复期多属疹后阴伤证，以口渴唇燥，皮肤脱屑，舌红少津为证。但猩红热发病急骤，传变迅速，往往卫分证未已，气营（血）分证已现，甚则内陷心肝证接踵而至，故须密切观察，灵活掌握。其次当辨轻重顺逆证。若疹色红润，发热有汗，表明邪毒可从汗解，此为轻症、顺症。若疹隐不透伴神昏，或疹色紫黑夹有瘀点，或壮热面灰，大汗肢冷均为邪毒内陷，正不敌邪，为重症、逆证。

考点二：本病治疗，应以清热解毒、清利咽喉为基本法则，按卫气营血四个阶段，参照病期进行分证论治。病初邪侵肺卫，宜辛凉透表，清热利咽；出疹期毒在气营，宜清气凉营，泻火解毒；恢复期疹后伤阴，宜养阴生津，清利咽喉之余热。余毒损心发生心悸胸闷，神疲多汗则应益气养阴，清热宁心。若发生痹证，出现关节红肿热痛，活动不利，则应按风、寒、湿、热痹等辨证；若出现水肿应按照阳水、阴水来分别施治；出现尿血，应辨别虚实，分别采用清热凉血或益气摄血等不同方法治疗。

题卡 60 ——紫癜（原发性血小板减少性）

病例摘要：

赵某，男性，4岁，幼儿园。

患儿3个月前反复感冒，近2日皮肤、黏膜出现瘀斑，皮肤黏膜见针尖样大小的瘀点、瘀斑，不高出皮肤，压之不褪色，不对称，四肢及头面部多见，并伴有鼻衄、齿衄。舌红，脉数有力。实验室检查：血小板计数 19×10^9/L。出血时间延长，束臂试验阳性。

答题要求： 1. 根据上述病例摘要，在答题卡上完成书面辨证论治。
2. 中医病证鉴别：请与过敏性紫癜鉴别。

考试时间： 60分钟。

参考答案

主诉： 皮肤、黏膜出现瘀斑2日。

中医辨病辨证依据（含病因病机分析）：

血液溢于皮肤、黏膜之下，出现瘀点瘀斑、压之不褪色为紫癜。热毒炽盛，则内传营血，灼伤脉络，迫血妄行，络脉伤，则血溢渗于脉络之外，留于肌肤，积于皮下，则见皮肤、黏膜出现瘀斑，血随火升，上出清窍而为鼻衄、齿衄。

中医病证鉴别（中医执业考生作答）：

原发性血小板减少性紫癜与过敏性紫癜相鉴别。过敏性紫癜发病前可有上呼吸道感染或服食某些食物、药物等诱因，皮肤紫癜多见于下肢及臀部，对称分布，分批出现，较重者累及上肢及躯干。原发性血小板减少性紫癜一般不高出皮面，多不对称，可遍及全身，但以四肢及头面部多见。过敏性紫癜的血小板计数，出血、凝血时间，血块收缩时间均正常。原发性血小板减少性紫癜的血小板计数显著减少，出血时间延长，血块收缩不良，束臂试验阳性。

诊断：

中医疾病诊断：紫癜（原发性血小板减少性紫癜）　　中医证候诊断：血热妄行证
中医治法： 清热解毒，凉血止血

方剂：犀角地黄汤加味

药物组成、剂量及煎服法：

水牛角6g^(先煎)	生地黄10g	牡丹皮12g	赤芍10g
紫草6g	玄参6g	黄芩3g	生甘草3g

7剂，水煎服。日1剂，早晚分服。

考点链接

1. 相似病证的鉴别

IgA肾病与过敏性紫癜性肾炎相鉴别。IgA肾病多于急性感染后1~3天内发生血尿，有时伴蛋白尿。其病情常反复发作。部分病例鉴别困难时，需行肾活检。过敏性紫癜性肾炎也可以急性肾炎综合征起病。但其多伴有对称性皮肤紫癜、关节肿痛、腹痛、便血等全身及其他系统的典型症状，肾活检以系膜细胞和系膜基质增生及IgA沉积为主要特征。

2. 其他证候、治法、方剂

风热伤络证：辨证要点为起病较急，全身皮肤紫癜散发，尤以下肢及臀部居多，呈对称分布，色泽鲜红，大小不一，或伴痒感，可有发热、腹痛、关节肿痛、尿血等症状；舌质红，苔薄黄，脉浮数。治法为疏风散邪，清热凉血。治疗代表方为连翘败毒散加减。

气不摄血证：辨证要点为起病缓慢，病程迁延，紫癜反复出现，瘀斑、瘀点颜色淡紫，常有鼻衄、齿衄，面色苍黄，神疲乏力，食欲不振，头晕心慌；舌淡苔薄，脉细无力。治法为健脾养心，益气摄血。治疗代表方为归脾汤加减。

阴虚火旺证：辨证要点为紫癜时发时止，鼻衄、齿衄或尿血，血色鲜红，低热盗汗，心烦少寐，大便干燥，小便黄赤；舌光红，苔少，脉细数。治法为滋阴降火，凉血止血。治疗代表方为大补阴丸加减。

3. 考题点评：

考点一：诊断要点：本病起病多较急，以皮肤、黏膜出现瘀点瘀斑为其主症，可伴鼻衄、齿衄、呕血、便血、尿血等，出血严重者可见面色苍白等血虚气耗症状，甚则发生气随血脱之危象。

考点二：本病辨证以八纲辨证为纲，并应辨证与辨病相结合。首先根据起病、病程、紫癜颜色等辨虚实。起病急，病程短，紫癜颜色鲜明者多属实；起病缓，病情反复，病程延绵，紫癜颜色较淡者多属虚。其次要注意判断病情轻重。以出血量的多少及是否伴有肾脏损害或颅内出血等作为判断轻重的依据。凡出血量少者为轻症；出血严重伴大量便血、血尿，明显蛋白尿者为重症；或伴头痛、昏迷、抽搐者则为危症。

题卡 61 ——桡骨下端骨折

病例摘要：

张某，女，55 岁。

患者 1 小时前，行走时不慎摔倒，左手掌着地。腕关节呈背伸位，左腕部肿痛，活动受限。查体：左腕部肿胀压痛明显，呈"餐叉样"畸形，腕关节功能障碍。舌质淡红，苔薄白，脉细涩。

答题要求：1. 根据上述病例摘要，在答题卡上完成书面辨证论治。

2. 中医病证鉴别：请与腕部软组织扭伤相鉴别。

考试时间：60 分钟。

参考答案

主诉：左腕部肿痛、畸形、功能受限 1 小时。

中医辨病辨证依据（含病因病机分析）：

患者跌倒时，躯干向下的重力与地面向上的反作用力交集于桡骨下端而发生骨折。根据受伤姿势与骨折移位的不同，可分为伸直型和屈曲型两种。该患者跌倒时腕关节呈背伸位，手掌先着地，可造成伸直型骨折。舌质淡红，苔薄白，脉细涩等均为气血瘀滞之象。

中医病证鉴别（中医执业考生作答）：

桡骨下端骨折与腕部软组织扭伤相鉴别。二者都可以见到腕部疼痛、肿胀、功能障碍。区别在于腕部软组织损伤为腕背部腱鞘囊肿、桡骨茎突狭窄性腱鞘炎、腕尺侧副韧带劳损、屈指肌腱炎等，多见于手工劳动者和家庭妇女。长时间的手工劳动造成肌腱之间、肌腱与腱鞘之间相互摩擦和韧带牵拉过度，产生无菌性炎症。腕部软组织损伤，放射检查不会见到骨折、脱位的骨损伤。

诊断：

中医疾病诊断：左桡骨下端骨折　　　　中医证候诊断：气血瘀滞证

中医治法：活血化瘀，行气止痛

方剂：桃红四物汤加减

药物组成、剂量及煎服法：

桃仁 10g	红花 10g	生地 10g	赤芍 10g
当归 10g	川芎 10g	延胡索 10g	鸡血藤 6g
丹参 6g	川楝子 6g		

7 剂，水煎服。日 1 剂，早晚分服。

考点链接

1. 相似病证的鉴别

桡骨下端骨折与腕关节脱位相鉴别。二者都可以见到疼痛、功能障碍等症状。区别在于腕关节脱位指手腕在背屈时腕部受重压、高处跌落或摔倒时手掌支撑着地，暴力集中于头月关节，致使头月骨周围的掌背侧韧带发生断裂，使之产生脱位。患侧桡骨远端隆起并有明显压痛，正中神经分布区有麻木感，手指呈半屈位，腕关节活动功能丧失。腕间关节脱位多伴有严重的软组织撕裂伤。X 线检查：正位片上月骨发生旋转，由正常时的类四方形变为三角形，并与头骨重叠。头月关节和桡月关节间隙均可消失。侧位片可见特征性表现，即月骨向掌侧脱位，月骨凹形关节面向前。而舟骨、头骨和桡骨之间的关系不变。

2. 考题点评

考点一：明确桡骨下端骨折的诊断要点和分型。

考点二：注意该病证的早期治疗方案。

题卡 62 ——肩周炎

病例摘要：

陈某，男，55 岁，公交车司机。

患者因"右肩关节疼痛伴活动受限 4 个月"来诊，患者 4 个月前因受风寒侵袭而致右肩疼痛，逐渐加重，遇冷而疼痛愈重，继之右肩关节活动受限，不能抬举。

临床检查：右肩局部无红肿畸形，右肩关节上举、外展、内旋活动均受限。舌淡红，苔薄白，脉细数。右肩关节 X 线：未见明显异常。

答题要求： 1. 根据上述病例摘要，在答题卡上完成书面辨证论治。

2. 中医病证鉴别：请与颈椎病鉴别。

考试时间： 60 分钟。

参考答案

主诉： 右肩关节疼痛伴活动受限 4 个月。

中医辨病辨证依据（含病因病机分析）：

肩痛、肩关节活动障碍为主要特征的筋伤，简称肩周炎。风寒侵袭等因素的作用后，未能及时治疗和注意功能锻炼，邪气壅滞于肌肉关节，以致肩关节粘连，出现肩痛、活动受限。

中医病证鉴别（中医执业考生作答）：

诊断：

中医疾病诊断：肩关节周围炎　　　　中医证候诊断：风寒湿阻证

中医治法：祛风散寒、通经宣痹

方剂：蠲痹汤加减

药物组成、剂量及煎服法：

羌活 10g	独活 10g	肉桂 10g	秦艽 12g
海风藤 10g	桑枝 10g	当归 10g	川芎 10g
乳香 12g	木香 10g	甘草 6g	

7 剂，水煎服。日 1 剂，早晚分服。

考点链接

1. 其他证候、治法、方剂

气血瘀滞证：辨证要点为外伤筋络，瘀血留著，肩部肿胀，疼痛拒按，或按之有硬结，肩关节活动受限，动则痛甚；舌质暗或有瘀斑、苔白或薄黄、脉弦或细涩。治法为活血化瘀、行气止痛、舒筋通络，治疗代表方为身痛逐瘀汤加减。

气血亏虚证：辨证要点为肩部酸痛日久，肌肉萎缩，关节活动受限，劳累后疼痛加重，伴头晕目眩、气短懒言、心悸失眠、四肢乏力；舌质淡、苔少或白、脉细弱或沉。治法为补气养血、舒筋通络，治疗代表方为黄芪桂枝五物汤加鸡血藤、当归。

2. 考题点评：

考点一：推拿手法。慢性期可采用推拿手法，主要是通过被动运动，使粘连松解，增进活动范围。患者正位，术者用右手的拇、示、中 3 指对握三角肌束，在垂直于肌纤维直行方向上拨动 5~6 次，再拨动痛点附近的冈上肌、胸肌各 5~6 次，然后按摩肩前、肩后、肩外侧；继之，术者左手扶住肩部，右手握患者手腕部，作牵拉、抖动、旋转活动；最后患肢作外展、上举、内收、前屈、后伸等动作。施行以上手法时，会引起不同程度的疼痛，要注意用力适度，以患者能忍受为宜。隔日治疗 1 次，10 次为 1 疗程。

考点二：扳动手法。对长期治疗无效，肩关节广泛粘连，肩部僵硬，在疼痛已经消失而运动没有恢复的患者可以运用扳动手法松解肩部粘连。可在颈丛或全麻下，使肌肉放松，施行手法扳动。方法是患者卧位，术者以一手握住肘关节，另一手握住肩部，同时助手抵住肩胛骨，先使肱骨头慢慢内外旋转，然后再按下列步骤进行：

（1）前屈、外旋、上举：患者仰卧，肘关节伸直，牵引的同时使肩前屈、外旋，再使患肢上举过头。

（2）外展、外旋、上举：患者仰卧，屈肘，先将上臂被动外展，当达到 90° 后，再外旋、外展患肢，最后患肢上举过头，要求手指能触及对侧耳朵。

（3）后伸、内旋、摸背：患者取健侧卧位，术者站在患者背侧，逐渐使肩关节后伸、内旋。缓慢屈肘使手指能触及对侧肩胛骨下角。

手法扳动的范围由小到大，在扳动的过程中常能听到粘连组织被撕裂的声音，经过反复多次的运作，直至肩关节能达到正常的活动范围。操作中要轻柔，防止暴力活动而造成肩部骨折或脱位。手法完毕后患者卧床休息，肩部外敷消瘀止痛药膏，1～2天局部疼痛和肿胀减轻后，应积极做肩关节的各项活动，尤其是要加强上臂的外展、外旋动作的锻炼。

考点三：其他疗法。

（1）封闭疗法　强的松龙局部注射有抑制炎性反应、减少粘连的作用。一般用强的松龙 25～50mg 加 1% 利多卡因 10ml，每周 1 次，3 次为 1 疗程。

（2）针灸疗法　取穴肩髎、肩髃、肩外俞、巨骨、臑俞、曲池、合谷等，并可"以痛为俞"取穴，用泻法针刺，可结合灸法、拔火罐等，每日 1 次。

（3）物理疗法　可采用超短波、磁疗、蜡疗、光疗、热疗等，以减轻疼痛、促进恢复。对老年患者，不可长期电疗，以防软组织弹性更加减低，反而有碍恢复。

题卡 63 ——颈椎病

病例摘要：

李某，女，50 岁。

患者常年伏案工作，颈部酸痛不适 5 年余，未予重视。近日受凉后，出现颈项部疼痛明显，连及右肩部，并向右上肢放射，手指麻木，手握力下降，颈部活动受限。颈椎 X 线片显示：钩椎关节明显增生，椎间隙变窄，椎间孔变小。平素轻微头颈部酸痛不适，肩臂麻木不仁，少寐多梦，心悸气短，面色少华。舌质淡，苔薄白，脉细弱。

答题要求： 1. 根据上述病例摘要，在答题卡上完成书面辨证论治。
　　　　　　2. 中医病证鉴别：请与落枕相鉴别。

考试时间： 60 分钟。

参考答案

主诉： 颈部酸痛不适 5 年余，加重 3 天。

中医辨病辨证依据（含病因病机分析）：

患者长期伏案，颈部长时间处于疲劳状态，加速颈部软组织劳损和颈椎间盘退变，从而导致颈椎病。又因受凉，风寒外邪侵犯太阳经，导致太阳经输不利，使得头项转动受限。平素头颈部酸痛不适，肩臂麻木不仁，少寐多梦，心悸气短，面色少华，舌质淡红，苔薄白微腻，脉弦细等均为气血虚弱之象。

中医病证鉴别（中医执业考生作答）：

颈椎病与落枕相鉴别。二者都可以见到颈部疼痛，头项转动受限。区别在于落枕多发生于青壮年，多因睡眠姿势不良，睡起后颈部疼痛，活动受限，似身虽起而颈项尚留落于枕，故名落枕。落枕往往起病较快，病程较短，3 天内即可缓解，1 周内多能痊愈。而颈椎病多见于 40 岁以上的中老年人，因颈椎间盘退行性改变并因劳损或感受外邪加重退变，导致颈部软组织和椎体动、静力失调，产生椎间盘突出、韧带钙化、骨质增生，从而刺激和压迫颈部肌肉、神经根、脊髓、血管而出现一系列症状和体征的综合征。颈椎病一般病程较长。

诊断：
中医疾病诊断：颈椎病（神经根型）　　中医证候诊断：气血虚弱证
中医治法：益气养血，通络行痹
方剂：黄芪桂枝五物汤加味
药物组成、剂量及煎服法：

生黄芪 20g	桂枝 12g	芍药 12g	生姜 12g
大枣 4 枚	当归 20g	威灵仙 15g	羌活 12g
党参 20g	生地 12g	白术 15g	鸡血藤 15g

7 剂，水煎服。日 1 剂，早晚分服。

考点链接

1. 相似病证的鉴别

颈椎病与颈部扭挫伤相鉴别。二者都可以见到颈部疼痛、活动受限。区别在于颈部扭挫伤是常见的颈部筋伤，因颈部突然扭转、前屈、后伸或其他暴力而受伤，除了筋伤外，还可兼有骨折、脱位，或伤及颈髓，危及生命，临证时需仔细加以区别，以免误诊。

2. 其他证候、治法、方剂

气滞血瘀证：辨证要点为头颈肩背及四肢麻木、刺痛，痛有定处，拒按，夜间加重；伴有头晕眼花，视物模糊，精神烦躁；舌质紫暗或有瘀斑，脉多细涩或弦涩。治法为活血化瘀，疏通经络。治疗代表方为化瘀通痹汤加味。

3. 考题点评

考点一：明确颈椎病的诊断要点和鉴别诊断。
考点二：注意该病证的 6 种分型和治疗方案。

题卡 64 ——腰椎间盘突出症

病例摘要：

王某，男，39 岁。

患者为工地工人，平素体力劳动较重。半月前扛重物时不慎"扭伤"腰部，开始出现腰部疼痛，活动受限，昨日出现右下肢疼痛、麻木。刻下症见：腰痛剧烈，刺痛，不能转侧，伴右下肢出现疼痛、麻木。查体：小腿前侧和足内侧感觉减退，背伸肌力减弱。X 线显示：腰 4、腰 5 椎体间隙变窄，腰 3、腰 4 椎体边缘有骨刺形成。舌质暗有瘀斑，脉细涩。

答题要求： 1. 根据上述病例摘要，在答题卡上完成书面辨证论治。

2. 中医病证鉴别：请与腰椎结核相鉴别。

考试时间： 60 分钟。

参考答案

主诉： 腰痛半月，伴右下肢痛 1 天。

中医辨病辨证依据（含病因病机分析）：

患者因平素重体力劳动，椎间盘遭受脊柱纵轴的挤压、牵拉和扭伤等外力作用，使椎间盘不断发生退行性改变，椎间隙变窄，周围韧带松弛而发生腰椎间盘突出症。该患者腰痛剧烈，刺痛，不能转侧，舌质暗有瘀斑，脉细涩等均为血瘀之象。

中医病证鉴别（中医执业考生作答）：

腰椎间盘突出症与腰椎结核的鉴别：二者都可以见到腰痛。区别在于腰椎结核表现为腰痛，少数有神经根激惹症状，也可合并截瘫，多数伴有全身症状，如低热、盗汗、消瘦、血沉加快等，X 线显示有骨质破坏、椎间隙变窄等改变。而腰椎间盘突出症系因纤维环破裂、髓核突出，刺激和压迫神经根而引起以腰痛和下肢坐骨神经放射痛等症状为特征的腰腿痛疾患，本病好发于 20 ~ 40 岁青壮年，男性多于女性，多数患者因腰扭伤或劳累而发病。

诊断：

中医疾病诊断：腰椎间盘突出症（腰 4、腰 5）　　　　中医证候诊断：血瘀证

中医治法： 益气通络，活血祛瘀

方剂：身痛逐瘀汤加减

药物组成、剂量及煎服法：

秦艽 6g	川芎 9g	桃仁 10g	红花 10g
羌活 6g	没药 6g	香附 6g	当归 10g
五灵脂 6g(包煎)	怀牛膝 30g	黄芪 20g	甘草 6g
丹参 10g			

7 剂，水煎服。日 1 剂，早晚分服。

考点链接

1. 相似病证的鉴别

腰椎间盘突出症与腰椎管狭窄症相鉴别。二者都可以见到腰腿痛。区别在于腰椎管狭窄症最突出的症状就是间歇性跛行，骑自行车或卧床时多无症状，检查可无任何

异常体征。少数患者可有根性神经痛表现。严重的中央型椎管狭窄可出现大小便功能障碍。CT 检查或脊髓造影对诊断有帮助。而腰椎间盘突出症系因纤维环破裂、髓核突出，刺激和压迫神经根而引起以腰痛和下肢坐骨神经放射痛等症状为特征的腰腿痛疾患。本病好发于 20 ~ 40 岁青壮年，男性多于女性，多数患者因腰扭伤或劳累而发病。

2. 其他证候、治法、方剂

风寒湿型：辨证要点为腰腿部麻木冷痛重着，活动不利，阴天或受凉后加重；触之患部欠温；舌质淡，苔白腻，脉沉迟。治法为祛风散寒除湿，温经活血通络。治疗代表方为防风汤（或乌头汤或薏苡仁汤）加减。

3. 考题点评

考点一：明确腰椎间盘突出症的诊断要点。

考点二：注意该病证的治疗方案。注意选择相应的中药进行治疗。

第二单元 中医操作、答辩试题

一、中医操作技能

(一) 叙述并指出相应的针灸穴位

以下包括了中医执业医师、中医执业助理医师考试大纲所要求的全部穴位。

题卡 1 叙述并指出迎香、尺泽、后溪的定位。

【参考答案】

迎香：在面部，鼻翼外缘中点旁开约 0.5 寸，鼻唇沟中。

尺泽：位于肘横纹中，肱二头肌腱桡侧凹陷处。

后溪：第 5 掌指关节后尺侧的远侧掌横纹头赤白肉际。

题卡 2 叙述并指出地仓、孔最、委中的定位。

【参考答案】

地仓：口角旁约 0.4 寸，上直对瞳孔。

孔最：位于尺泽穴与太渊穴连线上，腕横纹上 7 寸处。

委中：腘横纹中点，当股二头肌肌腱与半腱肌肌腱的中间。

题卡 3 叙述并指出下关、列缺、承山的定位。

【参考答案】

下关：在耳屏前，下颌骨髁状突前方，当颧弓与下颌切迹所形成的凹陷中。合口有孔，张口即闭，宜闭口取穴。

列缺：桡骨茎突上方，腕横纹上 1.5 寸，当肱桡肌与拇长展肌腱之间。

承山：腓肠肌两肌腹之间凹陷的顶端处，约在委中穴与昆仑穴连线之中点。

题卡 4 叙述并指出头维、鱼际、昆仑的定位。

【参考答案】

头维：当额角发际上 0.5 寸。头正中线旁，距神庭 4.5 寸。

鱼际：第 1 掌骨中点桡侧，赤白肉际处。

昆仑：外踝尖与跟腱之间的凹陷处。

题卡 5 叙述并指出听宫、少商、申脉的定位。

【参考答案】

听宫：耳屏前，下颌骨髁状突的后方，张口时呈凹陷处。

少商：拇指桡侧指甲根角旁0.1寸。

申脉：外踝直下方凹陷中。

题卡 6 叙述并指出攒竹、商阳、至阴的定位。

【参考答案】

攒竹：眉头凹陷中，约在目内眦直上。

商阳：食指末节桡侧，指甲根角旁0.1寸。

至阴：足小趾外侧趾甲根角旁0.1寸。

题卡 7 叙述并指出天柱、合谷、涌泉的定位。

【参考答案】

天柱：后发际正中直上0.5寸（哑门穴），旁开1.3寸，当斜方肌外缘凹陷中。

合谷：在手背，第1、2掌骨之间，第2掌骨桡侧的中点处。

涌泉：足趾跖屈时，约当足底（去趾）前1/3凹陷处。

题卡 8 叙述并指出翳风、手三里、太溪的定位。

【参考答案】

翳风：乳突前下方与下颌角之间的凹陷中。

手三里：在阳溪与曲池连线上，肘横纹下2寸。

太溪：内踝高点与跟腱后缘连线的中点凹陷处。

题卡 9 叙述并指出风池、曲池、照海的定位。

【参考答案】

风池：胸锁乳突肌与斜方肌上端之间的凹陷中，平风府穴。

曲池：屈肘成直角，在肘横纹外侧端与肱骨外上髁连线中点。

照海：内踝高点正下缘凹陷处。

题卡 10 叙述并指出百会、肩髃、阳陵泉的定位。

【参考答案】

百会：后发际正中直上7寸，或当头部正中线与两耳尖连线的交点处。

肩髃：位于肩峰端下缘，当肩峰与肱骨大结节之间，三角肌上部中央。臂外展或平举时，肩部出现两个凹陷，当肩峰前下方凹陷处。

阳陵泉：腓骨小头前下方凹陷中。

题卡 11 叙述并指出水沟、梁丘、天枢的定位。

【参考答案】

水沟：人中沟的上1/3与下2/3交点处。

梁丘：屈膝，在髂前上棘与髌骨外上缘连线上，髌骨外上缘上2寸。

天枢：脐中旁开2寸。

题卡 12 叙述并指出四神聪、足三里、中脘的定位。

【参考答案】

四神聪：百会前后左右各1寸，共4穴。

足三里：犊鼻穴下3寸，胫骨前嵴外1横指处。

中脘：前正中线上，脐上4寸。

题卡 13 叙述并指出印堂、条口、肺俞的定位。

【参考答案】

印堂：在额部，两眉头的中间。

条口：上巨虚穴下2寸。

肺俞：第3胸椎棘突下，旁开1.5寸。

题卡 14 叙述并指出太阳、丰隆、膈俞的定位。

【参考答案】

太阳：在颞部，当眉梢与目外眦之间，向后约1横指的凹陷处。

丰隆：外踝尖上8寸，条口穴外1寸，胫骨前嵴外2横指处。

膈俞：第7胸椎棘突下，旁开1.5寸。

题卡 15 叙述并指出内庭、通里、胃俞的定位。

【参考答案】

内庭：足背第2、3趾间缝纹端。

通里：腕横纹上1寸，尺侧腕屈肌腱的桡侧缘。

胃俞：第12胸椎棘突下，旁开1.5寸。

题卡 16 叙述并指出公孙、神门、肾俞的定位。

【参考答案】

公孙：第1跖骨基底部的前下方，赤白肉际处。

神门：腕横纹尺侧端，尺侧腕屈肌腱的桡侧凹陷处。

肾俞：第2腰椎棘突下，旁开1.5寸。

题卡 17 叙述并指出三阴交、内关、大肠俞的定位。

【参考答案】

三阴交：内踝尖上3寸，胫骨内侧面后缘。

内关：腕横纹上2寸，掌长肌腱与桡侧腕屈肌腱之间。

大肠俞：第4腰椎棘突下，旁开1.5寸。

题卡 18 叙述并指出地机、膻中、次髎的定位。

【参考答案】

地机：在内踝尖与阴陵泉的连线上，阴陵泉穴下3寸。

膻中：前正中线上，平第4肋间隙；或两乳头连线与前正中线的交点处。

次髎：第2骶后孔中，约当髂后上棘下与后正中线之间。

题卡 19 叙述并指出阴陵泉、中冲、秩边的定位。

【参考答案】

阴陵泉：胫骨内侧髁下方凹陷处。

中冲：中指尖端的中央。

秩边：平第4骶后孔，骶正中嵴旁开3寸。

题卡 20 叙述并指出血海、外关、肩井的定位。

【参考答案】

血海：屈膝，在髌骨内上缘上2寸，当股四头肌内侧头的隆起处。

外关：腕背横纹上2寸，尺骨与桡骨正中间。

肩井：肩上，大椎穴与肩峰连线的中点。

题卡 21 叙述并指出行间、期门、环跳的定位。

【参考答案】

行间：足背，当第1、2趾间的趾蹼缘上方纹头处。

期门：乳头直下，第6肋间隙，前正中线旁开4寸。

环跳：侧卧屈股，当股骨大转子高点与骶管裂孔连线的外1/3与内2/3交点处。

题卡 22 叙述并指出太冲、支沟、腰阳关的定位。

【参考答案】

太冲：足背，第1、2跖骨结合部之前凹陷中。

支沟：腕背横纹上3寸，尺骨与桡骨正中间。

腰阳关：后正中线上，第4腰椎棘突下凹陷中，约与髂嵴相平。

题卡 23 叙述并指出命门、中极、定喘的定位。

【参考答案】

命门：后正中线上，第2腰椎棘突下凹陷中。

中极：前正中线上，脐下4寸。

定喘：第7颈椎棘突下，旁开0.5寸。

题卡 24 叙述并指出悬钟、神门、犊鼻的定位。

【参考答案】

悬钟：在小腿外侧、外踝尖上 3 寸，腓骨前缘。

神门：腕前区，腕掌侧远端横纹尺侧端，尺侧腕屈肌腱的桡侧缘。

犊鼻：在膝前区、髌韧带外侧凹陷中。

题卡 25 叙述并指出气海、大陵、十宣的定位。

【参考答案】

气海：前正中线上，脐下 1.5 寸。

大陵：腕横纹中点，掌长肌腱与桡侧腕屈肌腱之间。

十宣：十指尖端，距指甲游离缘 0.1 寸，左右共 10 穴。

题卡 26 叙述并指出神阙、足三里、天宗的定位。

【参考答案】

神阙：脐窝中央。

足三里：犊鼻穴下 3 寸，胫骨前嵴外 1 横指处。

天宗：肩胛骨冈下窝中央凹陷处，约当肩胛冈下缘与肩胛下角之间的 1/3 折点处取穴。

题卡 27 叙述并指出犊鼻、肾俞、神庭的定位。

【参考答案】

犊鼻：在膝前区，髌韧带外侧凹陷中。

肾俞：在脊柱区，第 2 腰椎棘突下，后正中线旁开 1.5 寸。

神庭：在头部，前发际正中直上 0.5 寸。

题卡 28 叙述并指出少府、复溜、夹脊的定位。

【参考答案】

少府：在手掌面，第 4、5 掌骨之间，握拳时当小指与无名指指端之间。

复溜：太溪穴上 2 寸，当跟腱的前缘。

夹脊：在背腰部，当第 1 胸椎至第 5 腰椎棘突下两侧，后正中线旁开 0.5 寸，一侧 17 穴，左右共 34 穴。

题卡 29 叙述并指出天突、腰痛点、蠡沟的定位。

【参考答案】

天突：胸骨上窝正中。

腰痛点：在手背，当第 2、3 掌骨及第 4、5 掌骨之间，当腕背侧远端横纹与掌指关节中点处，一侧 2 穴，左右共 4 穴。

蠡沟：内踝尖上 5 寸，胫骨内侧面的中央。

题卡 30 叙述并指出丘墟、上巨虚、大椎的定位。

丘墟：外踝前下方，趾长伸肌腱的外侧凹陷中。

上巨虚：在犊鼻穴下 6 寸，足三里穴下 3 寸。

大椎：后正中线上，第 7 颈椎棘突下凹陷中。

题卡 31 叙述并指出养老、关元、中渚的定位。

养老：以手掌面向胸，当尺骨茎突桡侧骨缝凹陷中。

关元：前正中线上，脐下 3 寸。

中渚：手背，第 4、5 掌骨小头后缘之间凹陷中，当液门穴后 1 寸。

题卡 32 叙述并指出大横、膏肓、郄门的定位。

大横：在腹部，脐中旁开 4 寸。

膏肓：第 4 胸椎棘突下，旁开 3 寸。

郄门：腕横纹上 5 寸，掌长肌腱与桡侧腕屈肌腱之间。

（二）针灸操作

题卡 1 叙述并演示单手进针法的操作。

【参考答案】

只应用刺手将针刺入穴法的方法，多用于较短的毫针。用右手拇、食指持针，中指端紧靠穴位，指腹抵住针体中部，当拇、食指向下用力时，中指也随之屈曲，将针刺入，直至所需的深度。此法三指并用，尤适宜于双穴同时进针。此外，还有用拇、食指夹持针体，中指尖抵触穴位，拇、食指所夹持的针沿中指尖端迅速刺入，不施捻转。针入穴位后，中指即离开应针之穴，此时拇、食、中指可随意配合，施行补泻。

题卡 2 叙述并演示指切进针法的操作。

【参考答案】

又称爪切进针法，用左手拇指或食指端切按在腧穴位置上，右手持针，紧靠左手指甲面将针刺入腧穴。此法适宜于短针的进针。见图 2－1。

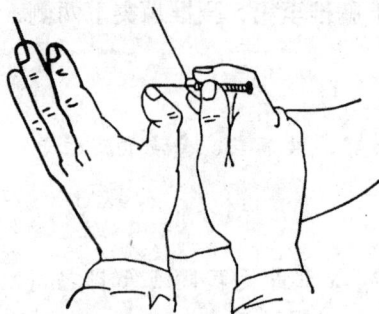

图 2－1　指切进针法

题卡3 叙述并演示夹持进针法的操作。

【参考答案】

夹持进针法，即用严格消毒的左手拇、食指二指夹住针身下端，将针尖固定在所刺腧穴的皮肤表面位置，右手捻动针柄，将针刺入腧穴。此法适用于长针的进针。

临床上也有采用插刺进针的，即单用右手拇、食指二指夹持针身下端，使针尖露出2~3分，对准腧穴的位置，将针迅速刺入腧穴，然后押手配合将针捻转刺入一定深度。见图2-2。

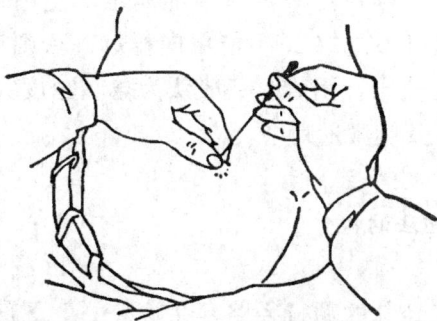

图2-2 夹持进针法

题卡4 叙述并演示舒张进针法的操作。

【参考答案】

用左手食、中指二指或拇、食指二指将所刺腧穴部位的皮肤向两侧撑开，使皮肤绷紧，右手持针，使针从左手食、中指二指或拇、食指二指的中间刺入。此法主要用于皮肤松弛部位的腧穴。

题卡5 叙述并演示印堂穴针法的操作。

【参考答案】

印堂穴适用提捏进针法。

用左手拇、食指二指将所刺腧穴部位的皮肤提起，右手持针，从捏起的上端将针刺入，此法主要用于皮肉浅薄部位的腧穴。

题卡6 叙述并演示提插法的操作。

【参考答案】

提插法是将针刺入腧穴一定深度后，施以上提下插动作的操作手法。使针由浅层向下刺入深层的操作谓之插，从深层向上引退至浅层的操作谓之提，如此反复地做上下纵向运动就构成了提插法。对于提插幅度的大小、层次的变化、频率的快慢和操作时间的长短，应根据患者的体质、病情、腧穴部位和针刺目的等而灵活掌握。使用提插法时的指力一定要均匀一致，幅度不宜过大，一般以 3～5 分为宜，频率不宜过快，每分钟 60 次左右，保持针身垂直，不改变针刺角度、方向。通常认为行针时提插的幅度大，频率快，刺激量就大；反之，提插的幅度小，频率慢，刺激量就小。

题卡 7 叙述并演示捻转法的操作。
【参考答案】

捻转法即将针刺入腧穴一定深度后，施向前向后捻转动作使针在腧穴内反复前后来回旋转的行针手法。捻转角度的大小、频率的快慢、时间的长短等，需根据患者的体质、病情、腧穴的部位、针刺目的等具体情况而定。使用捻转法时，指力要均匀，角度要适当，一般应掌握在 180°左右，不能单向捻针，否则针身易被肌纤维等缠绕，引起局部疼痛和导致滞针而使出针困难。一般认为捻转角度大，频率快，其刺激量就大；捻转角度小，频率慢，其刺激量则小。

题卡 8 叙述并演示循法的操作。
【参考答案】

循法是医者用手指顺着经脉的循行径路，在腧穴的上下部轻柔地循按的方法。针刺不得气时，可以用循法催气。

题卡 9 叙述并演示弹法的操作。
【参考答案】

针刺后在留针过程中，以手指轻弹针尾或针柄，使针体微微振动的方法称为弹法。

题卡 10 叙述并演示刮法的操作。
【参考答案】

毫针刺入一定深度后，经气未至，以拇指或食指的指腹抵住针尾，用拇指、食指或中指指甲，由下而上或由上而下频频刮动针柄的方法称为刮法。本法在针刺不得气时用之可激发经气，如已得气者可以加强针刺感应的传导和扩散。见图 2－3。

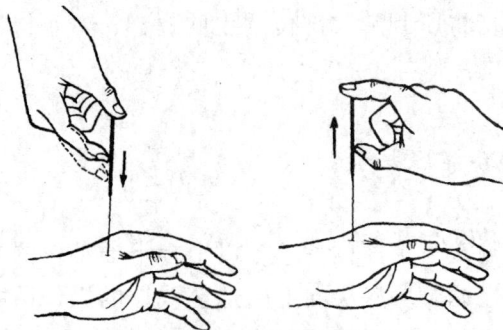

图 2－3　刮法

题卡11 叙述并演示飞法的操作。

【参考答案】

针后不得气者，用右手拇、食指执持针柄，细细捻搓数次，然后张开两指，一搓一放，反复数次，状如飞鸟展翅，故称飞法。本法的作用在于催气、行气，并使针刺感应增强。

题卡12 叙述并演示震颤法的操作。

【参考答案】

针刺入一定深度后，右手持针柄，用小幅度、快频率的提插、捻转手法，使针身轻微震颤的方法称震颤法。本法可促使针下得气，增强针刺感应。

题卡13 叙述并演示瘢痕灸（化脓灸）的操作。

【参考答案】

（1）患者仰卧位或俯卧位，充分暴露待灸部位。

（2）皮肤消毒、涂擦黏附剂。

（3）点燃艾炷，每炷要燃尽：将艾炷平稳放置于腧穴上，用线香点燃艾炷顶部，待其自燃。要求每个艾炷都要燃尽，除灰，更换新艾炷继续施灸，灸满规定壮数为止。

（4）轻轻拍打穴旁，减轻施灸疼痛。

（5）形成灸疮，待其自愈：灸后局部皮肤黑硬，周边红晕，继而起水疱。一般在7日左右局部出现无菌性炎症，其脓汁清稀色白，形成灸疮。灸疮5～6周自行愈合，留有瘢痕。

题卡14 叙述并演示无瘢痕灸的操作。

【参考答案】

（1）患者采取仰卧位或俯卧位，充分暴露待灸部位。

（2）用棉签蘸少许大蒜汁或医用凡士林或涂清水于穴区皮肤，用以黏附艾炷。

（3）点燃艾炷，每炷不可燃尽：将艾炷平置于腧穴上，用线香点燃艾炷顶部，待其自燃。要求每个艾炷不可燃尽，当艾炷燃剩2/5～1/4，患者感觉局部有灼痛时，即可易炷再灸。

（4）掌握灸量：灸满规定壮数为止。一般应灸至腧穴局部皮肤呈现红晕而不起疱为度。

题卡15 叙述并演示隔姜灸的操作。

【参考答案】

（1）切取生姜片，每片直径2～3cm，厚0.2～0.3cm，中间以针刺数孔。

（2）选取适宜体位，充分暴露待灸腧穴。

（3）放置姜片和艾炷，点燃艾炷。

（4）如患者感觉局部灼痛不可耐受，术者可用镊子将姜片一侧夹住端起，稍待片刻，重新放下再灸。

（5）更换艾炷和姜片：艾炷燃尽，除去艾灰，更换艾炷依前法再灸。施灸数壮后，姜片焦干萎缩时，应置换新的姜片。

（6）掌握灸量：一般每穴灸6~9壮，至局部皮肤潮红而不起泡为度。灸毕去除姜片及艾灰。

考点链接：

1. 隔蒜灸

操作要点：①选用鲜大蒜头，切成厚约0.2~0.3cm的薄片，中间以针刺数孔（捣蒜如泥亦可）。②选取适宜体位，充分暴露待灸腧穴。③放置蒜片和艾炷，点燃艾炷：将蒜片置于穴上，把艾炷置于蒜片中心，点燃艾炷尖端，任其自燃。④如患者感觉局部灼痛不可耐受，术者可用镊子将蒜片一侧夹住端起，稍待片刻，重新放下再灸。⑤艾炷燃尽，除去艾灰，更换艾炷依前法再灸。施灸数壮后，蒜片焦干萎缩时，应置换新的蒜片。⑥一般每穴灸5~7壮，至局部皮肤潮红而不起泡为度。灸毕去除蒜片及艾灰。

2. 隔盐灸

操作要点：①选择体位，定取腧穴：宜取仰卧位，身体放松。②取纯净干燥的食盐适量，将脐窝填平，也可于盐上再放置一姜片。③将艾炷置于盐上（或姜片上），点燃艾炷尖端，任其自燃。④调适温度，更换艾炷：若患者感觉施灸局部灼热不可耐受，术者用镊子夹去残炷，换炷再灸。⑤如上反复施灸，灸满规定壮数，一般灸5~9壮。⑥灸毕，除去艾灰、食盐。

题卡 16 试述艾条灸的方法及作用。

【参考答案】

（1）选取适宜体位，充分暴露待灸腧穴。

（2）点燃艾卷：选用纯艾卷，将其一端点燃。

（3）燃艾施灸：术者手持艾卷的中上部，将艾卷燃烧端对准腧穴，距腧穴皮肤2~3cm进行熏烤，艾卷与施灸处皮肤的距离应保持相对固定。注意：若患者感到局部温热舒适可固定不动；若感觉太烫可加大与皮肤的距离；若遇到小儿或局部知觉减退者，医者可将食、中两指，置于施灸部位两侧，通过医者的手指来测知患者局部受热程度，以便随时调节施灸时间和距离，防止烫伤。

（4）把握灸量：灸至局部皮肤出现红晕，有温热感而无灼痛为度，一般每穴灸5~10分钟。

（5）灸毕熄灭艾火。

题卡 17 试述并演示刺络法的操作。

【参考答案】

（1）选择适宜的体位，确定血络。

（2）医者戴消毒手套。

（3）使血络充盈：肘、膝部静脉处放血时，一般要捆扎橡皮管。将橡皮管结扎在针刺部位的上端（近心端），以使血络怒张显现。其他部位则不方便结扎，为使血络充盈，也可轻轻拍打血络处。

（4）将血络处皮肤严格消毒。

（5）一手拇指按压在被刺部位的下端，使血络位置相对固定，一手持针，对准针刺部位，顺血络走向，斜向上与之呈45°左右刺入，以刺穿血络前壁为度，一般刺入2～3mm，然后迅速出针。

（6）根据病情需要，使其流出一定量的血液。也可轻轻按压静脉上端，以助瘀血外出。

（7）松开橡皮管，待出血自然停止。

（8）以消毒干棉球按压针孔，并以75％酒精棉球清除针处及其周围的血液。

题卡18 试述皮肤针叩刺法的操作

以刺手拇指、中指、无名指握住针柄，食指伸直按住针柄中段，针头对准皮肤叩击，运用腕部的弹力，使针尖叩刺皮肤后，立即弹起，如此反复叩击。叩击时针尖与皮肤必须垂直，弹刺要准确，强度要均匀，可根据病情选择不同的刺激部位或刺激强度。

题卡19 试述耳穴压丸法的操作

探查耳穴敏感点，确定贴压部位，用75％酒精自上而下、由内到外、从前到后消毒耳部皮肤，选用质硬而光滑的王不留行籽或莱菔籽等丸状物粘附在0.7×0.7cm大小的胶布中央，医者一手固定耳廓，另一手用止血钳或镊子夹住贴敷于选好耳穴的部位上，并给予适当按压（揉），使患者有热、麻、胀、痛感觉，即"得气"，根据病情嘱患者定时按揉。

（三）中医基本操作

题卡1 叙述并演示中医望舌的操作。

【参考答案】

（1）望舌时医生的姿势可略高于患者，保证视野平面略高于病人的舌面，以便俯视舌面。

（2）望舌时注意光线必须直接照射于舌面，使舌面明亮，以便于正确进行观察。

（3）望舌一般应当按照基本顺序进行：先察舌质，再察舌苔。察舌质：先察舌色，再察舌形，次察舌态。查舌苔时：先察苔色，再察苔质，次察舌苔分布。对舌分部观察时先看舌尖，再看舌中舌边，最后观察舌根部；望舌时做到迅速敏捷，全面准确，时间不可太长。若一次望舌判断不准确，可让病人休息3～5分钟后重新望舌。

题卡 2 叙述并演示中医脉诊及指法的操作。

【参考答案】

诊脉指法主要包括有选指、布指、运指三部分。

（1）选指。医生用左手或右手的食指、中指和无名指三个手指指目诊察，指目是指尖和指腹交界棱起之处，是手指触觉较灵敏的部位。诊脉者的手指指端要平齐即三指平齐，手指略呈弓形，与受诊者体表约呈 45°左右为宜，这样的角度可以使指目紧贴于脉搏搏动处。

（2）布指。中指定关，医生先以中指按在掌后高骨内侧动脉处，然后食指按在关前（腕侧）定寸，无名指按在关后（肘侧）定尺。布指的疏密要与患者手臂长短及医生手指粗细相适应，如病人的手臂长或医者手指较细者，布指宜疏，反之宜密。定寸时可选取太渊穴所在位置（腕横纹上），定尺时可考虑按寸到关的距离确定关到尺的长度以明确尺的位置。寸关尺不是一个点，而是一段脉管的诊察范围。

（3）运指。医生运用指力的轻重、挪移及布指变化以体察脉象。常用的指法有举、按、寻、循、总按和单诊等，注意诊察患者的脉位（浮沉、长短）、脉次（至数与均匀度）、脉形（大小、软硬、紧张度等）、脉势（强弱与流利度等）及左右手寸关尺各部表现。

题卡 3 叙述并演示诊察小儿食指络脉的操作。

【参考答案】

诊察小儿指纹时，令家长抱小儿面向光亮，医生用左手拇指和食指握住小儿食指末端，再以右手拇指的侧缘蘸少许清水后在小儿食指掌侧前缘从指尖向指根部推擦几次，用力要适中，使指纹显露，便于观察。

小儿食指按指节分为三关：食指第一节（掌指横纹至第二节横纹之间）为风关，第二节（第二节横纹至第三节横纹之间）为气关，第三节（第三节横纹至指端）为命关。

根据络脉在食指三关出现的部位，可以测定邪气的浅深、病情的轻重。

题卡 4 叙述望面部的部位和意义

患者正坐，光线充足，将面部划分为以下几个部位，额头——庭，眉心上——阙上，印堂——阙中，鼻根又称为阙下（下极、山根），鼻柱（年寿）、鼻尖（面王、准头），人中面王之下。两颊、人中（面王以下）。

其候的脏腑分别是额——首面，眉心上——咽喉，印堂——肺，鼻根——心，鼻柱——肝，鼻柱旁——胆，鼻尖——脾，鼻翼旁——小肠，鼻翼——胃，颧骨下——大肠，面颊——肾，人中——膀胱、子处。

（四）中医推拿技术

题卡 1 叙述并演示小鱼际擦法在肩井穴的操作。

【参考答案】

肩井穴的定位：肩胛区，第 7 颈椎棘突与肩峰最外侧点连线的中点。

小鱼际擦法：拇指自然伸直，余指屈曲，以肘关节为支点，前臂主动做旋推运动，带动腕关节做大幅的屈伸活动，使小鱼际和手背在治疗部位上作持续不断的来回动的手法。

操作步骤：①准备工作：患者充分暴露按摩部位，医者消毒并铺巾。②在肩井穴施小鱼际法。③拍打法结束。

注意事项：肩关节放松下垂，肘关节自然屈曲约40°，屈伸幅度应在120°左右，使掌背部分的二分之一面积（尺侧）依次接触治疗部位。

题卡2 叙述并演示颈项部拿法的操作。

【参考答案】

（1）以拇指和其余手指的指面相对用力，捏住施术部位，肌肤逐渐收紧、提起腕关节放松。

（2）以拇指同其他手指的对合力进行轻重交替、连续不断地提捏并施以揉动。

（3）拿法注意协调，复合手法注意捏、提、揉这三种成分。

题卡3 叙述并演示一指禅推法在中脘穴的操作。

（1）中脘穴的定位在腹部正中，肚脐直上4寸，在模拟人体上采用正确的定位方法（体表解剖标志、骨度分寸、手指同身寸）准确取穴。

（2）操作者手握空拳，拇指指端自然着实吸定于穴位，沉肩、垂肘、悬腕，运用前臂主动运动带动腕关节有节律的摆动，使力度轻重交替、持续不断地作用于穴位上，紧推慢移，频率120～160次/分。

题卡4 叙述并演示大鱼际揉腹部的操作。

用大鱼际着力于腹部，做轻柔缓和的环旋活动。以肢体的近端带动远端做小幅度的环旋揉动，着力部位要吸定于治疗部位，并带动深层组织，压力要均匀，动作要协调且有节律，揉动的幅度要适中，不宜过大或过小。大鱼际揉法中，前臂有推旋动作，腕部宜放松。

题卡5 叙述并演示掌推法治疗胃气上逆的操作。

用掌着力于胃脘部，自上向下进行单方向的直线推动。

动作要领：着力部位要紧贴皮肤，压力适中，做到轻而不浮，重而不滞。推时应手指在前，掌根在后。注意推动的方向。速度要均匀。

题卡6 叙述并演示肩关节抖法的操作。

患者取坐位。医生站在患侧，双手握住患者的手指并使患者肩关节外展，在牵引的情况下，做连续、小幅度、均匀、快速的上下抖动，使抖动上传至肩关节，而使肩关节抖动的幅度最大。在抖动过程中，可以瞬间加大抖动幅度3～5次，但只加大抖动的幅度，不加大牵引力。

题卡 7 叙述并演示腰部抖法的操作。

患者取俯卧位。一助手固定患者腋下。医生双手托住患者两个踝关节，两臂伸直，身体后仰，与助手相对用力，牵引患者的腰部，待患者腰部放松后，医生身体先向前，然后身体后仰，瞬间用力，上下抖动，使患者腰部抖动的幅度最大。如此反复操作 3 ~ 5 次。

题卡 8 叙述并演示捏脊法的操作。

捏脊方向为自下而上，从臀裂至颈部大椎穴。两手腕关节略背伸，拇指横抵于皮肤，食、中两指置于拇指前方的皮肤处，以三指捏拿肌肤，两手边捏边交替前进。一般捏 3 ~ 5 遍，以皮肤微微发红为度。在捏最后一遍时，常常捏三下，向上提一次，称为"捏三提一"，目的在于加大刺激量。

（五）拔罐技术

题卡 1 叙述并演示闪罐法的操作。

用镊子夹住略蘸酒精的棉球，或手持闪火器（用细铁丝将纱布缠绕于 7 ~ 8 号的粗铁丝的一端，将纱布蘸少许酒精），一手握罐体，将棉球或纱布点燃后立即伸入罐内闪火即退出，速将罐扣于应拔部位。用闪火法将玻璃罐吸拔于应拔部位，随即取下，再吸拔、再取下，反复吸拔至皮肤潮红，或罐体底部发热为度。

题卡 2 叙述并演示走罐法的操作。

先于施罐部位涂上润滑剂，以凡士林、润肤霜为佳（亦可用水或药液），同时将玻璃罐口亦涂上油脂。用闪火法吸拔后，以手握住罐底，稍倾斜，稍用力将罐沿着肌肉、骨骼、经络循行路线推拉（罐具前进方向略提起，后方着力），反复运作至走罐区皮肤紫红色为度。

走罐时动作宜轻柔，用力要均匀、平稳、缓慢。罐内负压大小以推拉顺利为宜，若负压过大或用力过重、速度过快，患者易疼痛难忍，且易拉伤皮肤；负压过小，吸拔力不足，罐容易脱落，治疗效果差。

题卡 3 叙述并演示刺络拔罐法的操作。

刺络拔罐法即拔罐与刺血疗法配合应用的治法。于施术穴位或患处常规消毒后，用皮肤针、三棱针、注射针或粗毫针点刺皮肤渗血，或挑刺皮下血络或纤维数根，然后拔留罐，至拔出少量恶血为度；起罐后用消毒棉球擦净血迹。挑刺部位用创可贴贴 1 ~ 2 天伤口即愈。

二、中医针灸答辩

（一）穴位主治

题卡 1 回答迎香、尺泽、后溪的主治病证。

【参考答案】

迎香：①鼻塞，鼻衄，口眼㖞斜等局部病证；②胆道蛔虫症。

尺泽：①咳嗽、气喘、咯血、咽喉肿痛等肺系实热性病证；②肘臂挛痛；③急性吐泻、中暑、小儿惊风等急症。

后溪：①耳聋，目赤；②癫狂痫；③疟疾；④头项强痛、腰背痛、手痛。

题卡 2 回答地仓、孔最、委中的主治病证。

【参考答案】

地仓：口角㖞斜、流涎、三叉神经痛等局部病证。

孔最：①咯血、咳嗽、气喘、咽喉肿痛等肺系病证；②肘臂挛痛。

委中：①腰背痛、下肢痿痹等腰及下肢病证；②腹痛，急性吐泻；③小便不利，遗尿；④丹毒。

题卡 3 回答下关、列缺、承山的主治病证。

【参考答案】

下关：①牙关不利、三叉神经痛、齿痛、口眼㖞斜等面口病证；②耳聋、耳鸣、聤耳等耳部疾患。

列缺：①咳嗽、气喘、咽喉肿痛等肺系病证；②头痛、齿痛、项强、口眼㖞斜等头项部疾患。

承山：①腰腿拘急、疼痛；②痔疾，便秘。

题卡 4 回答头维、鱼际、昆仑的主治病证。

【参考答案】

头维：头痛、目眩、目痛等头目病证。

鱼际：①咳嗽、咯血、咽干、咽喉肿痛、失音等肺系热性病；②小儿疳积。

昆仑：①后头痛、项强、腰骶疼痛、足踝肿痛等痛证；②癫痫；③滞产。

题卡 5 回答听宫、少商、申脉的主治病证。

【参考答案】

听宫：①耳鸣、耳聋、聤耳等耳疾；②齿痛。

少商：①咽喉肿痛、鼻衄、高热等肺系实热证；②癫狂、昏迷。

申脉：①头痛、眩晕，癫狂痫证、失眠等神志疾患；②腰腿酸痛。

题卡 6 回答攒竹、商阳、至阴的主治病证。

【参考答案】

攒竹：①头痛、眉棱骨痛；②眼睑瞤动、眼睑下垂、口眼㖞斜、目视不明、流泪、目赤肿痛等目部病证；③呃逆。

商阳：①齿痛、咽喉肿痛等五官疾患；②热病、昏迷等热证、急证。

至阴：①胎位不正、滞产；②头痛，目痛；③鼻塞，鼻衄。

题卡 7 回答天柱、合谷、涌泉的主治病证。

【参考答案】

天柱：①后头痛，项强，肩背腰痛等痹证；②鼻塞；③癫狂痫证；④热病。

合谷：①头痛、目赤肿痛、牙痛、鼻衄、口眼㖞斜、耳聋等头面五官诸疾；②发热恶寒等外感病证；③热病无汗或多汗；④经闭、滞产等妇产科病证。

涌泉：①昏厥、中暑、小儿惊风、癫狂痫等急症及神志病证；②头痛，头晕，目眩，失眠；③咯血、咽喉肿痛、喉痹等肺系病证；④大便难，小便不利；⑤奔豚气；⑥足心热。

题卡 8 回答翳风、手三里、太溪的主治病证。

【参考答案】

翳风：①耳鸣、耳聋等耳疾；②口眼㖞斜、面风、牙关紧闭，颊肿等面、口病证；③瘰疬。

手三里：①手臂无力、上肢不遂等上肢病证；②腹痛、腹泻；③齿痛，颊肿。

太溪：①头痛、目眩、失眠、健忘、遗精、阳痿等肾虚证；②咽喉肿痛、齿痛、耳鸣、耳聋等阴虚性五官病证；③咳嗽、气喘、咯血、胸痛等肺部疾患；④消渴，小便频数，便秘；⑤月经不调；⑥腰脊痛，下肢厥冷。

题卡 9 回答风池、曲池、照海的主治病证。

【参考答案】

风池：①中风、癫痫、眩晕等内风所致的病证；②感冒、鼻塞、鼻衄、目赤肿痛、口眼㖞斜等外风所致的病证；③头痛，耳鸣，耳聋；④颈项强痛。

曲池：①手臂痹痛、上肢不遂等上肢病证；②热病；③高血压；④癫狂；⑤腹痛、吐泻等肠胃病证；⑥咽喉肿痛、齿痛、目赤肿痛等五官热性病证；⑦瘾疹、湿疹、瘰疬等皮肤、外科疾患。

照海：①失眠，癫痫等精神、神志疾患；咽喉干痛、目赤肿痛等五官热性疾患；②月经不调、带下、阴挺等妇科病证；③小便频数，癃闭。

题卡 10 回答百会、肩髃、阳陵泉的主治病证。

【参考答案】

百会：①痴呆、中风、失语、失眠、健忘、癫狂痫证、癔症等神志病证；②头风、头痛、眩晕、耳鸣等头面病证；③脱肛、阴挺、胃下垂、肾下垂等气失固摄而致的下陷性病证。

肩髃：①肩臂挛痛、上肢不遂等肩、上肢病证；②瘾疹。

阳陵泉：①黄疸、胁痛、口苦、呕吐、吞酸等肝胆犯胃病证；②膝肿痛、下肢痿痹及麻木等下肢、膝关节疾患；③小儿惊风。

题卡 11 回答水沟、梁丘、天枢的主治病证。

【参考答案】

水沟：①昏迷、惊厥、中风、中暑、休克、呼吸衰竭等急危重症，为急救要穴之一；②癔症、癫狂痫证、急慢惊风等神志病证；③鼻塞、鼻衄、面肿、口喁、齿痛、牙关紧闭等面鼻口部病证；④闪挫腰痛。

梁丘：①急性胃病、膝肿痛、下肢不遂等下肢病证；②乳痈、乳痛等乳疾。

天枢：①腹痛、腹胀、便秘、腹泻、痢疾等胃肠病证；②月经不调、痛经等妇科疾患。

题卡 12 回答四神聪、足三里、中脘的主治病证。

【参考答案】

四神聪：①头疼、眩晕、失眠健忘等情志疾病；②目疾。

足三里：①胃痛、呕吐、噎膈、腹胀、腹泻、痢疾、便秘等胃肠病证；②下肢痿痹；③癫狂等神志病；④乳痈、肠痈等外科疾患；⑤虚劳诸证，为强壮保健要穴。

中脘：①胃痛、腹胀、纳呆、呕吐、吞酸、呃逆、小儿疳积等脾胃病证；②水肿；③黄疸；④癫狂，脏躁。

题卡 13 回答印堂、条口、肺俞的主治病证。

【参考答案】

印堂：①痴呆、痫证、失眠、健忘等神志疾病；②头痛、眩晕；③鼻衄，鼻渊；④小儿惊风，产后血晕，子痫。

条口：①下肢痿痹，转筋；②肩臂痛；③脘腹疼痛。

肺俞：①咳嗽、气喘、咯血等肺疾；②骨蒸潮热、盗汗等阴虚病证。

题卡 14 回答太阳、丰隆、膈俞的主治病证。

【参考答案】

太阳：①头痛；②目疾；③面瘫。

丰隆：①头痛，眩晕；②癫狂；③咳嗽痰多等痰饮病证；④下肢痿痹；⑤腹胀，便秘。

膈俞：①呕吐、呃逆、气喘、吐血等上逆之证；②贫血；③瘾疹，皮肤瘙痒；④潮热，盗汗；⑤血瘀诸证。

题卡 15 回答内庭、通里、胃俞的主治病证。
【参考答案】

内庭：①齿痛、咽喉肿痛、鼻衄等五官热性病证；②热病；③吐酸、腹泻、痢疾、便秘等肠胃病证；④足背肿痛，跖趾关节痛。

通里：①心悸、怔忡等心病；②舌强不语，暴喑；③腕臂痛。

胃俞：胃脘痛、呕吐、腹胀、肠鸣等胃疾。

题卡 16 回答公孙、神门、肾俞的主治病证。
【参考答案】

公孙：①胃痛、呕吐、腹痛、腹泻、痢疾等脾胃肠腑病证；②心烦、失眠、狂证等神志病证；③逆气里急、气上冲心（奔豚气）等冲脉病证。

神门：①心痛、心烦、惊悸、怔忡、健忘、失眠、痴呆、癫狂痫等心与神志病证；②高血压；③胸胁痛。

肾俞：①头晕、耳鸣、耳聋、腰酸痛等肾虚病证；②遗尿、遗精、阳痿、早泄、不育等生殖泌尿系统疾患；③月经不调、带下、不孕等妇科病证。

题卡 17 回答三阴交、内关、大肠俞的主治病证。
【参考答案】

三阴交：①肠鸣腹胀、腹泻等脾胃虚弱诸证；②月经不调、带下、阴挺、不孕、滞产等妇产科病证；③遗精、阳痿、遗尿等生殖泌尿系统疾患；④心悸、失眠、高血压；⑤下肢痿痹；⑥阴虚诸证。

内关：①心痛、胸闷、心动过速或过缓等心疾；②胃痛、呕吐、呃逆等胃腑病证；③中风；④失眠、郁证、癫狂痫证等神志病证；⑤眩晕症，如晕车、晕船、耳源性眩晕；肘臂挛痛。

大肠俞：①腰腿痛；②腹胀、腹泻、便秘等胃肠病证。

题卡 18 回答地机、膻中、次髎的主治病证。
【参考答案】

地机：①痛经、崩漏、月经不调等妇科病；②腹痛、腹泻等脾胃病证；③小便不利、水肿等脾不运化水湿病证。

膻中：①咳嗽、气喘、胸闷、心痛、噎膈、呃逆等胸中气机不畅的病证；②产后乳少、乳痈、乳癖等胸乳病证。

次髎：①月经不调、痛经、带下等妇科病证；②小便不利；③遗精；④疝气；⑤腰骶痛；⑥下肢痿痹。

题卡 19 回答阴陵泉、中冲、秩边的主治病证。
【参考答案】
阴陵泉：①腹胀、腹泻、水肿、黄疸、小便不利等脾不运化水湿病证；②膝痛。
中冲：中风昏迷、舌强不语、中暑、昏厥、小儿惊风等急症。
秩边：①腰骶痛、下肢痿痹等腰及下肢病证；②小便不利；③便秘、痔疾；④阴痛。

题卡 20 回答血海、外关、肩井的主治病证。
【参考答案】
血海：①月经不调、痛经、经闭等月经病；②瘾疹、湿疹、丹毒等血热性皮肤病。
外关：①热病；头痛、目赤肿痛、耳鸣、耳聋、喉痹等头面五官病证；②瘰疬；③胁肋痛；④上肢痿痹不遂。
肩井：①颈项强痛、肩背疼痛、上肢不遂；②难产、乳痈、乳汁不下、乳癖等妇产科及乳房疾患，瘰疬。

题卡 21 回答行间、期门、环跳的主治病证。
【参考答案】
行间：中风、癫痫、头痛、目眩、目赤肿痛、青盲、口㖞等肝经风热病证。
期门：①胸胁胀痛、呕吐、吞酸、呃逆、腹胀、腹泻等肝胃病证；②奔豚气；③乳痈。
环跳：①腰胯疼痛，下肢痿痹，半身不遂等腰腿疾患；②风疹。

题卡 22 回答太冲、支沟、腰阳关的主治病证。
【参考答案】
太冲：①中风、癫狂痫、小儿惊风；头痛、眩晕、耳鸣、目赤肿痛、口㖞、咽痛等肝经风热病证；②月经不调、痛经、闭经、崩漏、带下等妇科经带病证；③黄疸、胁痛、腹胀、呕逆等肝胃病证；④癃闭，遗尿；⑤下肢痿痹，足跗肿痛。
支沟：①便秘；②耳鸣，耳聋；③暴喑；④瘰疬；⑤胁肋疼痛；⑥热病。
腰阳关：①腰骶疼痛，下肢痿痹；②月经不调、赤白带下等妇科病证；③遗精、阳痿等男科病证。

题卡 23 回答命门、中极、定喘的主治病证。
【参考答案】
命门：①腰脊强痛、下肢痿痹；②月经不调、赤白带下、痛经、经闭、不孕等妇科病证；③遗精、阳痿、精冷不育、小便频数等男性肾阳不足性病证；④小腹冷痛、腹泻。

中极：①遗尿、小便不利、癃闭等泌尿系病证；②遗精、阳痿、不育等男科病证；③月经不调、崩漏、阴挺、阴痒、不孕、产后恶露不尽、带下等妇科病证。

定喘：①哮喘，咳嗽；②肩背痛，落枕。

题卡 24 回答大椎、关元、夹脊的主治病证。

【参考答案】

大椎：①热病、疟疾、恶寒发热、咳嗽、气喘等外感病证；②骨蒸潮热；癫狂痫证、小儿惊风等神志病证；③项强、脊痛；④风疹，痤疮。

关元：①中风脱证、虚劳冷惫、羸瘦无力等元气虚损病证；②少腹疼痛、疝气；③腹泻痢疾、脱水、便血等肠腑病证；④五淋、尿血、尿闭、尿频等泌尿系病证；⑤遗精、阳痿、早泄、白浊等男科病；⑥月经不调、痛经等妇科病证。

夹脊：分治上中下焦疾病。

题卡 25 回答气海、大陵、十宣的主治病证。

【参考答案】

气海：①虚脱、形体羸瘦、脏气衰惫、乏力等气虚病证；②水谷不化、绕脐疼痛、腹泻、痢疾、便秘等肠腑病证；③小便不利、遗尿等泌尿系统病证；④遗精、阳痿、疝气；⑤月经不调、痛经、经闭、崩漏、带下、阴挺、产后恶露不尽、胞衣不下等妇科病证。

大陵：①心痛、心悸、胸胁满痛；②胃痛、呕吐、口臭等胃腑病证；③喜笑悲恐、癫狂痫证等神志疾患；④臂、手挛痛。

十宣：昏迷；癫痫；高热，咽喉肿痛；手指麻木。

题卡 26 回答神阙、足三里、天宗的主治病证。

【参考答案】

神阙：①虚脱、中风脱证等元阳暴脱；②腹痛、腹胀、腹泻、痢疾、便秘、脱肛等肠腑病证；③水肿，小便不利。

足三里：①胃痛、呕吐、噎膈、腹胀、腹泻、痢疾、便秘等胃肠病证；②下肢痿痹；③癫狂等神志病证；④乳痈、肠痈等外科疾患；⑤虚劳诸证，为强壮保健要穴。

天宗：①肩胛疼痛、肩背部损伤等局部病证；②气喘。

题卡 27 回答并指出少府、复溜、夹脊的主治病症。

【参考答案】

少府：①心悸，胸痛；②阴痒，阴痛；③痈疡；④小指挛痛。

复溜：①水肿，汗证；②腹胀，腹泻；③腰脊强痛，下肢痿痹。

夹脊：适应范围较广，其中上胸部的穴位治疗心肺、上肢疾病；下胸部的穴位治疗胃肠疾病；腰部的穴位治疗腰腹及下肢疾病。

题卡28 回答并指出天突、腰痛点、蠡沟的主治病证。

天突：①咳嗽，哮喘，胸痛，咽喉肿痛，暴喑；②瘿气，梅核气，噎膈。

腰痛点：急性腰扭伤。

蠡沟：①月经不调，赤白带下，阴挺，阴痒；②小便不利，疝气，睾丸肿痛。

题卡29 回答并指出丘墟、上巨虚、大椎的主治病证。

丘墟：①目赤肿痛；②颈项痛，胸胁痛；③下肢痿痹，外踝肿痛。

上巨虚：①肠鸣、腹痛，腹泻，便秘，肠痈等肠胃疾患；②下肢痿痹。

大椎：①热病，疟疾；②恶寒发热，咳嗽，气喘，骨蒸潮热，胸痛；③癫狂痫，小儿惊风；④项强，脊痛；⑤风疹，痤疮。

题卡30 回答并指出养老、关元、中渚的主治病证。

养老：①目视不明；②肩、背、肘、臂酸痛。

关元：①中风脱证，虚劳冷惫；②少腹疼痛，腹泻，痢疾，脱肛，疝气；③五淋，便血，尿血，尿闭，尿频；④遗精，阳痿，早泄，白浊；⑤月经不调，痛经，经闭，崩漏，带下，阴挺，恶露不尽，胞衣不下。

中渚：①头痛，目赤，耳鸣，耳聋，喉痹；②热病；③肩背肘臂酸痛，手指不能屈伸。

题卡31 回答并指出大横、膏肓、郄门的主治病证。

大横：腹痛、腹泻、便秘等。

膏肓：①咳嗽，气喘，肺痨，②肩胛痛；③虚劳诸疾。

郄门：①心痛，心悸，心烦，胸痛；②咳血，呕血，衄血；③疔疮；④癫痫。

（二）针刺急症处理

题卡1 试述针刺治疗时发生晕针的处理。

【参考答案】

分五个步骤：（1）立即停止针刺，将针全部起出。（2）使患者平卧，宽衣、注意保暖。（3）轻者仰卧片刻，给饮温开水或糖水后，即可恢复正常。（4）重者在上述处理基础上，可刺人中、素髎、内关、足三里，或温灸百会、关元、气海等穴，即可恢复。（5）若仍不省人事，呼吸细微，脉细弱者，可考虑配合其他治疗或采用急救措施。

题卡 2 试述针刺治疗时发生滞针的处理。

【参考答案】

若病人精神紧张，局部肌肉过度收缩时，可稍延长留针时间，或于滞针腧穴附近进行循按或叩弹针柄，或在附近再刺一针，以宣散气血，而缓解肌肉的紧张。若行针不当，或单向捻针而致者，可向相反方向将针捻回，并用刮柄、弹柄法，使缠绕的肌纤维回释，即可消除滞针。

题卡 3 试述针刺治疗时发生弯针的处理。

【参考答案】

出现弯针后，即不得再行提插、捻转等手法。如针柄轻微弯曲，应慢慢将针起出。若弯曲角度过大时，应顺着弯曲方向将针起出。若由病人移动体位所致，应使患者慢慢恢复原来体位，局部肌肉放松后，再将针缓缓起出。切忌强行拔针，以免将针体折断，留在体内。

题卡 4 试述针刺治疗时发生断针的处理。

【参考答案】

医者态度必须从容镇静，嘱患者切勿变更原有体位，以防断针向肌肉深部陷入。若残端部分针身显露于体外时，可用手指或镊子将针起出。若断端与皮肤相平或稍凹陷于体内者，可用左手拇、食指二指垂直向下挤压针孔两旁，使断针暴露体外，右手持镊子将针取出。若断针完全深入皮下或肌肉深层时，应在 X 线下定位，手术取出。

题卡 5 试述针刺治疗时发生血肿的处理。

【参考答案】

若微量的皮下出血而局部小块青紫时，一般不必处理，可以自行消退。若局部肿胀疼痛较剧，青紫面积大而且影响活动功能时，可先做冷敷止血后，再做热敷或在局部轻轻揉按，以促使局部瘀血消散吸收。

题卡 6 试述灸法治疗后皮肤灼伤及起疱的处理。

【参考答案】

施灸后，局部皮肤出现微红灼热，属于正常现象，无需处理。如因施灸过量，时间过长，局部出现小水疱，只要注意不擦破，可任其自然吸收。如水疱较大，可用消毒的毫针刺破水疱，放出水液，或用注射针抽出水液，再涂以龙胆紫，并以纱布包敷。如用化脓灸者，在灸疮化脓期间，要注意适当休息，加强营养，保持局部清洁，并可用敷料保护灸疮，以防污染，待其自然愈合。如处理不当，灸疮脓液呈黄绿色或有渗血现象者，可用消炎药膏或玉红膏涂敷。

题卡7 试述针刺治疗时刺伤内脏的处理

【参考答案】

伤轻者，卧床休息后一般即可自愈。如果损伤严重或出血明显者，应密切观察，注意病情变化，特别是要定时检测血压。对于出现休克、腹膜刺激征者，应立即采取相应措施，不失时机地进行抢救。

题卡8 试述针刺治疗时刺伤肝、脾时会出现的症状。

【参考答案】

刺伤肝、脾时，可引起内出血，患者可感到肝区或脾区疼痛，有的可向背部放射，如出血不止，腹腔内积血过多，会出现腹痛、腹肌紧张，并有压痛及反跳痛等急腹症症状。

题卡9 试述针刺治疗时刺伤心脏时会出现的症状。

【参考答案】

刺伤心脏时，轻者可出现强烈的刺痛；重者有剧烈的撕裂痛，引起心外射血，立即导致休克、死亡。

题卡10 试述针刺治疗时刺伤肾脏时会出现的症状。

【参考答案】

刺伤肾脏时，可出现腰痛，肾区叩击痛，血尿，严重时血压下降、休克。

★**考点链接**：刺伤胆囊、膀胱、胃、肠等空腔脏器时，可引起局部疼痛、腹膜刺激征或急腹症症状。

题卡11 试述针刺治疗时刺伤脑脊髓的表现和处理方法。

【参考答案】

刺伤脊髓，可出现触电样感觉向肢端放射引起暂时性瘫痪，有时可危及生命。医者应立即出针。轻者，应安静休息，经过一段时间，可自行恢复。重则应配合有关科室如神经外科，进行及时的抢救。

题卡12 试述针刺治疗时造成外周神经损伤的表现和处理方法。

【参考答案】

误刺外周神经，可当即出现一种向末梢放散的麻木感，若造成损伤，则该神经分布区可出现感觉障碍，包括麻木、发热、痛觉、触觉及温觉减退等。同时，有程度不等的功能障碍、肌肉萎缩。应该在损伤后24小时内即采取针灸、按摩治疗措施，并嘱病人加强功能锻炼。

题卡13 试述针刺后患者长期服用阿司匹林等药物导致出血血肿的处理方法。

【参考答案】

①微量的皮下出血，局部小青紫，不必处理，可自行消退。②局部肿胀疼痛剧烈，青紫面积大且影响到功能活动，可先冷敷止血，再做热敷或在局部轻轻揉按，以促使瘀血消散吸收。

（三）针灸治疗急症操作

题卡1 针灸治疗偏头痛的治法、主穴。

【参考答案】

治法：疏泄肝胆，通经止痛。取足厥阴、手足少阳经穴及局部穴为主。

主穴：太冲、足临泣、外关、风池、率谷、阿是穴。

★**考点链接：**肝阳上亢配百会、行间；痰湿偏盛配中脘、丰隆；瘀血阻络配血海、膈俞。

题卡2 针灸治疗落枕的治法、主穴。

【参考答案】

治法：舒筋通络，活血止痛。以局部阿是穴及手太阳、足少阳经穴为主。

主穴：外劳宫、阿是穴、天柱。

★**考点链接：**病在督脉、太阳经配后溪、昆仑；病在少阳经配外关、肩井。

题卡3 针灸治疗中风中经络的治法、主穴。

【参考答案】

治法：醒脑开窍，滋补肝肾，疏通经络。以手厥阴、督脉及足太阴经穴为主。

主穴：内关、水沟、三阴交、极泉、尺泽、委中。

★**考点链接：**中风分为中经络和中脏腑之分。

中脏腑的治法：醒脑开窍，启闭固脱。以手厥阴经及督脉穴和十二井穴为主。

闭证加十二井穴、太冲、合谷；脱证加关元、气海、神阙。

题卡4 针灸治疗哮喘实证的治法、主穴。

【参考答案】

治法：祛邪肃肺，化痰平喘。以手太阴经穴及相应背俞穴为主。

主穴：列缺、尺泽、肺俞、中府、定喘。

★**考点链接：**哮喘有实证和虚证。

虚证的治法：补肺益肾，止哮平喘。以相应背俞穴及手太阴、足少阴经穴为主。

主穴：肺俞、膏肓、肾俞、定喘、太渊、太溪、足三里。

题卡5 针灸治疗呕吐的治法、主穴。

【参考答案】

治法：和胃降逆，理气止呕。以手厥阴、足阳明经穴及胃的募穴为主。

主穴：内关、足三里、中脘、胃俞。

题卡 6 针灸治疗急性泄泻的治法、主穴。

【参考答案】

治法：除湿导滞，通调腑气。以足阳明及足太阴经穴为主。

主穴：天枢、上巨虚、阴陵泉、水分。

★**考点链接**：寒湿内盛配神阙；肠腑湿热配内庭、曲池；食滞肠胃配中脘；泻下脓血配曲池、三阴交、内庭。

题卡 7 针灸治疗痛经虚证的治法、主穴。

【参考答案】

治法：行气活血，调经止痛。取任脉、足太阴经穴为主。

主穴：中极、次髎、地机、三阴交、十七椎。

★**考点链接**：气滞血瘀配太冲、血海；寒凝血瘀配关元、归来。

题卡 8 针灸治疗扭伤的治法、主穴。

【参考答案】

治法：祛瘀消肿，舒筋通络。以受伤局部腧穴为主。

主穴：腰部：阿是穴、肾俞、腰痛穴、委中。

项部：阿是穴、风池、绝骨、后溪。

踝部：阿是穴、申脉、丘墟、解溪。

膝部：阿是穴、膝眼、膝阳关、梁丘。

肩部：阿是穴、肩髃、肩髎、肩贞。

肘部：阿是穴、曲池、小海、天井。

腕部：阿是穴、阳溪、阳池、阳谷。

髋部：阿是穴、环跳、秩边、居髎。

★**考点链接**：请熟记每个部位的主穴。

题卡 9 针灸治疗牙痛的治法、主穴。

【参考答案】

治法：祛风清热，泻火止痛。取手、足阳明经穴为主。

主穴：合谷、颊车、下关。

题卡 10 针灸治疗晕厥的治法、主穴。

【参考答案】

治法：苏厥醒神。以督脉穴为主。

主穴：水沟、百会、涌泉、内关。

题卡 11 针灸治疗高热的治法、主穴。

【参考答案】

治法：清泻热邪。以督脉、手太阴、手阳明经穴及井穴为主。

主穴：大椎、十二井、十宣、曲池、委中。

题卡 12 针灸治疗抽搐的治法、主穴。

【参考答案】

治法：息风止痉，清热开窍。以督脉及手足厥阴为主。

主穴：水沟、内关、合谷、太冲、阳陵泉。

题卡 13 针灸治疗内脏绞痛的治法及主穴。

【参考答案】

（1）心绞痛

治法：通阳行气，活血止痛。以手厥阴及手少阴经穴为主。

主穴：内关、郄门、阴郄、膻中。

（2）胆绞痛

治法：疏肝利胆，行气止痛。以足少阳经穴及胆的俞募穴为主。

主穴：胆囊穴、阳陵泉、胆俞、日月。

（3）肾绞痛

治法：清利湿热，通淋止痛。以足太阴经穴、肾与膀胱的背俞穴及膀胱之募为主。

主穴：肾俞、膀胱俞、中极、三阴交、京门。

★**考点链接**：注意不同部位绞痛的治法及主穴。

题卡 14 针灸治疗眩晕实证的治法、主穴。

治法：平肝潜阳、化痰定眩。以足厥阴、足少阳经及督脉穴为主。

主穴：百会、风池、太冲、内关。

★**考点链接**：肝阳上亢配行间、侠溪、太溪；痰湿中阻配头维、中脘、丰隆；高血压配曲池、足三里；颈性眩晕配风府、天柱、颈夹脊。

题卡 15 针灸治疗心悸的治法、主穴。

治法：宁心安神，定悸止惊。以手厥阴及手少阴经穴及相应脏腑俞募穴为主。

主穴：心俞、巨阙、内关、郄门、神门。

题卡 16 针灸治疗胃痛的治法、主穴。

治法：和胃止痛。以胃之下合穴、募穴为主。

主穴：中脘、内关、足三里。

题卡 17 针灸治疗腹痛的治法、主穴。

治法：通调腑气，缓急止痛。以胃之下合穴及大肠、小肠募穴为主。

主穴：下脘、关元、天枢、足三里、太冲。

题卡 18 针灸治疗癃闭的治法、主穴。

治法：清热利湿，行气活血。以足太阳、足太阴经穴及相应俞募穴为主。

主穴：中极、膀胱俞、秩边、阴陵泉、三阴交。

第三单元 西医操作、答辩试题

一、西医操作部分

（一）体格检查部分

题卡 1 演示胸膜摩擦感的触诊方法。

【参考答案】

触诊时，检查者用手掌轻贴胸壁，令病人反复做深呼吸，此时若有皮革相互摩擦的感觉，即为胸膜摩擦感。胸膜的任何部位均可出现胸膜摩擦感，但以腋中线第5~7肋间隙最易感觉到，胸膜摩擦感的临床意义同胸膜摩擦音。

题卡 2 演示右肺下界的检查方法。

【参考答案】

平静呼吸时，右肺下界分别在右侧锁骨中线、腋中线、肩胛线自上而下叩诊，在肺与肝交界的重叠区域，叩诊时为浊音，称为肝脏的相对浊音区，继续向下叩诊由浊音变为实音，即为肺下界，为第6、第8、第10肋间隙。

题卡 3 演示肺下界移动度的检查方法。

【参考答案】

叩诊时可在锁骨中线、腋中线及肩胛线上，先叩得肺下界。嘱病人深吸气后屏住呼吸，重新叩出肺下界，用笔标记之；再嘱病人深呼气后屏住呼吸，叩出肺下界，用笔标记之。两个标记之间的距离即为肺下界移动度。

题卡 4 演示胸廓活动度的检查方法。

【参考答案】

一般检查前胸和背部。检查前胸时被检查者可取坐位或仰卧位，检查者的左、右拇指展开，沿肋缘指向剑突，并在胸骨下端前正中线相遇，手掌及其余四指分开紧贴两侧前胸下部；检查背部时要取坐位，检查者两手掌面贴于肩胛下区对称部位，两手拇指在后正中线相遇，其余四指对称性地置于胸部两侧。检查时嘱患者做深呼吸，观察拇指随呼吸运动而分离的距离、两侧胸部呼吸运动的范围和对称性。

题卡 5 演示乳房的检查方法。

【参考答案】

检查者嘱被检查者取坐位，解开上衣充分暴露胸部。在良好的照明下，先视后触。

视诊： 观察内容如下：双乳房对称性（正常女性坐位时一般情况下两侧乳房基本对称），表面情况（有无红、肿、"橘皮"或"猪皮"样改变、溃疡、色素沉着和瘢痕等），乳头情况（乳头的位置、大小、两侧是否对称、乳头是否有回缩），皮肤是否有回缩（为了能发现早期乳房皮肤回缩的现象，检查时应请被检查者双手上举超过头部）。此外，完整的乳房视诊还应包括乳房淋巴引流最重要的区域。必须详细观察腋窝和锁骨上窝有无红、肿、包块、溃疡、瘘管和瘢痕等。

触诊： 嘱被检查者采取坐位，先两臂下垂，然后双臂高举超过头部或双手叉腰再行检查。以乳头为中心作一垂直线和水平线，将乳房分为4个象限。触诊先检查健侧乳房，后检查患侧乳房。检查者的手指和手掌应平置在乳房上，应用指腹，轻施压力，以旋转或来回滑动进行触诊。检查左侧乳房时由外上象限开始，然后顺时针方向进行由浅入深触诊，直至4个象限检查完毕为止，最后触诊乳头。以同样方式检查右侧乳房，但沿逆时针方向进行，触诊乳房时应着重注意皮肤弹性，以及有无红、肿、热、痛和包块。乳头有无硬结、分泌物等。

题卡6 演示肺部听诊的检查方法。

【参考答案】

肺部听诊时，被检查者取坐位或卧位，做均匀呼吸。听诊顺序一般由肺尖开始，自上而下，由前胸到侧胸再到背部。听诊时要上下、左右对称部位对比。必要时可做深长呼吸、屏气或咳嗽，协助听诊。

题卡7 演示触诊心尖搏动的检查方法。

【参考答案】

心脏视诊时充分暴露胸部。患者一般取仰卧位，必要时可取左侧卧位。触诊心尖搏动可先以全手掌，然后缩小到右手小鱼际或指尖，以确定心尖搏动的准确位置、强度和有无抬举性。心尖搏动一般位于第5肋间隙左锁骨中线内侧 $0.5 \sim 1.0$ cm 处，搏动范围的直径为 $2.0 \sim 2.5$ cm。

题卡8 演示心脏左界叩诊的检查方法。

【参考答案】

检查时，患者仰卧位，平静呼吸。检查者用间接叩诊法沿肋间隙从外向内、自下而上叩诊；用力要均匀，并应使用轻叩法。板指与肋间隙平行并紧贴胸壁（其余手指则离开胸壁），以叩打的正下方定浊音界；坐位时板指也可与肋间隙垂直或与心缘平行。叩诊心脏左界时，自心尖搏动所在的肋间隙开始，从心尖搏动外 $2 \sim 3$ cm 处由外向内进行叩诊；如心尖搏动不明显，则自第6肋间隙左锁骨中线外的清音区开始。由外向内轻叩时，叩诊音由清音变为浊音表示已达被肺遮盖的心脏左缘，即为心脏相对浊音界。然后按肋间隙逐一上移，至第2肋间隙为止。对各肋间隙叩得的浊音界逐一作出标记，并测量其与前正中线的垂直距离。

题卡 9 演示心脏右界叩诊的检查方法。

【参考答案】

检查时，患者仰卧位，平静呼吸。检查者用间接叩诊法沿肋间隙从外向内、自下而上叩诊；用力要均匀，并应使用轻叩法。板指与肋间隙平行并紧贴胸壁（其余手指则离开胸壁），以叩打的正下方定浊音界；坐位时板指也可与肋间隙垂直或与心缘平行。叩诊心脏右界时，自肝浊音界的上一肋间隙开始，由外向内轻叩，直到由清音转为浊音或达到胸骨右缘为止，如此逐一按肋间隙叩诊至第 2 肋间隙。对各肋间隙叩得的浊音界逐一作出标记，并测量其与前正中线的垂直距离。

题卡 10 叙述并演示心脏听诊区的检查方法。

【参考答案】

（1）二尖瓣区。位于心尖搏动最强处，第 5 肋间隙左锁骨中线内侧。

（2）主动脉瓣区。有 2 个听诊区：①主动脉瓣区：位于胸骨右缘第 2 肋间隙，主动脉瓣狭窄时收缩期杂音在此区最响。②主动脉瓣第二听诊区：位于胸骨左缘第 3、4 肋间隙，主动脉瓣关闭不全时舒张期杂音在此区最响。

（3）肺动脉瓣区。位于胸骨左缘第 2 肋间隙。

（4）三尖瓣区。位于胸骨体下端近剑突偏右或偏左处。

题卡 11 演示肝颈静脉回流征的检查方法。

【参考答案】

令患者半卧位（上身抬高 45°），观察平静呼吸时的颈静脉充盈度，然后用右手掌以固定的压力按压患者右上腹肝区，如见患者颈静脉充盈度增加，称为肝颈静脉回流征阳性，亦称为腹颈静脉回流征阳性，提示肝脏淤血，是右心功能不全的重要早期征象之一。

题卡 12 演示毛细血管搏动征的检查方法。

【参考答案】

用手指轻压患者指甲床末端，或以干净玻片轻压患者口唇黏膜，如见到红白交替的、与患者心搏一致的节律性微血管搏动现象，称为毛细血管搏动征阳性。

题卡 13 演示水冲脉的检查方法。

【参考答案】

水冲脉特征脉搏骤起骤降，急促而有力。检查时检查者用手紧握患者手腕掌面，使自己掌指关节的掌面部位紧贴患者桡动脉，将患者的上肢高举过头，则水冲脉更易触知。

题卡 14 演示枪击音、杜氏双重杂音的检查方法。

【参考答案】

主动脉瓣关闭不全时，将听诊器体件放在肱动脉或股动脉处，可听到"嗒嗒"音，为枪击音。如再稍加压力，使体件开口方向稍偏向近心端，则可听到收缩期与舒张期双重杂音，为杜氏双重杂音。

题卡 15 演示腹壁静脉曲张血流方向的检查方法。

【参考答案】

检查血流方向的方法是：选择一段没有分支的腹壁静脉，医生用右手示指和中指并拢压在这段静脉上，然后将一手指沿着静脉紧压并向外滑动，使该段静脉内的血液暂时排空，到一定距离后放松该手指，另一手指仍紧压该静脉，看静脉是否迅速充盈；然后再用同法放松另一手指，即可看出血流方向。如果排空的静脉很快充盈，则血流方向是从放松的手指端流向紧压的手指端。

题卡 16 演示腹部压痛及反跳痛的检查方法。

【参考答案】

被检查者取仰卧位，检查者手法宜轻柔并由浅入深地触诊，如发生疼痛即为压痛。先触诊正常部位，再触诊其邻近部位，最后触诊疼痛部位。当患者腹壁出现压痛时，检查者用并拢的 2～3 个手指压于原处稍停片刻，给患者一个适应过程，使压痛感觉趋于稳定，然后迅速将手抬起，如果此时患者感觉腹痛加重，并伴痛苦表情，即为反跳痛。

题卡 17 演示液波震颤的检查方法。

【参考答案】

患者平卧，检查者用左手掌面轻贴于患者腹壁一侧，而用右手并拢的指端叩击对侧腹部，则腹水的震动波可传至左手而被感知。检查时可让另一人将一伸直的手掌尺侧缘轻压在脐部正中线上，阻止腹壁振动的传导。液波震颤见于腹腔内有大量腹水（3000～4000ml 以上）的患者。

题卡 18 演示双手触诊法触诊肝脏。

【参考答案】

触诊时被检查者取仰卧位，两侧膝关节屈曲，使腹壁放松，同时嘱患者做慢而深的腹式呼吸以使肝脏上下移动。检查者立于患者右侧。双手触诊时检查者右手平放于被检查者右侧腹壁腹直肌外侧，腕关节自然伸直，手指并拢，示指与中指指端指向肋缘，或示指桡侧对着肋缘；左手自被检查者右腰部后方向上托起肝脏，拇指固定在右肋缘。嘱被检查者行缓慢而自然的腹式深呼吸。检查者自髂前上棘连线水平开始，在右锁骨中线处自下而上逐渐向右季肋缘移动，触诊的手应与被检查者的呼吸运动密切配合，即呼气时腹壁松弛，触诊手指主动下按，而吸气时手指上抬的速度一定要落后于腹壁上抬的速度，同时左手向上推，使得右手指更易触到吸气时下移的肝下缘。触肝左叶时应由脐平面前正中线逐渐移向剑突下。

题卡 19 演示脾脏的触诊方法。
【参考答案】

被检查者仰卧，两腿稍屈曲。检查者左手自被检查者前方绕过，手掌置于被检查者左腰部第 7～10 肋处，尽可能固定胸廓；右手掌平放于上腹部，与左肋弓大致成垂直方向，以稍微弯曲的手指末端轻压向腹部深处，并随被检查者的腹式呼吸运动由下向上逐渐接近左肋弓，有节奏地进行触诊检查，直到触及脾缘或左肋缘为止。

题卡 20 演示脾脏肿大的测量方法。
【参考答案】
脾肿大的测量方法为：

第 1 线测量：左锁骨中线与左肋缘交点至脾下缘的距离，以厘米（cm）表示。

第 2 线测量：左锁骨中线与左肋缘交点至脾脏最远端的距离。

第 3 线测量：脾右缘与前正中线的距离。如脾脏高度增大，向右越过前正中线，则测量脾右缘至前正中线的最大距离，以"＋"表示；未超过前正中线，则测量脾右缘与前正中线的最短距离，以"－"表示。

题卡 21 演示墨菲征（Murphy sign）的检查方法。
【参考答案】

被检查者取仰卧位。检查者以左手掌放在被检查者的右肋缘部，将拇指放在腹直肌外缘与肋弓交界处（胆囊点），并随被检查者呼气而按压腹壁，然后嘱患者缓慢深吸气，在吸气过程中有炎症的胆囊下移时碰到用力按压的拇指，即可引起疼痛，此为胆囊触痛；如因剧烈疼痛而致吸气终止，称墨菲征（Murphy sign）阳性，见于急性胆囊炎。

题卡 22 演示肾脏的触诊方法。
【参考答案】

常采用双手触诊法。被检查者平卧，两腿屈曲。检查者站在被检查者右侧，左手放在被检查者的后腰部，手指托住肋脊角部位（触左肾时左手自被检查者前方绕过）。右手平放于被检侧季肋部，手指微弯，指端位于肋弓下方，随患者每次呼气将右手逐渐压向深部，直到与在后腰部向前推的左手接近。让被检查者深吸气，这时随吸气下移的肾脏有可能滑入两手之间而被触及，患者有类似恶心或酸痛感。

如平卧位未触到肾，可让被检查者取坐位或立位。

题卡 23 演示肾脏和尿路有炎症时压痛点的检查方法。

【参考答案】

肾脏和尿路疾病，尤其是炎性疾病时，可在一些部分出现压痛点：①肋脊点：背部第12肋骨与脊柱交角（肋脊角）的顶点。②肋腰点：第12肋骨与腰肌外缘交角（肋腰角）的顶点。③季肋点：第10肋骨前端，右侧位置稍低。④上输尿管点：在脐水平线、腹直肌外缘。⑤中输尿管点：在髂前上棘水平腹直肌外缘相当于输尿管第二狭窄处。季肋点压痛提示肾脏病变。输尿管有结石、化脓性成结核性炎症时，在上或中输尿点出现压痛。肋脊点和肋腰点是肾脏炎症性疾病（如肾盂肾炎、肾脓肿和肾结核等）常出现的压痛部位。如炎症深隐于肾实质内，可无压痛或仅有叩击痛。

题卡 24 演示膀胱的触诊方法。

【参考答案】

应在排尿后进行，患者仰卧屈膝，医师位于患者左侧，用单手滑行法，以右手自脐开始向耻骨方向触摸。

题卡 25 演示肝脏的叩诊方法。

【参考答案】

叩诊肝脏上、下界，一般都是沿右锁骨中线、右腋中线和右肩胛线由肺区往下叩向腹部。当由清音转为浊音时即为肝上界，此处相当于肝顶部；由于被肺遮盖，故又称肝相对浊音界。再往下叩1~2肋间，由浊音变为实音时，此处的肝脏不再被肺所遮盖，称肝绝对浊音界。确定肝下界时，由腹部鼓音区沿右锁骨中线或正中线向上叩，由鼓音转为浊音处即是。正常肝上界在右锁骨中线第5肋间、右腋中线上第7肋间、右肩胛线上第10肋间，下界在右季肋下缘，两者距离为9~11cm。

题卡 26 演示脾脏的叩诊方法。

【参考答案】

脾浊音区的叩诊宜采用轻叩法，沿左腋中线由上向下进行叩诊。正常脾浊音区在该线上第9~11肋间，宽4~7cm，前方不超过腋前线。

题卡 27 演示肾区叩击痛的检查方法。

【参考答案】

被检查者取坐位或侧卧位。检查者用左手掌平放在被检查者的肾区（肋脊角处），右手握拳用轻到中等强度的力量向左手背进行叩击。健康人无叩击痛。肾炎、肾盂肾炎、肾结石、肾结核及肾周围炎患者，可有肾区叩击痛。

题卡 28 演示膀胱的叩诊方法。

【参考答案】

膀胱叩诊一般由脐水平开始叩向耻骨联合，正常人排尿后膀胱空虚时，因耻骨联合上方有肠管存在，叩诊呈鼓音，叩不出膀胱的轮廓。膀胱内有尿液充盈时可在耻骨上叩出圆形浊音区。

题卡 29 演示移动性浊音的检查方法。

【参考答案】

被检查者仰卧位，检查者自腹中部脐平面开始向患者左侧叩诊，发现浊音时板指固定不动，嘱患者右侧卧位，再度叩诊，如呈鼓音，表明浊音移动。同样方法向右侧叩诊，叩得浊音后嘱患者左侧卧位，以核实浊音是否移动。当腹腔内游离腹水在1000ml 以上时，即可查出移动性浊音。

题卡 30 演示肠鸣音的检查方法。

【参考答案】

被检查者仰卧，检查者将听诊器体件置于其脐右下方腹壁上持续听诊。正常时为一种断断续续的"咕噜"音，在脐部听的最清楚。正常情况下肠鸣音为 4～5 次/分。

题卡 31 演示振水音的检查方法。

【参考答案】

被检查者取仰卧位。检查者将听诊器体件置于其上腹部，或用一耳凑近此处，然后用稍弯曲的手指连续迅速冲击被检查者上腹部，如听到胃内气体与液体相撞击而发出的声音，为振水音。也可用两手左右摇晃被检查者上腹部来听振水音。

题卡 32 演示脊柱弯曲度的检查方法。

【参考答案】

检查时被检查者取直立位或坐位，观察脊柱有无过度前凸、后凸及侧凸等。用手指沿脊柱棘突以适当的压力从上向下划压，观察出现的充血性红线是否弯曲。

题卡 33 演示脊柱活动度的检查方法。

【参考答案】

检查时让被检查者做脊柱运动，以观察脊柱的活动情况。如检查颈段活动时，检查者用手固定被检查者双肩，让其做颈部的前屈、后伸、侧弯、旋转等动作；检查腰段活动时，检查者用手固定被检查者骨盆，让其做腰部的前屈、后伸、侧弯、旋转等动作。若已有外伤性骨折或关节脱位时，应避免做脊柱运动，以防止损伤脊髓。

题卡 34 演示脊柱压痛、叩击痛的检查方法。

【参考答案】

（1）压痛：检查脊柱压痛时，被检查者取端坐位，检查者用右手拇指自上而下逐个按压脊椎棘突及椎旁肌肉，观察有无疼痛。

（2）叩击痛：检查叩击痛有2种方法：①间接叩诊法：嘱被检查者取端坐位，检查者用左手掌面放在被检查者头顶部，右手半握拳以小鱼际肌部叩击左手，观察有无疼痛。②直接叩诊法：是以手指或叩诊锤直接叩击每个脊椎棘突，此法多用于检查胸、腰段。

题卡 35 演示浅感觉的检查方法。
【参考答案】

嘱被检查者闭目。①触觉：用棉絮或软纸条轻触被检查者皮肤，让其回答有无轻痒的感觉。②痛觉：用针尖轻刺被检查者皮肤，让其回答有无疼痛的感觉。③温度觉：用盛冷水（约10℃）或热水（约40℃）的试管分别接触被检查者皮肤，让其辨别冷热。

题卡 36 演示深感觉的检查方法。
【参考答案】

嘱被检查者闭目。①运动觉：检查者用手指夹持被检查者的手指或足趾，做向上或向下的屈伸动作，让其回答哪个手指或足趾被活动及活动的方向。②位置觉：将被检查者的肢体放在某种位置或摆成某一姿势，让其回答肢体所处的位置或姿势，也可用对侧肢体模仿。③振动觉：将振动的音叉柄端置于被检查者的骨隆起处（如尺骨头、桡骨茎突、内踝或外踝等），询问有无振动感，并注意两侧对比。

题卡 37 演示肌力的检查方法。
【参考答案】

检查时令被检查者做肢体伸屈动作，检查者从相反方向给予阻力，测试被检查者对阻力的克服力量，并注意两侧对比。肌力分为0~5级。0级，完全瘫痪，肌力完全丧失；1级，仅见肌肉收缩，但无肢体运动；2级，肢体可做水平移动，但不能抬起；3级，肢体能抬离床面，但不能克服阻力；4级，能做克服阻力的运动，但较正常偏弱；5级，正常肌力。

题卡 38 演示肌张力的检查方法。
【参考答案】

持住被检查者完全放松的肢体，以不同的速度和幅度做各个关节的被动运动，注意所感受到的阻力，并注意两侧对比；触摸肌肉，注意其硬度，以测其肌张力。

题卡 39 演示共济运动的检查方法。
【参考答案】

（1）指鼻试验：嘱被检查者前臂外旋伸直，随即屈臂以示指触自己的鼻尖，由慢到快，先睁眼后闭眼，反复进行，观察动作是否稳准。

（2）对指试验：嘱被检查者两上肢向外展开，伸直两手示指，由远而近使指尖相碰，先睁眼后闭眼，反复进行，观察动作是否稳准。

（3）轮替动作：嘱被检查者伸直手掌，做快速旋前、旋后动作，先睁眼后闭眼，反复进行，观察动作是否协调。

（4）跟－膝－胫试验：嘱被检查者仰卧，两下肢伸直，先抬起一侧下肢，将足跟放在对侧膝盖下端，并沿胫骨前缘向下移动，先睁眼后闭眼，反复进行，观察动作是否稳准。健康人能准确完成而无偏斜，共济失调时出现动作不稳或失误。

（5）闭目难立试验：嘱被检查者两足并拢直立，两臂向前平伸，然后闭眼，视其有无摇晃或倾倒。如出现身体摇晃不稳或倾倒，即为阳性，表示平衡功能障碍。

题卡 40 演示角膜反射的检查方法。
【参考答案】

嘱被检查者睁眼，眼睛向内上方注视。检查者用细棉絮轻触角膜外缘。正常反应为被刺激侧眼睑迅速闭合，为直接角膜反射；刺激后对侧眼睑也闭合，为间接角膜反射。

题卡 41 演示腹壁反射的检查方法。
【参考答案】

嘱被检查者仰卧位，两下肢稍屈曲使腹壁松弛，然后用钝尖物迅速由外向内分别轻划两侧上（季肋部）、中（脐平面）、下（髂部）腹部皮肤。正常时受刺激部位腹肌收缩。

题卡 42 演示肱二头肌反射的检查方法。
【参考答案】

检查者以左手托扶被检查者屈曲的肘部，将左手拇指置于肱二头肌肌腱上，右手拿叩诊锤叩击左手拇指指甲。正常反应为肱二头肌收缩，前臂快速屈曲。

题卡 43 演示肱三头肌反射的检查方法。
【参考答案】

检查者以左手托扶被检查者屈曲的肘部，右手拿叩诊锤直接叩击尺骨鹰嘴突上方的肱三头肌肌腱。正常反应为肱三头肌收缩，前臂伸展。

题卡 44 演示桡骨膜反射的检查方法。
【参考答案】

检查者以左手托扶被检查者腕部，并使腕关节自然下垂，右手拿叩诊锤轻叩桡骨茎突。正常反应为肱桡肌收缩，前臂旋前、屈肘。

题卡 45 演示膝反射的检查方法。

【参考答案】

坐位检查时，被检查者小腿完全松弛、下垂；卧位检查时检查者用左手在其腘窝处托起下肢，使髋、膝关节稍屈曲，右手拿叩诊锤叩击髌骨下方的股四头肌肌腱。正常反应为股四头肌收缩，小腿伸展。

题卡 46 演示跟腱反射的检查方法。

【参考答案】

被检查者仰卧位，髋、膝关节稍屈曲，下肢外展、外旋位；检查者用左手托其足掌，使足呈过伸位。或让被检查者跪于椅上或床上，下肢膝关节呈直角屈曲。检查者右手拿叩诊锤叩击跟腱。正常反应为腓肠肌收缩，足向跖面屈曲。

题卡 47 演示巴宾斯基征（Babinski sign）的检查方法。

【参考答案】

被检查者仰卧位，下肢伸直。检查者以左手持住其踝部，右手用钝尖物由后向前划足底外侧至小趾跟部，再转向踇趾侧。正常表现为足趾向跖面屈曲，称为正常跖反射，即巴宾斯基征阴性。如表现为踇趾背屈，其余四趾呈扇形展开，则称巴宾斯基征阳性。

题卡 48 演示奥本海姆征（Oppenheim sign）的检查方法。

【参考答案】

被检查者仰卧位，下肢伸直。检查者用拇指及示指沿被检查者的胫骨前缘用力由上向下滑压，若表现为踇趾背屈，其余四趾呈扇形展开，则为阳性。

题卡 49 演示戈登征（Gordon sign）的检查方法。

【参考答案】

被检查者仰卧位，下肢伸直。检查者用拇指和其他四指分置于腓肠肌两侧，握捏腓肠肌，有巴宾斯基征表现者为阳性。

题卡 50 演示查多克征（Chaddock sign）的检查方法。

【参考答案】

被检查者仰卧位，下肢伸直。检查者用钝尖物由后向前划足背外侧至小趾跟部，有巴宾斯基征表现者为阳性。

题卡 51 演示霍夫曼征（Hoffmann sign）的检查方法。

【参考答案】

检查者用左手握住被检查者腕部，右手示指和中指夹持其中指，并向上提拉，使腕部处于轻度过伸位，再用拇指的指甲急速弹刮被检查者中指的指甲。如有拇指屈曲内收，其余四指轻微掌曲反应，为阳性。

题卡 52 *演示颈强直的检查方法。*

【参考答案】

嘱被检查者仰卧位，下肢伸直。检查者用手托其枕部，做被动屈颈动作以测试其颈肌抵抗力。正常时下颌可接近前胸。颈强直表现为被动屈颈时抵抗力增强，下颌不能贴近前胸，患者感颈后疼痛。

题卡 53 *演示凯尔尼格征（Kernig sign）的检查方法。*

【参考答案】

嘱被检查者仰卧位，先将一腿的髋、膝关节屈成直角，然后检查者将其小腿抬高伸膝，正常人膝关节可伸达135°以上。如伸膝受限，达不到135°，并伴有疼痛及屈肌痉挛，为阳性。

题卡 54 *演示布鲁津斯基征（Brudzinski sign）的检查方法。*

【参考答案】

嘱被检查者仰卧位，双下肢自然伸直。检查者右手置于其胸前，左手托其枕部被动向前屈颈。如有双侧髋关节、膝关节反射性屈曲，为阳性。

题卡 55 *演示拉塞格征（Lasegue sign）的检查方法。*

【参考答案】

嘱被检查者仰卧位，双下肢伸直。检查者一手压于其膝关节上，使其下肢保持伸直，另一手托其足跟将下肢于伸直位抬起，正常下肢可抬离床面70°以上。如下肢抬离床面不足30°即出现由上而下的放射性疼痛，为阳性。

题卡 56 *演示腋窝淋巴结的检查。*

【参考答案】

检查腋窝淋巴结时，用手扶被检查者前臂稍外展，医师以右手检查左侧腋窝，以左手检查右侧腋窝，由浅入深，直达腋窝顶部。

题卡 57 *演示滑车上淋巴结的检查。*

【参考答案】

检查滑车上淋巴结时，以左（右）手扶托被检查者左（右）前臂，以右（左）手在其肱骨上髁两横指许、肱二头肌内侧滑动触诊。

题卡 58 演示对光反射的检查。

【参考答案】

对光反射分为：①直接对光反射，即电筒光直接照射一侧瞳孔立即缩小，移开光线后瞳孔迅速复原；②间接对光反射，即用手隔开双眼，电筒光照射一侧瞳孔后，另一侧瞳孔也立即缩小，移开光线后瞳孔迅速复原。

题卡 59 演示眼球运动的检查。

【参考答案】

医师左手置于被检查者头顶并固定头部，使头部不能随眼转动，右手指尖（或棉签）放在被检查者眼前 30～40cm 处，嘱被检查者两眼随医师右手指尖移动方向运动。一般按被检查者的左侧、左上、左下、右侧、右上、右下，共 6 个方向进行，注意眼球运动幅度、灵活性、持久性，两眼是否同步，并询问病人有无复视出现。

题卡 60 演示甲状腺的检查。

【参考答案】

嘱被检查者双手放于枕后，头向后仰，观察甲状腺的大小和对称性。嘱被检查者做吞咽动作，除视诊观察甲状腺的轮廓外，医师还应站在被检查者身后，用双手触摸甲状腺判定甲状腺是否增大；医师也可站在被检查者前面，从前面触摸甲状腺。

题卡 61 演示气管位置检查。

【参考答案】

让被检查者取坐位或仰卧位，头颈部保持自然正中位置。医师分别将右手的示指和无名指置于两侧胸锁关节上，中指在胸骨上切迹部位置于气管正中，观察中指是否在示指和无名指的中间。也可将中指置于气管与两侧胸锁乳头肌之间的间隙内，根据两侧间隙是否相等来判断气管有无移位。

题卡 62 演示触觉语颤的检查。

【参考答案】

检查者将两手掌或手掌尺侧缘平贴于病人胸壁两侧对称部位，让病人用低音调拉长发"一"字音或重复发"一、二、三"字音，检查者手掌可感觉到震动。检查时，自上而下，从内侧到外侧，再到背部，比较两侧对称部位的语颤是否相同。

题卡 63 演示肺部叩诊。

【参考答案】

肺部叩诊采用间接叩诊法。先检查前胸部，再检查背部，自上而下，沿肋间隙逐一向下叩诊，两侧对称部位要对比叩诊。

题卡 64 演示血压测量。

【参考答案】

（1）被检查者取坐位或卧位，安静休息至少 5 分钟，裸露右上臂，肘部置于与右心房同一水平（坐位平第 4 肋软骨，仰卧位平腋中线）。

（2）露出手臂并外展 45°，将袖带平展地缠于上臂，袖带下缘距肘窝横纹 2～3cm，松紧适宜。检查者先于肘窝处触知肱动脉搏动，再将听诊器体件置于肱动脉上，轻压听诊器体件。

（3）用橡皮球将空气打入袖带，待动脉音消失，再将汞柱升高 20～30mmHg 后，开始缓慢（2～6mmHg/s）放气，当听到第一个声音时所示的压力值是收缩压；继续放气，声音消失时血压计上所示的压力值是舒张压（个别声音不消失者，可采用变音值作为舒张压并加以注明）。

题卡 65 演示并叙述浅表淋巴结检查的顺序和方法。

【参考答案】

检查顺序：耳前、耳后、枕部、颌下、颏下、颈前、颈后、锁骨上淋巴结、腋窝淋巴结（应按尖群、中央群、胸肌群、肩胛下群和外侧群的顺序进行）、滑车上淋巴结、腹股沟部（先查上群、后查下群）、腘窝部。

检查方法：触诊是检查淋巴结的主要方法。检查者将示、中、环三指并拢，其指腹平放于被检查部位的皮肤上由浅入深滑动触诊，滑动时应取相互垂直的多个方向或转动式滑动。

例如：检查颈部淋巴结时，检查者可站在被检查者前面或背后，手指紧贴检查部位，由浅入深进行滑动触诊，嘱被检查者头稍低，或偏向检查侧，以使皮肤或肌肉松弛，有利于触诊。检查锁骨上淋巴结时，让被检查者取坐位或卧位，头部稍向前屈，用双手进行触诊，左手触诊右侧，右手触诊左侧，由浅部逐渐触摸至锁骨后深部。

题卡 66 演示并叙述对光反射与集合反射的检查方法。

【参考答案】

对光反射：分为直接对光反射和间接对光反射。直接对光反射，检查者用手电筒直接照射瞳孔并观察其动态反应。正常人，当眼受到光线刺激后瞳孔立即缩小，移开光源后瞳孔迅速复原。间接对光反射，检查者用手电筒照射一眼时，另一眼瞳孔立即缩小，移开光线，瞳孔复原。检查间接对光反射时，检查者应以一手挡住光线以免对检查眼受照射而形成直接对光反射。

集合反射：检查者嘱病人注视 1m 以外的目标（通常是检查者的食指尖），然后将目标逐渐移近眼球（距眼球 5～10cm）。若正常人，此时可见双眼内聚，瞳孔缩小，即集合反射。

题卡 67 演示扁桃体的检查方法。

【参考答案】

检查者嘱被检查者取坐位，头略后仰，口张大并发长"啊"音，检查者用压舌板在舌的前 2/3 与后 1/3 交界处迅速下压。此时可见软腭上抬，在照明的配合下可观察扁桃体是否增大。扁桃体增大一般分为三度：不超过咽腭弓者为 I 度；超过咽腭弓者为 II 度；达到或超过咽后壁中线者为 III 度。

题卡 68 演示鼻窦的检查方法。

【参考答案】

上颌窦：检查者双手固定于病人的两侧耳后，将拇指分别置于左右颧部向后按压，询问有无压痛，并比较两侧压痛有无区别。也可用右手中指指腹叩击颧部，并询问是否有叩击痛。

额窦：检查者一手扶持病人枕部，用另一拇指或示指置于眼眶上缘内侧用力向后、向上按压。或以两手固定头部，双手拇指置于眼眶上缘内侧向后、向上按压，询问有无压痛，两侧有无差异。也可用中指叩击该区，询问有无叩击痛。

筛窦：检查者双手固定病人两侧耳后，双侧拇指分别置于鼻根部与眼内眦之间向后方按压，询问有无压痛。

蝶窦：因解剖位置较深，不能在体表进行检查。

题卡 69 演示肾区叩诊的检查方法。

【参考答案】

嘱被检查者采取坐位或侧卧位，检查者用左手掌平放在其肋脊角处（肾区），右手握拳用由轻到中等的力量叩击左手背。正常时肋脊角处无叩击痛，当有肾炎、肾盂肾炎、肾结石、肾结核及肾周围炎时，肾区有不同程度的叩击痛。

（二）西医基本操作部分

题卡 1 演示止血带止血的方法。

【参考答案】

（1）止血带应放在伤口的近心端。上臂和大腿都应扎在上 1/3 的部位。

（2）取橡皮管以左手拇指、示指、中指持止血带头端，另一手拉紧止血带绕肢体缠 2~3 圈，并将橡皮管末端压在紧缠的橡皮管下固定。扎止血带前，先要用毛巾或其他布片、棉絮作垫，止血带不要直接扎在皮肤上。

（3）要扎得松紧合适，一般以不能摸到远端动脉搏动或出血停止为度。

（4）每隔 1 小时放松 2~3 分钟，避免肢体缺血坏死。

题卡 2 演示戴无菌手套的方法。

【参考答案】

打开手套包，取出手套，左手捏住手套反折处，右手对准手套 5 指插入戴好。已戴手套的右手，除拇指外4指插入另一手套反折处，左手顺势戴好手套，两手分别把反折部翻至手术衣袖口上。

题卡3 演示普通伤口换药。

【参考答案】

（1）移去外层敷料，将污敷料内面向上，放在弯盘内。

（2）用镊子或血管钳轻轻揭去内层敷料，如分泌物干结粘着，可用生理盐水润湿后揭下。

（3）一只镊子或血管钳直接用于接触伤口，另一镊子或血管钳专用于传递换药碗中物品。

（4）以75%乙醇棉球消毒伤口周围皮肤，用生理盐水棉球轻拭去伤口内脓液或分泌物，拭净后根据不同伤口选择用药或适当安放引流物。

（5）用无菌敷料覆盖并固定，贴胶布方向应与肢体或躯干长轴垂直。

题卡4 演示脊柱无损伤呼吸道通畅方法。

【参考答案】

（1）首先使患者仰卧于坚固的平地或平板上，使头颈部与躯干保持在同一轴面上。

（2）假牙松动时也应取下，用手指清理口咽部，解开患者衣扣，松开裤带。

（3）将手置于患者前额部加压，使头后仰，另一手示、中两指放下颌骨处，向上抬颏（仰头抬颏法），使下颌角、耳垂与平地垂直。

题卡5 演示脊柱骨折的急救搬运法。

【参考答案】

（1）先使伤者两下肢伸直，两手相握放在身前。担架放在伤员一侧，三人同时用手平抬伤员头颈、躯干及下肢，使伤员成一整体平直托至担架上。注意不要使躯干扭转，特别注意勿使伤者呈屈曲体位时搬运。

（2）颈椎损伤的伤员，要另有一人专门托扶头部，并沿纵轴向上略加牵引。躺到木板上后，用砂袋或折好的衣物放在颈两侧加以固定。

题卡6 演示肥皂刷手法。

【参考答案】

（1）先用肥皂及清水将手臂按普通洗手方法清洗一遍，再用消毒过的毛刷蘸肥皂水（或肥皂），顺序交替刷洗双手及手臂，范围从手指尖至肘上10cm处，特别注意甲缘、甲沟、指蹼、手掌侧等部位。每次洗刷3分钟后，手指向上，肘部屈曲朝下，使清水从上而下冲净手臂上的肥皂水。

（2）如此反复刷洗3遍，共约10分钟。用无菌毛巾从手向肘部顺序拭干，然后将双手、前臂至肘上6cm处浸泡于75%乙醇或0.1%苯扎溴铵溶液中5分钟，浸泡时用泡手桶内的小毛巾反复轻轻擦拭手及前臂。

（3）最后屈肘将手举于胸前（以双手勿低于肘、勿高于肩为度），晾干。

题卡 7 演示口对鼻人工呼吸。

【参考答案】

（1）开放气道。

（2）吹气时要捏紧患者口唇，而操作者口唇要密合于患者鼻孔的四周后吹气，每次吹气应持续 2 秒以上，待患者胸部扩张后放松鼻孔，让患者胸部及肺部自行回缩将气体排出。

题卡 8 演示穿隔离衣。

【参考答案】

（1）穿隔离衣前要戴好帽子、口罩，取下手表，卷袖过肘，洗手。

（2）手持衣领从衣钩上取下隔离衣，将清洁面朝向自己将衣服向外折，露出肩袖内口，一手持衣领，另一手伸入袖内并向上抖，注意勿触及面部。一手将衣领向上拉，使另一手露出来。依法穿好另一袖。两手持衣领顺边缘由前向后扣好领扣，然后扣好袖口或系上袖带。从腰部向下约 5cm 处自一侧衣缝将隔离衣后身向前拉，见到衣边捏住，依法将另一边捏住，两手在背后将两侧衣边对齐，向一侧按压折叠，以一手按住，另一手将腰带拉至背后压住折叠处，在背后交叉，回到前面打一活结，系好腰带。

（3）如隔离衣衣袖过长，可将肩部纽扣扣上。

题卡 9 演示胸外心脏按压。

【参考答案】

（1）患者取仰卧于硬的平面上，下肢稍抬高，松开患者的衣带，取出义齿，操作者宜跪在患者身旁或站在床旁的椅凳上。

（2）按压时，应把掌根长轴置于患者胸骨长轴上，掌根位于胸骨体上 2/3 与下 1/3 处（剑突上两横指上的胸骨正中部），另一手掌重叠其上，双手指背屈不接触胸壁。按压时关节伸直，用肩背部力量垂直向下按压，然后放松，放松时掌根不应离开胸壁。按压深度 >5cm，频率 >100 次 / 分。

（3）按压 30 次做 2 次人工呼吸，心肺复苏（CPR）按压和通气比例为 30∶2。

（4）按压 5 个循环周期（约 2 分钟）对病人作一次判断，主要触摸颈动脉（不超过 5 秒）与观察自主呼吸的恢复（3~5 秒）。

题卡 10 演示口对口人工呼吸。

【参考答案】

（1）病人仰卧，术者位于病人一侧，低头观察病人胸廓无呼吸起伏动作，口鼻亦无气息吐出，颈动脉搏动消失，判断其呼吸心跳停止，呼叫同事抢救的同时，迅速松开其领口和裤带，并抽去枕头，用纱布或手帕清除病人口鼻分泌物及异物，保持呼吸道通畅。

（2）一手抬起患者颈部，使其头部后仰，另一手压迫病人前额保持其头部后仰位置，使病人下颌和耳垂连线与床面垂直；一手将病人的下颌向上提起，另一手以拇指和示指捏紧病人的鼻孔。术者深吸气后，将口唇紧贴病人口唇，把病人嘴完全包住，深而快地向病人口内吹气，时间应持续 2 秒以上，直至病人胸廓向上抬起。此时，立刻脱离接触，面向病人胸部再吸空气，以便再行下次人工呼吸。与此同时，使病人的口张开。并松开捏鼻的手，观察胸部恢复状况，并有气体从病人口中排出。然后再进行第二次人工呼吸。

（3）开始时先迅速连续吹入 2 次，然后吹气频率维持在每分钟 8 ~ 12 次，潮气量 500 ~ 600ml。

题卡 11 演示手术区消毒。
【参考答案】
（1）洗手后先用 2.5% 碘酊棉球或小纱布团以切口为中心向周围皮肤顺序涂擦 2 遍，待干后再用 75% 乙醇涂擦 2 ~ 3 遍，以充分脱碘。

（2）消毒范围应包括手术切口周围 15cm 的区域，不同手术部位的皮肤消毒范围不同。如为腹部手术，可先滴少许碘酊于脐孔，以延长消毒时间。消毒步骤应该自上而下，自切口中心向外周，涂擦时应稍用力，方向应一致，不可遗漏空白或自外周返回中心部位。对感染伤口或肛门等处手术，则应自手术区外周逐渐涂向感染伤口或会阴肛门处。

（3）对婴儿、口腔、肛门、外生殖器、面部皮肤等处，不能使用碘酊消毒者，可选用 0.1% 新洁尔灭、0.1% 洗必泰、0.1% 硫柳汞酊等涂擦 2 ~ 3 遍，以免刺激皮肤或黏膜。

题卡 12 演示穿手术衣。
术者选择较宽敞处站立，手提无菌手术衣衣领，抖开，使衣的另一端下垂。两手提住衣领两角，衣袖向前位将衣展开，使衣的内侧面面对自己。将衣向上轻轻抛起，双手顺势插入袖中，巡回护士在穿衣者背后抓住衣领内面，协助将袖口后拉，并系住衣领后带，术者双手保持拱手姿势。

题卡 13 演示脱手术衣。
由巡回护士从术者背后解开手术衣，术者左手抓住右肩手术衣外面，自上拉下，使衣袖由里外翻。同样方法拉下左肩，然后脱下手术衣，并使衣里外翻，而后将手术衣扔入污物袋内。

题卡 14 演示使用气囊-面罩简易呼吸器。
（1）抢救者将患者取去枕仰卧位，解开其衣领、上衣颈部、前胸。
（2）清理患者口咽分泌物及活动性义齿；而后于患者头部一方，将其头部向后仰，并托牢下颌使其朝上（即抬头仰颏位），开放气道。

（3）下压关闭呼吸器压力阀，连接氧气，调节氧气流量，每分钟 8～10L。

（4）将面罩扣住口鼻，使三角形面罩底部位于下颌，使用 C－E 手法固定面罩（即拇指和食指紧紧按住面罩，其他的三手指抬起下颌，保持气道开放），用另外一只手规律性地挤压呼吸气囊，将气体送入肺中（每次送气量为 400～600ml）。

（5）挤压气囊频率，成人：12～15 次/分（5～6 秒送气 1 次），小孩：14～20 次/分（3～5 秒送气 1 次）。

（6）抢救者在挤压气囊时应注视患者胸部起伏情况、患者嘴唇与面部颜色的变化以及自主呼吸恢复情况等。

题卡 15 *演示男性导尿术。*

（1）操作者携用物至患者床旁。核对患者姓名及床号，向患者解释说明情况。

（2）操作者站在患者右侧，松开床尾盖被，协助患者脱去对侧裤子，盖在近侧腿部，对侧腿用盖被遮盖。

（3）帮助患者取仰卧屈膝位，两腿充分外展外旋，暴露局部区域。如果患者因病情不能配合时，可协助患者维持适当的姿势。

（4）铺垫巾于患者臀下。

（5）消毒双手。

（6）初步消毒外阴部：打开无菌导尿包的外包装，并将外包装袋置于床尾。取出初步消毒用物，弯盘（内放镊子及碘伏棉球）置于患者两腿间。操作者左手戴手套，右手持镊子夹取碘伏棉球，依次消毒阴阜、大腿内侧上 1/3、阴茎、阴囊。左手提起阴茎将包皮向后推，暴露尿道口，自尿道口向外向后旋转擦拭尿道口、龟头至冠状沟。污棉球、镊子置外包装袋内。消毒完毕，将弯盘移至床尾，脱下手套置外包装袋内（将外包装袋移至治疗车下层）。

（7）操作者再次消毒双手。

（8）将导尿包放在患者两腿之间，按无菌操作原则打开治疗巾。戴好无菌手套后，取出洞巾，铺在患者的外阴处并暴露阴茎。按操作顺序整理用物，取出导尿管并向气囊注水后抽空，检查是否渗漏。润滑导尿管。根据需要连接导尿管和集尿袋的引流管，将消毒液棉球置于弯盘内。

（9）再次消毒外阴部：左手用纱布包住阴茎，将包皮向后推，暴露尿道口。右手持镊子夹消毒液棉球，再次消毒尿道口、龟头及冠状沟数次，最后一个棉球在尿道口加强消毒。

（10）导尿：左手继续用无菌纱布固定阴茎并向上提起，与腹壁成 90° 角，将弯盘置于洞巾口旁，嘱患者张口呼吸。用另一把镊子夹持导尿管，对准尿道口轻轻插入 20～22cm，见尿液流出后再插入 2～3cm。松开左手，下移固定导尿管，将尿液引流到集尿袋内，导尿完毕，轻轻拔出导尿管，撤下洞巾，擦净外阴。

（11）整理用物：撤下一次性垫巾，脱去手套。导尿用物按医疗废弃物分类处理。

（12）安置患者：协助患者穿好裤子，安置舒适体位，询问患者感觉并告知患者操作完毕。整理床单，保持病室整洁。

题卡 16 演示女性导尿术。

（1）操作者携用物至患者床旁。核对患者姓名及床号，向患者解释说明情况。

（2）操作者站在患者右侧，松开床尾盖被，协助患者脱去对侧裤子，盖在近侧腿部，对侧腿用盖被遮盖。

（3）帮助患者取仰卧屈膝位，两腿充分外展外旋，暴露局部区域。如果患者因病情不能配合时，可协助患者维持适当的姿势。

（4）铺垫巾于患者臀下。

（5）消毒双手。

（6）初步消毒会阴区：打开无菌导尿包的外包装，并将外包装袋置于床尾。取出初步消毒用物，弯盘（内放镊子及碘伏棉球）置于患者两腿间。操作者左手戴手套，右手持镊子夹取碘伏棉球，依次消毒阴阜、大腿内侧上1/3、大阴唇。左手分开阴唇，消毒小阴唇、尿道口至会阴部。污棉球、纱布、镊子置外包装袋内。消毒完毕，将弯盘移至床尾，脱下手套置外包装袋内（将外包装袋移至治疗车下层）。

（7）操作者再次消毒双手。

（8）将导尿包放在患者两腿之间，按无菌操作原则打开治疗巾。戴好无菌手套后，取出洞巾，铺在患者的外阴处并暴露会阴部。按操作顺序整理用物，取出导尿管并向气囊注水后抽空，检查是否渗漏。润滑导尿管。根据需要连接导尿管和集尿袋的引流管，将消毒液棉球置于弯盘内。

（9）再次消毒会阴部：左手用纱布分开并固定小阴唇，暴露尿道口。右手持镊子夹消毒液棉球，再次消毒尿道口、两侧小阴唇，最后一个棉球在尿道口加强消毒。

（10）导尿：左手继续用无菌纱布分开并固定小阴唇，将弯盘置于洞巾口旁，嘱患者张口呼吸。用另一把镊子夹持导尿管，对准尿道口轻轻插入4～6cm，见尿液流出后再插入2～3cm。松开左手下移固定导尿管，将尿液引流到集尿袋内，导尿完毕，轻轻拔出导尿管，撤下洞巾，擦净外阴。

（11）整理用物：撤下一次性垫巾，脱去手套。导尿用物按医疗废弃物分类处理。

（12）安置患者：协助患者穿好裤子，安置舒适体位，询问患者感觉并告知患者操作完毕。整理床单，保持病室整洁。

题卡 17 演示胸膜腔穿刺术。

第一步：准备

（1）操作者向患者和家属说明穿刺目的、操作过程及可能出现的并发症，得到患者及家属的充分理解和认可，消除紧张情绪。必要时签署知情同意书。

（2）明确患者有无药物（特别是局麻药）过敏史。

（3）确定穿刺部位：①肩胛下线7～9肋间；②腋后线7～8肋间；③腋中线6～7

肋间；④腋前线5~6肋间。对于积液量少或包裹性积液者，可通过B超定位确定穿刺点，做记号。（气胸定位点常选取患侧锁骨中线第2肋间）

（4）准备穿刺包、无菌手套、盛装积液的瓶子。如需留取标本，还要准备试管、酒精灯等。

第二步：操作

（1）嘱患者取坐位骑于椅上，面向椅背，双手臂放于椅背上，尽量取较舒适的体位，并能充分暴露穿刺点。卧床者也应尽量取半坐位，并充分暴露穿刺点（气胸穿刺时，患者取坐位，面向操作者）。

（2）术者洗手，打开消毒包。用安尔碘消毒术野皮肤2遍，消毒范围直径不小于15cm，第2次的消毒范围略小。

（3）术者戴无菌手套，助手打开穿刺包，术者检查手术器械。

（4）术者铺洞巾，助手协助固定。助手协助术者核对麻药的名称和浓度并打开麻药瓶，术者抽取2%利多卡因在下一肋骨上缘的穿刺点麻醉皮肤，直至壁层胸膜。轻轻刺入胸腔，试抽吸有无积液。

（5）穿刺，先用止血钳夹住穿刺针的橡胶连接管，左手固定穿刺点皮肤，右手持穿刺针，经麻醉点沿肋骨上缘垂直缓慢刺入，当进入至相当于上述麻醉针头所观察距离时，或穿刺针有突破感时表示已进入胸膜腔，停止进针，接上50ml注射器。助手戴无菌手套，帮助松开止血钳，然后用止血钳固定穿刺针，使勿滑脱或偏斜。

（6）抽取液体，缓慢抽取液体50ml，待助手再次用止血钳夹紧橡胶管后，操作者可取下注射器，留取标本或将液体注入已准备的盛装瓶内。如此反复，记录抽取的总液体量。初次抽液不超过600ml，以后再次抽取不超过1000ml。（气体抽取步骤同液体抽取法，同样应注意抽取的速度不应太快。一次不超过800ml）

（7）抽液结束后用止血钳夹紧橡胶管，拔出穿刺针，无菌纱布覆盖穿刺处，稍压迫后，用胶布固定。

题卡18 演示腹腔穿刺术。

第一步：准备

（1）向患者及家属说明穿刺目的、操作过程及可能的并发症，得到患者及家属的充分理解和认同，消除紧张情绪。必要时签署知情同意书。

（2）核对适应证，察看有无禁忌证；询问有无药物（特别是局麻药）过敏史；嘱患者先排空尿液；将患者安置在经过消毒的治疗室；测脉搏、血压、腹围及进行简要的查体；取半卧、侧卧位或平卧位。

（3）器械准备：器械车铺台、清洁盘、腹腔穿刺包、腹带、留置送检标本的无菌试管和消毒容器、消毒液（安尔碘）、2%利多卡因、急救药品（如0.1%肾上腺素等）、无菌手套、棉签、纱布及注射器，并备好血压计、听诊器、卷尺。

第二步：操作

（1）选择穿刺点（以龙胆紫标出穿刺进针点）：左下腹，脐与髂前上棘连线的中、外 1/3 交点处；脐与耻骨联合连线中点上方偏左 1.0cm 或偏右 1.5cm 处；侧卧位脐水平线与腋前线或腋中线交点；腹水量少或有包裹时，可经 B 超引导定位。

（2）术者洗手，打开消毒包。用安尔碘消毒皮肤 2 遍，消毒范围直径 >15cm，第 2 次的消毒范围略小。

（3）术者戴无菌手套，助手打开穿刺包，术者检查手术器械。

（4）术者铺洞巾，助手协助固定；助手协助术者核对麻药的名称和浓度并打开麻药瓶，术者抽取麻药。以 2% 利多卡因麻醉皮肤至壁层腹膜。

（5）穿刺，将与穿刺针连接的乳胶管夹闭。术者左手固定皮肤，右手持针经麻醉点垂直逐步刺入腹壁，腹水量大时，穿刺针应在腹壁内转变方向，待抵抗感突然消失时接上注射器，打开乳胶管，即可抽吸腹水置于无菌试管中，待送检。

（6）抽液完毕后拔针，针眼处以安尔碘消毒，覆盖无菌纱布，手指压迫数分钟，用护创膏固定。大量放水后，需束以多头腹带以防腹压骤降。

（7）术后嘱患者平卧休息，保持穿刺部位在上方，以免腹水继续漏出；复测脉搏、血压和腹围。

二、西医答辩部分

（一）西医答辩

题卡 1 试述慢性支气管炎的临床分型。

【参考答案】

（1）单纯型：主要表现为咳嗽、咳痰。

（2）喘息型：除咳嗽、咳痰外，尚有喘息症状，并伴有哮鸣音。

题卡 2 试述慢性支气管炎的分期。

【参考答案】

（1）急性发作期：指在 1 周内出现脓性或黏液脓性痰，痰量明显增多，或伴有发热等炎症表现，或"咳""痰""喘"等症状任何一项明显加剧。

（2）慢性迁延期：指有不同程度的"咳""痰""喘"等症状，迁延到 1 个月以上者。

（3）临床缓解期：经治疗或自然缓解，症状基本消失或偶有轻微咳嗽和少量痰液，保持 2 个月以上者。

题卡 3 试述慢性支气管炎的诊断标准。

【参考答案】

凡有咳嗽、咳痰或伴喘息，每年发病持续 3 个月，连续 2 年或以上，并排除其他心、肺疾病（如肺结核、尘肺、支气管哮喘、支气管扩张、肺癌、心脏病、心功能不全等）时，可做出诊断。如每年发病持续不足 3 个月，而有明确的客观检查依据（如 X 线、呼吸功能等），亦可诊断。

题卡 4 试述慢性支气管炎急性期的治疗措施。

【参考答案】

（1）控制感染。根据药敏试验选择抗生素，一般 7～10 日为 1 个疗程。

（2）祛痰、镇咳。临床常用的药物有氯化铵、溴己新等。

（3）解痉、平喘。如氨茶碱口服，或沙丁胺醇口服，或氨茶碱静脉滴注必要时可用糖皮质激素。

（4）气雾疗法。气雾湿化吸入或加复方安息香，有利排痰。

题卡 5 试述慢性肺源性心脏病急性加重期的临床表现。

【参考答案】

（1）呼吸衰竭。急性呼吸道感染为常见诱因。主要表现为缺氧和二氧化碳潴留症状。

①低氧血症：胸闷、心悸、心率增快和发绀，严重者可出现头晕、头痛、烦躁不安、谵妄、抽搐和昏迷等症状。

②二氧化碳潴留：头痛，多汗，失眠，夜间不眠，日间嗜睡，出现睡眠规律倒错。重症出现幻觉、神志恍惚、烦躁不安、精神错乱和昏迷等精神、神经症状，以至死亡。

（2）心力衰竭。以右心衰竭为主。心悸、心率增快、呼吸困难及发绀进一步加重，上腹部胀痛、食欲不振、少尿。颈静脉明显怒张，肝脏肿大伴有压痛，肝颈静脉回流征阳性，下肢水肿明显，并可出现腹水。在胸骨左缘第四、五肋间隙可听到收缩期杂音，严重者可出现舒张期奔马律及各种心律失常。

题卡 6 试述慢性肺源性心脏病的并发症。

【参考答案】

（1）肺性脑病。

（2）酸碱平衡失调及电解质紊乱、呼吸性酸中毒等。

（3）心律失常：多表现为房性早搏及阵发性室上性心动过速，也可有房性扑动及心房颤动。

（4）休克：可有心源性休克、失血性休克。

（5）消化道出血。

（6）功能性肾功能衰竭、弥散性血管内凝血等。

题卡 7 试述慢性肺源性心脏病急性加重期的治疗。

【参考答案】

（1）控制呼吸道感染：是治疗肺心病的关键。根据痰培养和致病菌对药物敏感度的测定结果选用抗生素。

（2）改善呼吸功能，抢救呼吸衰竭：通畅呼吸道、持续低浓度（25%～35%）吸氧，应用呼吸中枢兴奋剂等。必要时施行气管切开、气管插管和机械呼吸器治疗等。

（3）控制心力衰竭：在积极控制感染、改善呼吸功能后，无效者可适当选用利尿剂、强心剂及血管扩张剂。

（4）控制心律失常。

（5）糖皮质激素的应用。

（6）降低血黏度药物的应用。

（7）并发症的处理。

题卡 8 试述危重哮喘的治疗。

【参考答案】

（1）氧疗与辅助通气：出现低氧血症，应经鼻导管或经面罩给氧必要时做气管插管或气管切开，行机械辅助通气。

（2）解痉平喘：应用 β_2 受体激动剂、氨茶碱、抗胆碱药。

（3）补液。

（4）纠正酸中毒及电解质紊乱。

（5）抗生素：酌情选用广谱抗生素，静脉滴注。

（6）糖皮质激素。

（7）处理并发症。

题卡 9 试述肺炎链球菌肺炎的临床表现。

【参考答案】

（1）症状：寒战、高热、咳嗽、咳痰、胸痛及呼吸困难等。

（2）体征：呈急性热病容，呼吸浅速，面颊绯红，皮肤灼热，部分有鼻翼扇动，口唇单纯疱疹。早期肺部体征无明显异常，或仅有少量湿啰音，呼吸音减低及出现胸膜摩擦音等。典型的肺实变体征有患侧呼吸运动减弱、触觉语颤增强、叩诊呈浊音、听诊呼吸音减低或消失，并可出现支气管呼吸音。消散期可闻及湿性啰音。

题卡 10 试述肺炎链球菌肺炎的并发症。

【参考答案】

感染性休克、胸膜炎及脓胸、肌炎、肺外并发症（如心瓣膜炎、关节炎、脑膜炎等）。

题卡 11 试述肺炎链球菌肺炎并发感染性休克的治疗。

【参考答案】

（1）一般处理：吸氧，保持呼吸道通畅，密切观察血压、脉搏、呼吸及尿量。

（2）补充血容量：一般先给右旋糖酐 40、复方氯化钠溶液等。

（3）纠正水、电解质和酸碱平衡紊乱。

（4）糖皮质激素的应用：对病情危重、全身毒血症症状明显的患者，可短期（3 ~

5 天）静脉滴注氢化可的松。

（5）血管活性药物的应用：一般不作首选药物，多在经上述处理后血压仍不回升时使用。

（6）控制感染：诊断明确者，可加大青霉素剂量，每天 400 万～1000 万单位静脉滴注；或用第二、三代头孢菌素。

（7）防治心肾功能不全。

题卡 12　试述肺癌的病因。

【参考答案】

（1）吸烟：肺癌的发病与吸烟关系密切，肺癌多发生于长期吸烟的人群。

（2）大气污染：工业废气内含有许多致癌物质，如煤和石油燃烧释放的烟雾及内燃机的废气中含有苯并芘。

（3）职业性致癌因素。

（4）慢性肺脏疾病：肺癌与肺结核或慢性支气管炎有并存的现象。

（5）病毒感染、真菌毒素（黄曲霉素）、维生素 A 缺乏、机体免疫功能低下、内分泌失调以及家族遗传等因素对肺癌的发生可能起综合性作用。

题卡 13　试述肺癌由原发癌肿引起的症状。

【参考答案】

（1）咳嗽：阵发性刺激性干咳为首发症状，可为持续性，且呈高音调金属音，并发感染后转为脓性痰。

（2）咯血：常引起持续或间断痰中带血，癌肿侵蚀大血管可引起大咯血。

（3）胸闷、气急。

（4）哮鸣音：少数患者可听到局限性哮鸣音，为肺癌早期体征之一。

（5）发热：多为中等度发热。

（6）体重下降。

题卡 14　试述肺癌肿瘤局部扩展引起的症状。

【参考答案】

（1）胸痛：可为不规则的钝痛、隐痛和尖锐胸痛。

（2）吞咽困难：少数患者癌肿侵犯或压迫食管可引起吞咽困难。

（3）声音嘶哑：癌肿或转移性淋巴结压迫喉返神经（左侧多见）时，可出现声音嘶哑。

（4）上腔静脉压迫综合征：头面部、颈部和上肢水肿及前胸部淤血和静脉曲张。

（5）肺上沟瘤：常压迫颈交感神经引起同侧瞳孔缩小、上眼睑下垂、眼球内陷、额部少汗等霍纳综合征。

题卡 15 试述肺癌按组织学分类的病例类型。

【参考答案】

鳞状上皮细胞癌、腺癌、小细胞未分化癌、大细胞未分化癌、细支气管肺泡细胞癌（简称肺泡癌）5 类。

题卡 16 试述心力衰竭的基本病因。

【参考答案】

（1）原发性心肌损害：①冠状动脉粥样硬化性心脏病心肌缺血和/或心肌梗死。②心肌炎和心肌病。③心肌代谢障碍性疾病（如糖尿病性心肌病等）。

（2）心脏负荷异常：①压力负荷（后负荷）过重：如高血压、主动脉瓣狭窄、肺动脉高压、肺动脉瓣狭窄等。②容量负荷（前负荷）过重。③前负荷不足：见于二尖瓣狭窄、三尖瓣狭窄、限制型心肌病、心包疾病所致的急性心包填塞或慢性心包缩窄等。

题卡 17 试述心力衰竭的常见诱因。

【参考答案】

（1）感染：呼吸道感染是最常见、最重要的诱因。

（2）心律失常：各种类型的快速性心律失常以及严重的缓慢性心律失常均可诱发心力衰竭，以心房颤动最为常见。

（3）血容量增加：如摄入过多钠盐，静脉输液过多、过快等。

（4）过度劳累或情绪激动：如妊娠后期及分娩过程、暴怒等。

（5）药物治疗不当：如洋地黄类药物用量不足或过量，不恰当地使用 β 受体拮抗剂、钙拮抗剂、奎尼丁、普鲁卡因胺等。

题卡 18 试述心功能分级。

【参考答案】

目前通用的是美国纽约心脏病学会（NYHA）提出的分级方法。

Ⅰ级：患者有心脏病但活动不受限制，平时一般活动不引起疲乏、心悸、呼吸困难或心绞痛。

Ⅱ级：心脏病患者的体力活动受到轻度的限制，休息时无自觉症状，但平时一般活动下可出现疲乏、心悸、呼吸困难或心绞痛。

Ⅲ级：心脏病患者的体力活动明显受限，小于平时一般活动即可引起上述的症状。

Ⅳ级：心脏病患者不能从事任何体力活动。休息状态下也可出现心力衰竭的症状，体力活动后加重。

题卡 19 试述左心衰竭的临床表现。

【参考答案】

（1）症状：①呼吸困难：劳力性呼吸困难、端坐呼吸及夜间阵发性呼吸困难。

②咳嗽、咳痰、咯血：痰常呈白色浆液性泡沫样，有时痰中带血丝，重症出现大咯血。
③其他：乏力、疲倦、头昏、心慌。

（2）体征：①肺部体征：湿性啰音多见于两肺底，与体位变化有关。心源性哮喘时两肺可闻及哮鸣音，胸腔积液时有相应体征。②心脏体征：除原有心脏病体征外，慢性左心衰一般均心脏扩大、心率加快、肺动脉瓣区第二心音亢进、心尖区可闻及舒张期奔马律和/或收缩期杂音、交替脉等。

题卡 20 试述右心衰竭的临床表现。
【参考答案】
（1）症状：可有腹胀、食欲不振、恶心、呕吐、肝区胀痛、少尿等。
（2）体征：①心脏体征：除原有心脏病体征外，右心衰竭时若右心室显著扩大形成功能性三尖瓣关闭不全，可有收缩期杂音。②颈静脉怒张和/或肝颈静脉回流征阳性。③肝脏肿大、有压痛。④下垂部位凹陷性水肿。⑤胸水和/或腹水。⑥发绀。

题卡 21 试述心衰的治疗。
【参考答案】
（1）病因治疗：治疗基本病因，消除诱因。
（2）减轻心脏负荷：休息，控制钠盐摄入，利尿剂的应用，血管扩张药的应用。
（3）增加心肌收缩力：洋地黄类药物，多巴酚丁胺。

题卡 22 试述急性左心衰竭的治疗。
【参考答案】
（1）患者取坐位，双腿下垂，减少静脉回流。
（2）吸氧：立即用鼻导管高流量给氧，流量 4～6L/min。氧气可通过加入适量 50%～75% 乙醇的湿化瓶。
（3）吗啡：5～10mg 皮下或肌内注射。
（4）快速利尿：呋塞米静脉注射。
（5）血管扩张剂：以硝普钠、硝酸甘油或酚妥拉明静脉滴注。
（6）洋地黄类药物：毛花苷 C 静脉注射。
（7）氨茶碱：静脉注射。
（8）其他：四肢轮流三肢结扎法。

题卡 23 试述洋地黄中毒的表现。
【参考答案】
（1）消化道反应：食欲减退、恶心、呕吐等最早出现。
（2）神经系统反应：可出现头痛、失眠，严重者可出现意识障碍。
（3）视觉症状：可出现视力模糊、黄视、绿视、盲点等。
（4）心脏反应：常见室性期前收缩，也可有缓慢性心律失常如窦房传导阻滞、窦性停搏、窦性心动过缓、房室传导阻滞等。

题卡 24 洋地黄中毒的治疗。

【参考答案】

（1）应立即停药。

（2）血钾浓度低可静脉补钾。

（3）治疗心律失常：快速性心律失常者可用利多卡因或苯妥英钠，有传导阻滞及缓慢性心律失常者可用阿托品皮下或静脉注射。

题卡 25 试述风湿热的主要表现。

【参考答案】

（1）心脏炎：为风湿热最重要的临床表现，包括心肌炎、心内膜炎和心包炎。

（2）多发性关节炎：①多发性：以膝、踝、肩、腕、髋、肘等大关节为主，典型表现为红、肿、热、痛等炎症表现和运动功能障碍。②对称性。③游走性。④炎症消退后，关节功能完全恢复而不留畸形。

（3）皮肤病变：环形红斑、皮下结节。

（4）舞蹈症。

题卡 26 试述风湿性心脏瓣膜病的常见并发症。

【参考答案】

（1）心力衰竭：是风心病最常见的并发症和致死原因。

（2）心律失常：早搏、阵发性心动过速、心房颤动等，以心房颤动多见。

（3）栓塞：最常见于二尖瓣狭窄并发心房颤动者，以脑动脉栓塞最为多见，四肢、肠、肾、脾等处亦可发生动脉栓塞。

（4）亚急性感染性心内膜炎：草绿色链球菌为主要致病菌。

（5）肺部感染：易诱发或加重心衰。

题卡 27 试述高血压急症的治疗。

【参考答案】

（1）迅速降压：常用降压药物有硝普钠等。

（2）制止抽搐：可用地西泮 10～20mg 肌内注射或静脉注射。

（3）降低颅内压：甘露醇快速静脉滴注。

题卡 28 试述典型心绞痛的症状。

【参考答案】

（1）部位：疼痛主要位于胸骨后及心前区，范围有手掌大小，可放射至左肩、左前臂内侧达无名指与小指，或至咽、颈及下颌。

（2）性质：胸痛常为压迫、憋闷或紧缩感，也可有烧灼感，偶可伴濒死感、恐惧。

（3）诱因：发作常由劳累、情绪激动所诱发，受寒或饱餐、吸烟、心动过速、休克等亦可诱发。

（4）持续时间：一般为 1~5 分钟，很少超过 15 分钟。

（5）缓解方法：休息、含服硝酸甘油（1~2 分钟，偶至 5 分钟）后可迅速缓解。

题卡 29 试述劳累性心绞痛的分型。

【参考答案】

（1）稳定型劳累性心绞痛：最常见，指劳累性心绞痛发作的性质在 1~3 个月并无改变。

（2）初发型劳累性心绞痛：过去未发生过心绞痛或心肌梗死，初次发生时间未到 1 个月，或过去有过而数月不发，现再次发生时间未到 1 个月。

（3）恶化型劳累性心绞痛：原有稳定型心绞痛的患者，在 3 个月内疼痛的发作次数、严重程度及持续时间突然加重，且引起心绞痛发作的活动量亦有下降，含用硝酸甘油的疗效减退。

题卡 30 试述变异型心绞痛的特点。

【参考答案】

与卧位型相似，但发作时心电图示有关导联的 ST 段抬高，与之相应导联的 ST 段有可能降低（其他型心绞痛除 aVR 及 V_1 外，各导联 ST 段普遍低），为冠状动脉痉挛所诱发。

题卡 31 试述急性心肌梗死的临床表现。

【参考答案】

（1）主要症状：疼痛、全身症状（发热，伴有心动过速、白细胞增高和红细胞沉降率增快等）、胃肠道症状、心律失常、低血压和休克、心力衰竭。

（2）心脏体征：心浊音界可轻度至中度增大，心率大多增快，少数减慢，心尖区第一心音减弱，听诊时房性奔马律，心尖区可出现粗糙的收缩期杂音。

（3）其他：可有与心律失常、休克或心力衰竭有关的其他体征。

题卡 32 试述急性心肌梗死的并发症。

【参考答案】

（1）乳头肌功能失调或断裂。

（2）心脏破裂。

（3）室壁膨胀瘤。

（4）栓塞。

（5）肩手综合征（肩臂强直）。

题卡 33 试述溃疡性结肠炎的临床表现

【参考答案】

（1）腹部症状：①腹泻：以黏液血便为活动期主要表现。②腹痛：轻中度左下腹痉挛性疼痛，可涉及全腹。③其他：重症可有食欲不振、恶心、呕吐等。

（2）全身症状：中重型可有发热、心悸、消瘦、贫血等。

（3）肠外症状：可有关节炎、虹膜炎、口腔复发性溃疡等。

（4）体征：轻中型可有下腹压痛，重型可有腹部压痛、肌紧张。

题卡 34 试述慢性胃炎的治疗。

【参考答案】

（1）饮食清淡，避免刺激性食物。

（2）精神安慰，舒缓情绪。

（3）使用胃黏膜保护药，促胃动力药，抑酸药物等。

（4）胃酸与胃蛋白酶分泌过多。

（5）精神神经及内分泌因素。

（6）其他因素：如遗传与免疫。

题卡 35 试述典型的消化性溃疡的腹痛特点。

【参考答案】

（1）长期性。

（2）周期性：以春、秋季发作者多见。

（3）节律性：十二指肠溃疡（DU）患者疼痛呈空腹痛及夜间痛；胃溃疡（GU）上腹疼痛，约在餐后 0.5~1 小时出现，在下次餐前自行消失。

（4）疼痛部位：十二指肠溃疡的疼痛多出现于中腹部，或在脐上方，或在脐上方偏右处；胃溃疡的疼痛多在中上腹，但稍偏高，或在剑突下和剑突下偏左处。

（5）疼痛程度和性质：疼痛一般较轻而能忍受，多呈钝痛、灼痛或饥饿样痛。

（6）疼痛的影响因素：疼痛常因精神刺激、过度疲劳、饮食不慎、药物、气候变化等因素诱发或加重；可通过休息、进食、服抑酸药物、以手按压疼痛部位、呕吐等方法而减轻或缓解。

题卡 36 试述典型的消化性溃疡的并发症。

【参考答案】

（1）上消化道大量出血。

（2）穿孔。

（3）幽门梗阻。

（4）癌变：胃溃疡可发生癌变。

题卡 37 *试述胃癌的转移途径。*

【参考答案】

（1）直接蔓延：癌细胞直接蔓延至相邻器官，如食管、肝、脾、胰、结肠。

（2）淋巴转移：癌细胞通过淋巴管转移至胃旁及远处淋巴结，是最早且最常见的转移方式。

（3）血行转移：癌细胞通过血液循环转移至肝、肺、腹膜、脑、骨髓等。

（4）种植转移：癌细胞侵入浆膜后脱落到腹腔内，种植于腹腔、盆腔。

题卡 38 *试述肝硬化的病因。*

【参考答案】

（1）病毒性肝炎：主要为乙型、丙型和丁型病毒性肝炎的病毒感染。

（2）慢性酒精中毒：长期大量饮酒也是引起肝硬化的常见病因。

（3）胆汁淤积：长期胆汁淤积，可引起胆汁性肝硬化。

（4）循环障碍：慢性充血性心力衰竭、慢性缩窄性心包炎、肝静脉闭塞综合征等可引起淤血性肝硬化。

（5）其他：寄生虫、营养不良、化学毒物和药物、遗传和代谢疾病、自身免疫性肝炎，也可引起肝硬化。

题卡 39 *试述肝硬化失代偿期的临床表现。*

【参考答案】

主要表现为肝功能减退和门静脉高压症两方面。

（1）肝功能减退的临床表现：①全身症状：消瘦、乏力、精神萎靡、面色黝黑等。②消化道症状：食欲不振、上腹部饱胀不适、恶心、呕吐、易腹泻。③出血倾向和贫血：牙龈出血、鼻出血、皮肤黏膜出血、贫血等。④内分泌失调：表现男性睾丸萎缩、性欲减退、乳房发育，女性月经失调、闭经、不孕等，可出现肝掌、蜘蛛痣，面部黝黑。

（2）门静脉高压症的临床表现：①脾脏肿大。②侧支循环建立和开放。③腹水。

题卡 40 *试述肝硬化的并发症。*

【参考答案】

（1）急性上消化道出血：最常见，是肝硬化患者的主要死因。常表现为呕血与黑便，大量出血可引起出血性休克，并诱发腹水和肝性脑病。

（2）肝性脑病：肝性脑病是晚期肝硬化最严重的并发症，也是最常见的死亡原因之一。

（3）原发性肝癌。

（4）感染：易并发各种感染如支气管炎、胆道感染、自发性腹膜炎、结核性腹膜炎、胆囊炎等。

（5）其他：门脉高压性胃病、肝肾综合征、电解质和酸碱平衡紊乱、肝肺综合征、门静脉血栓形成等。

题卡 41 试述肝癌的转移途径。

【参考答案】

（1）血行转移：肝内血行转移发生最早、最常见。肝外血行转移多见于肺，其次在骨，也可转移至肾、脑、皮肤等。

（2）淋巴转移：主要在肝邻近淋巴结，如肝门及肝静脉周围淋巴结，也可转移到胰、脾、主动脉旁淋巴结及锁骨上淋巴结。

（3）种植转移：少见。肝癌细胞脱落种植腹腔，呈血性腹水，也可在卵巢形成转移癌块。

题卡 42 试述原发性肝癌的临床表现。

【参考答案】

（1）症状：肝区疼痛，消化道症状，乏力，消瘦，发热，转移灶症状，其他全身症状可有特殊的全身表现称伴癌综合征。

（2）体征：进行性肝脏肿大，脾肿大，腹水，黄疸，肝区血管杂音，肝区摩擦音，转移癌的体征（可有锁骨上淋巴结肿大、胸腔积液等）。

题卡 43 试述急性胰腺炎的病因。

【参考答案】

（1）胆汁或十二指肠液反流入胰管。

（2）胰管梗阻。

（3）十二指肠乳头部位的病变：如邻近十二指肠乳头部位的憩室炎、球部溃疡伴炎症等。

（4）其他：如创伤和手术、某些感染（如腮腺炎及伤寒等）、某些药物（如肾上腺皮质激素）、高血钙及高脂血症等，也是诱发急性胰腺炎的因素。

题卡 44 试述上消化道出血时出血量的估计。

【参考答案】

上消化道出血时出血量每天超过 10ml 时，隐血试验阳性；50～100ml 以上，可表现黑便；胃内积血达 250～300ml，可引起呕血。根据是否出现周围循环衰竭可估计失血的程度。急性大出血时，首先出现的临床表现是口渴、心动过速，其次是血压下降，而红细胞总数和血红蛋白下降较迟，所以不能只根据血压及血象判断病情。

题卡 45 试述上消化道出血是否停止的判断方法。

【参考答案】

（1）反复呕血，或黑便次数增多。

（2）周围循环衰竭的表现经治疗未明显改善，或暂好转又有波动，中心静脉压不稳定。

（3）RBC、Hb、血细胞比容持续下降，网织红细胞计数持续增高。

（4）补液与尿量足够的情况下血BUN持续或再次升高。

题卡46 试述食管胃底静脉曲张破裂大出血的止血措施。

【参考答案】

（1）药物止血：选用血管加压素静脉注射，常用垂体后叶素，主要不良反应有心绞痛、血压升高、心肌缺血甚至心肌梗死。也常用生长抑素治疗。

（2）气囊压迫止血：经鼻腔或口插入三腔二囊管，压迫止血。

（3）内镜治疗：硬化栓塞疗法、食管静脉曲张套扎术。

（4）经颈静脉肝内门腔静脉分流术。

（5）手术治疗：在大出血期间采用各种非手术治疗不能止血者，可考虑进行外科手术止血。

题卡47 试述消化性溃疡并发上消化道大出血的止血措施。

【参考答案】

（1）提高胃内pH的措施：主要是静脉内使用抑制胃酸分泌的药物。目前常用的有H₂受体拮抗剂、质子泵抑制剂。

（2）局部止血措施：冰盐水洗胃、胃内注入去甲肾上腺素溶液。

（3）内镜下止血。

（4）手术治疗：经积极内科治疗仍有活动性出血者，应掌握时机进行手术治疗。

题卡48 试述慢性肾炎的治疗措施。

【参考答案】

（1）饮食：根据肾功能减退程度，控制蛋白摄入量，以优质蛋白（牛奶、蛋、瘦肉等）为主。

（2）控制高血压和保护肾功能：常用药物有血管紧张素转换酶抑制剂（ACEI）、钙拮抗剂、β受体拮抗剂、利尿剂等。

（3）抗凝和抗血小板聚集药物。

（4）糖皮质激素和细胞毒药物：根据病理诊断决定是否使用此两类药。

（5）其他：积极防治各种感染，禁用或慎用肾毒性药物，积极纠正高脂血症、高血糖、高尿酸血症。

题卡49 试述尿路感染的感染途径。

【参考答案】

（1）上行感染：绝大多数是细菌经尿道上行感染膀胱或肾盂而引起，最常见。

205

（2）血行感染：细菌从体内的感染灶侵入血流，到达肾脏及尿路引起感染。此种途径少见，金黄色葡萄球菌感染多见。

（3）淋巴道感染：少见。

题卡 50 试述尿路感染的易感因素。

【参考答案】

（1）尿路梗阻：是诱发尿感并易于上行的最主要原因。如结石、肿瘤、畸形或神经源性膀胱等。

（2）膀胱输尿管反流及其他尿路畸形和结构异常。

（3）器械使用：如膀胱镜检查、留置导尿管等。

（4）机体抗病能力低下。

题卡 51 试述急性膀胱炎的临床表现。

【参考答案】

（1）泌尿系统症状：膀胱刺激征、腰痛和/或下腹部痛、肋脊角及输尿管点压痛、肾区压痛和叩痛。

（2）全身感染症状：寒战、发热、头痛、恶心、呕吐、食欲不振等。

题卡 52 试述慢性肾衰竭患者贫血的原因。

【参考答案】

肾脏产生促红细胞生成素减少、存在红细胞生长抑制因子、红细胞寿命缩短、营养不良等是 CRF 时贫血的主要原因。

题卡 53 试述缺铁性贫血的病因。

【参考答案】

（1）慢性失血：等于失铁，是引起缺铁性贫血的主要原因。

（2）需铁量增加而摄入量不足：当生理性铁需要量增加时，如婴幼儿、青少年、月经期妇女、孕妇和哺乳期妇女，就容易发生营养性缺铁性贫血。

（3）铁的吸收障碍：胃大部切除术后因胃酸缺乏，或因胃空肠吻合，食物不经过十二指肠，均可影响铁的吸收；萎缩性胃炎因长期胃酸缺乏，可导致铁的吸收不良。

题卡 54 试述急性再生障碍性贫血的临床表现。

【参考答案】

起病急，进展迅速，常以出血、感染和发热为首起及主要表现。病初贫血常不明显。

（1）出血：均有出血倾向，可表现为消化道出血、血尿、眼底出血和颅内出血。皮肤、黏膜出血广泛而严重，且不易控制。

（2）感染发热：病程中几乎均有发热，常伴有感染。口咽部及肛门周围常发生坏死性溃疡，肺炎也很常见。

题卡 55 试述再生障碍性贫血的诊断标准。

【参考答案】

（1）全血细胞减少，网织红细胞绝对值减少。

（2）一般无脾肿大。

（3）骨髓至少有一部位增生减低或重度减低（如增生活跃，须有巨核细胞明显减少），骨髓小粒成分中应见非造血细胞增多（有条件者应做骨髓活检）。

（4）能除外引起全血细胞减少的其他疾病。

（5）一般抗贫血药物治疗无效。

题卡 56 试述甲状腺功能亢进症甲状腺激素分泌过多症候群的表现。

【参考答案】

（1）高代谢症候群：表现为怕热、多汗、皮肤暖湿、低热、体重锐减和疲乏无力。

（2）精神、神经系统：神经过敏、多言好动、烦躁易怒、失眠不安、思想不集中、记忆力减退，甚至出现幻想、躁狂症或精神分裂症。多有手、眼睑和/或舌震颤，腱反射亢进。

（3）心血管系统：常见心悸、胸闷、气短等。体征有心动过速、心尖区第一心音亢进，常有Ⅱ级以下收缩期杂音，心律失常以房性早搏为最常见，心脏肥大、扩大和心力衰竭，脉压差增大，可见周围血管征。

（4）消化系统：常有食欲亢进，大便次数增多。

（5）肌肉骨骼系统：多数表现为肌无力和肌肉消瘦。

（6）其他：女性有月经减少或闭经，男性有阳痿。

题卡 57 试述甲状腺功能亢进症的治疗。

【参考答案】

（1）一般治疗：适当休息，避免精神紧张及过度劳累。补充足够热量和营养，避免高碘食品及药物。

（2）抗甲状腺药物治疗：硫脲类和咪唑类两类。

（3）放射性^{131}I 治疗。

（4）手术治疗：甲状腺次全切除术。

（5）其他药物治疗：如 β 受体拮抗剂。

题卡 58 试述甲状腺危象的治疗。

【参考答案】

（1）抑制 TH 合成：使用大量抗甲状腺药物，首选 PTU。

（2）抑制 TH 释放：复方碘溶液。

（3）迅速阻滞儿茶酚胺释放，降低周围组织对甲状腺激素的反应：普萘洛尔。

（4）肾上腺皮质激素。

（5）对症治疗：降温，镇静，保护脏器功能，防治感染等。

（6）其他：减低血 TH 浓度可选用血液透析、腹膜透析或血浆置换等措施。

题卡 59 试述糖尿病的急性并发症。

【参考答案】

（1）酮症酸中毒。

（2）糖尿病高渗性非酮症昏迷。

（3）乳酸性酸中毒。

题卡 60 试述糖尿病的慢性并发症。

【参考答案】

（1）糖尿病肾病。

（2）糖尿病视网膜病变。

（3）糖尿病性心脏病变。

（4）糖尿病性脑血管病变。

（5）糖尿病性神经病变。

（6）糖尿病足。

（7）其他眼病如白内障。

题卡 61 试述糖尿病的诊断标准。

【参考答案】

FPG≥7.0mmol/L（≥126 mg/dl），OGTT 2hPG 或随机血糖≥11.1 mmol/L（≥200 mg/dl）。无症状的患者必须有两次血糖异常才能做出诊断。

题卡 62 试述糖尿病的治疗。

【参考答案】

（1）糖尿病的教育。

（2）饮食治疗。

（3）运动治疗。

（4）药物治疗：口服降糖药、胰岛素治疗。

（5）自我监测。

题卡 63 试述糖尿病常用的口服降糖药物。

【参考答案】

（1）磺酰脲类。

（2）双胍类。

（3）α－葡萄糖苷酶抑制剂。

（4）噻唑烷酮类。

（5）非磺酰脲类胰岛素促分泌剂。

题卡 64　试述糖尿病酮症酸中毒的治疗。

【参考答案】

（1）补液：开始应快速补充生理盐水。

（2）胰岛素治疗：采用小剂量胰岛素疗法，0.1 U/（kg·h），加于生理盐水中。当血糖降至13.9mmol/L左右，改用5%葡萄糖液500ml内加速效胰岛素静脉滴注。

（3）纠正酸碱平衡失调及电解质紊乱：中等度以下的酸中毒不必补碱，当血 pH < 7.1，给予5%碳酸氢钠50～100ml。

（4）补钾。

题卡 65　试述中毒处理的治疗。

【参考答案】

（1）立即中止毒物接触。

（2）清除尚未吸收的毒物：催吐、洗胃、灌肠、清洗等。

（3）促进已吸收的毒物排出：利尿、吸氧、透析疗法、血液灌流。

（4）特殊解毒药的应用。

（5）对症治疗：保护重要脏器，使其功能恢复。

题卡 66　试述有机磷农药中毒的临床表现。

【参考答案】

（1）毒蕈碱样症状：主要由于副交感神经末梢兴奋所致，可出现多汗、流泪、流涎、恶心、呕吐、腹泻、腹痛、尿频、心跳减慢和瞳孔缩小，严重时有呼吸困难、发绀、肺水肿。

（2）烟碱样症状：主要由于横纹肌和交感神经节功能异常所致，骨骼肌兴奋，出现肌纤维震颤，全身肌肉强直性痉挛，严重者可转为抑制，出现肌肉无力、瘫痪，最后可因呼吸肌麻痹而死亡。

（3）中枢神经系统症状：有头痛、头昏、言语不清、烦躁不安、谵妄、抽搐和昏迷，也可出现中枢性呼吸衰竭。

题卡 67　试述有机磷农药中毒的治疗。

【参考答案】

（1）迅速清除毒物：迅速脱离现场、洗胃、导泻。

（2）解毒药的使用：阿托品（抗胆碱药）、胆碱酯酶复能药。

（3）对症治疗。

（二）临床判读

题卡 1　试述 ALT 为 100U/L 的临床意义。

【参考答案】

（1）肝脏疾病：①急性病毒性肝炎。②慢性病毒性肝炎。③肝硬化。④肝内、外胆汁淤积。

（2）心肌梗死。

（3）其他疾病：如骨骼肌疾病、肺梗死、肾梗死、胰腺炎、休克及传染性单核细胞增多症。

题卡 2 心电图显示提早出现的 QRS 波群形态基本正常，提早出现的 QRS 波群之前有逆行 P 波，有完全性代偿间歇。请做出心电图诊断。

【参考答案】

房室交界性早搏。

题卡 3 患者外周血白细胞 $11.9 \times 10^9/L$，中性粒细胞 78%，分析其临床意义。

【参考答案】

（1）感染：化脓性感染为最常见的原因，如流行性脑脊髓膜炎、肺炎、阑尾炎等。

（2）严重组织损伤：如较大手术后、急性心肌梗死后。

（3）急性大出血、溶血：如脾破裂或宫外孕、急性溶血等。

（4）其他：如中毒、类风湿关节炎及应用某些药物如皮质激素等。

题卡 4 患者外周血白细胞 $10.5 \times 10^9/L$，淋巴细胞 48%，分析其临床意义。

【参考答案】

（1）感染性疾病：主要为病毒感染，如麻疹、风疹、水痘、流行性腮腺炎、传染性单核细胞增多症等。也可见于某些杆菌感染，如结核、百日咳、布鲁菌病。

（2）某些血液病。急性大出血、溶血，如脾破裂或宫外孕、急性溶血等。

（3）急性传染病的恢复期。

题卡 5 患者，女性，30 岁，ESR 35mm/h。分析其临床意义。

【参考答案】

（1）生理性增快：妇女月经期、妊娠、老年人。

（2）病理性增快：①各种炎症：如细菌性急性炎症、风湿热和结核病活动期。②损伤及坏死、心肌梗死等。③恶性肿瘤。④各种原因导致的高球蛋白血症：如多发性骨髓瘤、感染性心内膜炎、系统性红斑狼疮、肾炎、肝硬化等。⑤贫血。

题卡 6 患者，男性，50 岁，血清总蛋白 56g/L，白蛋白 25g/L，A/G 0.8。分析其临床意义。

【参考答案】

（1）肝脏疾病：肝炎、肝硬化、肝癌等慢性肝病。

（2）肝外因素：①见于蛋白质摄入不足或消化不良。②蛋白质丢失过多，如肾病综合征、大面积烧伤等。③消耗增加，如恶性肿瘤、甲状腺功能亢进症、重症结核等。

题卡 7 患者，男性，63 岁，血氨升高。分析其临床意义。

【参考答案】

（1）严重肝脏损害：如重型肝炎、肝硬化、肝癌等疾病。血氨升高是诊断肝性脑病的依据之一。

（2）肝外因素：如上消化道大出血、休克、尿毒症等。

题卡 8 患者，男性，68 岁，ALP 370U/L。分析其临床意义。

【参考答案】

（1）胆道阻塞：各种肝内、外胆管阻塞性疾病。

（2）急、慢性肝炎。

（3）肝胆系统以外疾病如纤维性骨炎、佝偻病、骨软化症、成骨细胞瘤等。

题卡 9 患者，女性，60 岁，γ-谷氨酰转移酶（γ-GT）130U/L。分析其临床意义。

【参考答案】

（1）肝癌。

（2）胆道阻塞。

（3）肝脏疾病：急性肝炎、慢性肝炎及肝硬化的活动期，急慢性酒精性肝炎、药物性肝炎。

题卡 10 患者，女性，35 岁，HBsAg、HBeAg 及抗-HBc 阳性。分析其临床意义。

【参考答案】

"大三阳"，提示 HBV 正在大量复制，有较强的传染性。

题卡 11 患者，男性，22 岁，抗-HBs 阳性。分析其临床意义。

【参考答案】

见于注射过乙型肝炎疫苗或曾感染过 HBV，目前 HBV 已被清除者，对 HBV 已有了免疫力。

题卡 12 患者，男性，36 岁，血清尿素氮（BUN）10.3mmol/L。分析其临床意义。

【参考答案】

（1）肾前性因素：①肾血流量不足：见于脱水、心功能不全、休克、水肿、腹水等。②体内蛋白质分解过盛：见于急性传染病、脓毒血症、上消化道出血、大面积烧伤、大手术后和甲状腺功能亢进症等。

（2）肾脏疾病：如慢性肾炎、肾动脉硬化症、严重肾盂肾炎、肾结核和肾肿瘤的晚期。

(3) 肾后性因素：尿路结石、前列腺肥大、泌尿生殖系统肿瘤等。

题卡 13 患者，男性，47岁，CO_2CP 18.2mmol/L。分析其临床意义。

【参考答案】

(1) 代谢性酸中毒：各种原因所致的急、慢性肾功能不全、糖尿病酮症酸中毒、休克所致的乳酸中毒，如剧烈腹泻、肠瘘等。

(2) 呼吸性碱中毒：各种原因引起呼吸加深加快，通气、换气过度。见于脑炎、支气管哮喘、癔病等。

题卡 14 患者，男性，69岁，空腹血糖（血浆）7.8mmol/L。分析其临床意义。

【参考答案】

(1) 糖尿病。

(2) 其他内分泌疾病：如甲状腺功能亢进症、嗜铬细胞瘤、肾上腺皮质功能亢进等。

(3) 应激性高血糖：如颅内高压。

题卡 15 患者，男性，67岁，血钾6.3mmol/L。分析其临床意义。

【参考答案】

(1) 肾脏排钾减少，如急、慢性肾功能不全及肾上腺皮质功能减退等。

(2) 摄入或注射大量钾盐，超过肾脏排钾能力。

(3) 严重溶血或组织损伤。

(4) 组织缺氧或代谢性酸中毒时大量细胞内的钾转移至细胞外。

题卡 16 患者，男性，54岁，血钾2.8mmol/L。分析其临床意义。

【参考答案】

(1) 钾盐摄入不足，如长期低钾饮食、禁食或厌食等。

(2) 钾丢失过多，如严重呕吐、腹泻或胃肠减压，应用排钾利尿剂及肾上腺皮质激素。

题卡 17 患者，女性，61岁，血清淀粉酶5800U/L。分析其临床意义。

【参考答案】

提示急性胰腺炎。

题卡 18 患者，男性，48岁，血清AFP 450μg/L。分析其临床意义。

【参考答案】

原发性肝癌可能性大。

题卡 19 患者，男性，55岁，血清CEA升高。分析其临床意义。

【参考答案】

（1）主要见于结肠癌、胃癌、胰腺癌等，要动态观察CEA浓度。

（2）其他如肺癌、膀胱癌、尿道癌、前列腺癌等CEA亦可增高。

（3）鉴别原发性和转移性肝癌：原发性肝癌多数CEA不升高，而转移性肝癌CEA多升高明显。

题卡 20 患者，女性，34岁，抗链球菌溶血素"O"（ASO）滴度升高。分析其临床意义。

【参考答案】

ASO升高常见于A群溶血性链球菌感染及感染后免疫反应所致的疾病，如感染性心内膜炎及扁桃体炎、风湿热、链球菌感染后急性肾小球肾炎等。

题卡 21 患者，女性，56岁，类风湿因子（RF）滴度1:200。分析其临床意义。

【参考答案】

类风湿因子（RF）滴度>1:160，见于未经治疗的类风湿关节炎病人。

题卡 22 患者，女性，26岁，血清甲胎蛋白（AFP）260μg/L。分析其临床意义。

【参考答案】

（1）原发性肝癌：AFP是目前诊断原发性肝细胞癌最特异的标志物。

（2）病毒性肝炎、肝硬化。

（3）妊娠3~4个月后，AFP上升，7~8个月达高峰（<400μg/L），分娩后约3周即恢复正常。孕妇血清中AFP异常升高，有可能为胎儿神经管畸形。

（4）其他：生殖腺胚胎性肿瘤、胃癌、胰腺癌等，血中AFP也可增加。

题卡 23 患者，男性，35岁，尿液检查尿蛋白定量620mg/24h。分析其临床意义。

【参考答案】

（1）肾脏疾病，如肾小球肾炎、肾病综合征、肾盂肾炎、肾结核、肾肿瘤等。

（2）继发性肾损害，如糖尿病肾病、狼疮肾等。

（3）肾外疾病，如发热、高血压、妊娠、中毒、心功能不全等。

题卡 24 患者，女性，30岁，尿糖定量阳性。分析其临床意义。

【参考答案】

（1）血糖增高性糖尿：最常见于糖尿病，也见于肢端肥大症、甲状腺功能亢进症、嗜铬细胞瘤、库欣综合征等。

（2）血糖正常性糖尿：见于慢性肾小球肾炎、肾病综合征、妊娠等。

（3）暂时性糖尿：①生理性糖尿，如短时间内摄入大量糖后。②应激性糖尿，如精神刺激、颅脑外伤、急性脑血管疾病等。

题卡 25 患者，男性，32岁，尿液检查：尿红细胞15~20/HP。分析其临床意义。

【参考答案】

血尿常见于肾小球肾炎、急性膀胱炎、肾结核、肾结石、肾盂肾炎、狼疮性肾炎、紫癜性肾炎、血液病及肿瘤等。

题卡 26 患者，男性，30岁，胸腔积液检查外观为透明淡黄色，比重1.015，不自凝，黏蛋白定性为阴性，蛋白定量23g/L。分析其胸水性质。

【参考答案】

其胸水为漏出液。

题卡 27 患者，女性，58岁，胸腔积液检查外观为血性，比重1.020，能自凝，黏蛋白定性为阳性，蛋白定量28g/L。分析其胸水性质。

【参考答案】

其胸水为渗出液。

题卡 28 患者，女性，63岁，血清淀粉酶（AMS）3000U/L。分析其临床意义。

【参考答案】

（1）急性胰腺炎。

（2）慢性胰腺炎。

（3）其他：胆囊炎、胆石症、胰腺癌、胃肠穿孔等。

题卡 29 患者，男性，59岁，血清天门冬氨酸氨基转移酶（AMS）120U/L。分析其临床意义。

【参考答案】

（1）肝脏疾病：急性病毒性肝炎、慢性病毒性肝炎、肝硬化、酒精性肝病、药物性肝炎、脂肪肝、肝癌等。

（2）心肌梗死。

（3）其他疾病：肺梗死、胰腺炎、骨骼肌疾病（皮肌炎、进行性肌萎缩）。

题卡 30 患者，男，54岁，工人。既往患胃溃疡近20年。近一月来，自感上腹部疼痛明显，且无规律，并出现低热和消瘦。门诊检查CEA为126ng/ml。分析其可能的临床意义。

【参考答案】

胃癌可能性较大，应进一步做胃镜和病理检查。

题卡 31 患者，女，36岁，售货员。体检腹部超声发现左侧卵巢有占位病变。检查 CEA、CA125，结果 CEA 正常，CA125 为 98U/ml。分析其可能的临床意义。

【参考答案】
卵巢肿瘤可能性较大，建议病理检查明确诊断。

题卡 32 患者，女，28岁，已婚，干部。闭经1个月就诊。检查血、尿 HCG，结果显示：血 HCG 为 106IU/L，尿 HCG 检查为阳性。分析其可能的临床意义。

【参考答案】
妊娠。

题卡 33 患者，男，46岁，货车司机。3个月前于交通事故后逐渐出现心悸、失眠、出汗、腹泻、消瘦等症状。入院查体，患者表情惊愕，脉压大。甲功检查结果显示：FT_3：56pmol/L，FT_4：106pmol/L，TSH：1.5mU/L。甲状腺自身抗体：阳性。分析其可能的临床意义。

【参考答案】甲状腺功能亢进症。

题卡 34 患者，男，30岁，快递员。晚餐后不久出现呕吐、腹痛、腹泻，自服"消炎药"效果不明显，夜间又多次腹泻，晨起就诊。血液检查：CO_2CP 42mmol/L，血钾2.8mmol/L。分析其可能的临床意义。

【参考答案】初步考虑急性胃肠炎引起代谢性碱中毒，低钾血症。

题卡 35 患者，女，76岁。既往患者有慢性支气管炎40余年。1周前受寒感冒咳喘严重，来院就诊。血液检查：CO_2CP 56mmol/L，PaO_2 56mmHg，$PaCO_2$ 60mmHg，分析其可能的临床意义。

【参考答案】考虑 COPD 致呼吸性酸中毒。

题卡 36 患者，男，70岁。既往患者有糖尿病30余年。近1周病情加重，来院就诊。血液检查：CO_2CP 16mmol/L，血酮 11mg/dl，尿酮体阳性。分析其可能的临床意义。

【参考答案】糖尿病酮症酸中毒—代谢性酸中毒。

题卡 37 患者，女，36岁。因工作中与同事生气后癔病发作2小时。家人送往医院就诊。患者呼吸急促，时而出现抽搐。血液检查：pH 7.62，$PaCO_2$ 28mmHg，CO_2CP 18mmol/L。分析其可能的临床意义。

【参考答案】癔病发作导致呼吸性碱中毒。

题卡 38 患者，女，44岁。半年前不明原因出现肢体关节疼痛、肌肉酸痛、时而出现胸痛、乏力等症状，未及时就诊。近1个月因面部红斑来院就诊。门诊血液检查抗核抗体阳性，抗双链 DNA 抗体阳性。分析其可能的临床意义。

【参考答案】系统性红斑狼疮的可能性大。

题卡 39 心电图表现为 P 波高尖，Ⅱ、Ⅲ、aVF 导联明显，电压达 0.28mV。分析其临床意义。

【参考答案】

右心房肥大。

题卡 40 心电图表现为 P 波增宽，宽度达 0.12 秒，呈前低后高的双峰型，双峰间距≥0.04 秒。分析其临床意义。

【参考答案】

左心房肥大。

题卡 41 心电图表现为 R_{V5} 2.8mV，$R_{V5} + S_{V1} = 4.2mV$，心电轴左偏。分析其临床意义。

【参考答案】

左心室肥大。

题卡 42 患者，男性，50 岁，因胸痛就诊，心电图表现为多导联 ST 段压低超过 0.05mV。分析其临床意义。

【参考答案】

心肌缺血，心绞痛。

题卡 43 患者，男性，58 岁，因胸痛就诊，心电图表现为多导联 ST 段抬高，半小时后胸痛缓解，心电图恢复正常。分析其临床意义。

【参考答案】

变异型心绞痛。

题卡 44 患者，男性，63 岁，因持续心前区疼痛 5 小时就诊，心电图显示为Ⅱ、Ⅲ、aVF 导联 ST 段抬高，病理性 Q 波。分析其临床意义。

【参考答案】

急性下壁心肌梗死。

题卡 45 心电图表现为：①提早出现的 QRS-T 波群，其前无提早出现的异位 P′ 波。②QRS 波群形态宽大畸形，QRS 波群时间≥0.12 秒。③T 波方向与 QRS 波群主波方向相反。④有完全性代偿间歇。分析其临床意义。

【参考答案】

室性过早搏动。

题卡 46 心电图表现为：①提早出现的房性 P′波，形态与窦性 P 波不同。②P′-R 间期≥0.12 秒。③房性 P′波后有正常形态的 QRS 波群。④房性早搏后的代偿间歇不完全。分析其临床意义。

【参考答案】

房性过早搏动。

题卡 47 心电图表现为：①相当于一系列连续快速的房性或交界性早搏，其频率大多数为 180 次/分，节律一般绝对规则。②QRS 波群形态基本正常，其时间＜0.10 秒。③ST-T 段无变化。分析其临床意义。

【参考答案】

阵发性室上性心动过速。

题卡 48 心电图表现为：①P 波消失，代之以一系列大小不等、间距不均、形态各异的心房颤动波（f 波），其频率为 350~600 次/分。②R-R 间距绝对不齐。③QRS 波群形态与正常窦性者相同。分析其临床意义。

【参考答案】

心房颤动。

题卡 49 心电图表现为：窦性 P 波之后均伴随有 QRS 波群，P-R 间期 0.23 秒。分析其临床意义。

【参考答案】

一度房室传导阻滞。

题卡 50 心电图表现为：①P 波与 QRS 波群无固定关系，P-P 与 R-R 间距各有其固定的规律性。②P 波频率高于 QRS 波群频率。③QRS 波群形态正常。分析其临床意义。

【参考答案】

三度房室传导阻滞。

题卡 51 X 线表现：可见肺纹理增多、增粗、扭曲，肺纹理伸展至肺野外带，有时尚可见到肺间质纤维化的网状阴影。分析其临床意义。

【参考答案】

慢性支气管炎。

题卡 52 X 线表现：肋膈角消失，下肺野均匀致密，上缘呈内低外高的弧线影。分析其临床意义。

【参考答案】

胸腔积液。

题卡 53 X线表现：心影增大呈二尖瓣型，左心房及右心室增大，左心耳部凸出，肺动脉段突出，主动脉结及左心室变小。分析其临床意义。

【参考答案】

二尖瓣狭窄。

题卡 54 分析以下心电图（图1）的临床意义。

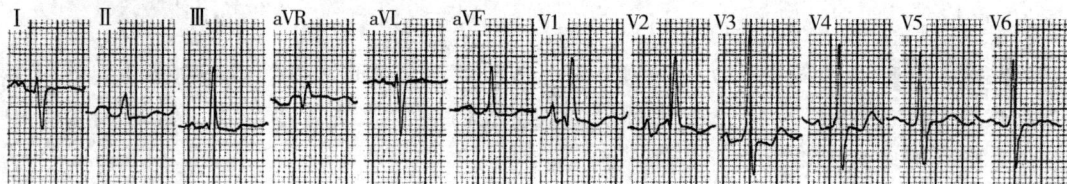

图 1

【参考答案】

心电图特点：肢体导联 P 波增宽，时限 ≥ 0.12s，呈前低后高双峰型，峰间距 ≥ 0.04s。心电轴右偏 ≥ +90°；$R_{V1} > 1.0mV$，$R_{V1} + S_{V5} > 1.2mV$；V_1、V_2 导联 ST 段压低 > 0.05mV，T 波倒置。

心电图诊断：左心室肥大、右心室肥大。

题卡 55 分析以下心电图（图2）的临床意义。

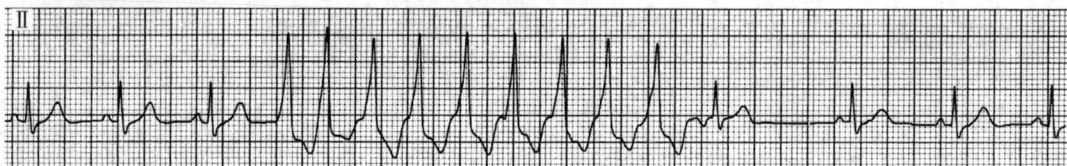

图 2

【参考答案】

心电图特点：连续 3 次以上室性期前收缩，频率约 150 ~ 180 次/分，持续时间 < 30s，且自发自止；R - R 间期大致相等；QRS 波群畸形、增宽，T 波方向与 QRS 主波方向相反。

心电图诊断：非持续性室性心动过速。

题卡 56 分析以下心电图（图3）的临床意义。

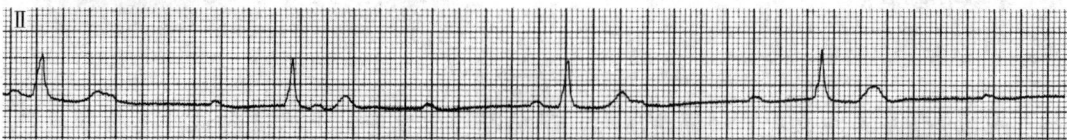

图 3

【参考答案】

心电图特点：P 波与 QRS 波群规则出现，但无固定关系，呈现完全性房室分离；心房率＞心室率；QRS 波群宽大畸形，频率＜40 次/分，呈室性逸搏节律。

心电图诊断：三度房室传导阻滞，室性逸搏节律。

题卡 57 分析以下心电图（图 4）的临床意义。

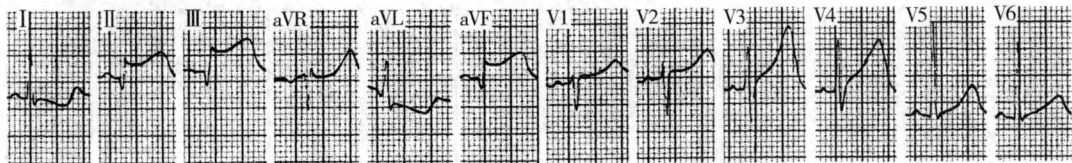

图 4

【参考答案】

心电图特点：Ⅱ、Ⅲ、aVF 导联见异常 Q 波；Ⅱ、Ⅲ、aVF 导联 ST 段抬高，Ⅰ、aVL 导联 ST 段下斜型压低，考虑对应性改变。V_3、V_4 导联 ST 段上斜型抬高，T 波较高尖，需注意后续动态演变。

心电图诊断：急性心肌梗死（下壁）。

题卡 58 分析以下心电图（图 5）的临床意义。

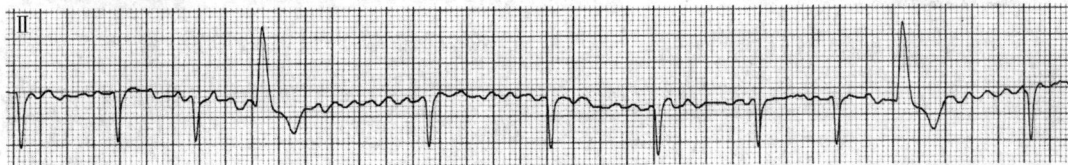

图 5

【参考答案】

心电图特点：P 波消失，代之以一系列大小不等、间距不均、形态各异的 f 波；QRS 波呈室上性；R－R 间距绝对不等；期间可见宽大畸形的 QRS 波，其后 T 波与主波方向相反，后随类代偿间歇。

心电图诊断：心房颤动伴室性期前收缩。

题卡 59 分析以下心电图（图 6）的临床意义。

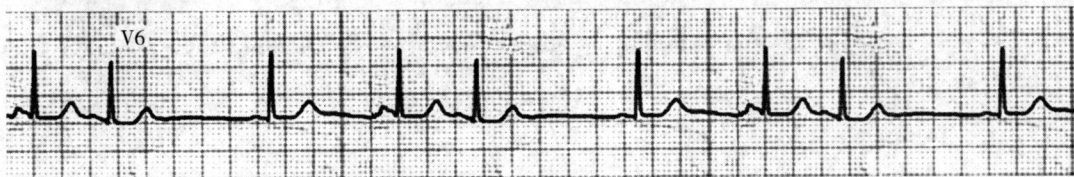

图 6

【参考答案】

心电图特点： 每 2 个窦性搏动后出现 1 个提前出现的 P′ - QRS - T 波，连续发生 3 次以上。P′异型，QRS 呈室上性，后随不完全代偿间歇。

心电图诊断： 房性期前收缩三联律。

题卡 60 分析以下心电图（图 7）的临床意义。

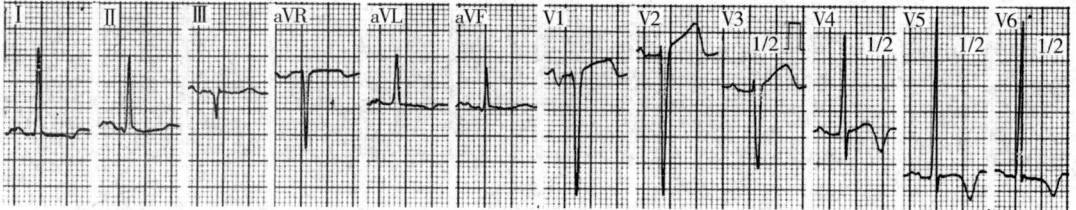

图 7

【参考答案】

心电图特点： 肢导联 P 波增宽，时限 ≥ 0.12s，峰间距 ≥ 0.04s；V_1 导联 $Ptf_{V1} \leq -0.04mm \cdot s$。$R_{V5} > 2.5mV$，$R_{V5} + S_{V1} > 4.0mV$，$R_I > 1.5mV$；$V_5$、$V_6$ 导联 T 波倒置。

心电图诊断： 左心室肥大、左心房肥大。

题卡 61 分析以下心电图（图 8）的临床意义。

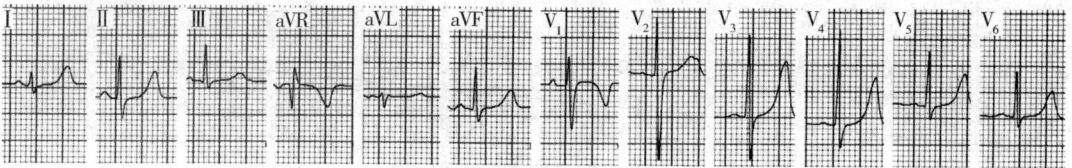

图 8

【参考答案】

心电图特点： 各导联 P - QRS - T 未见异常。

心电图诊断： 正常心电图。

题卡 62 分析以下心电图（图 9）的临床意义。

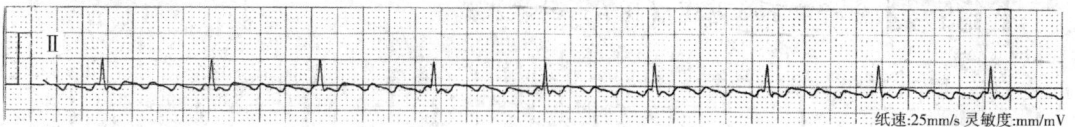

纸速:25mm/s 灵敏度:mm/mV

图 9

【参考答案】

心电图特点： P波消失，代之以锯齿状的 F 波，F 波间无等电位线；QRS 波呈室上性，节律匀齐；房室传导比例为 4∶1。

心电图诊断： 心房扑动（4∶1 房室传导）。

题卡 63 分析以下心电图（图 10）的临床意义。

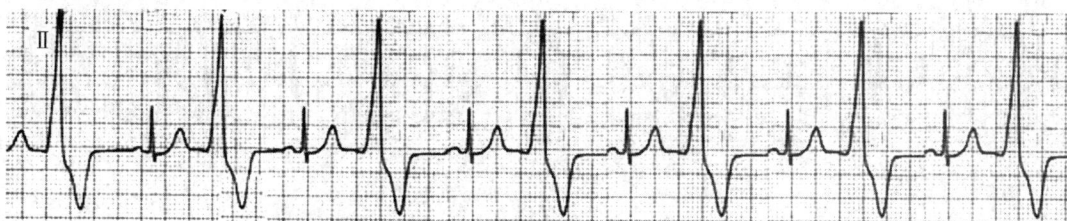

图 10

【参考答案】

心电图特点： 每一个窦性搏动后均出现一个提前出现的、宽大畸形的 QRS 波群，连续发生 3 次以上。QRS 波时限≥0.12s，其前无相关 P 波；T 波方向与 QRS 波群的主波方向相反；后随完全代偿间歇。

心电图诊断： 室性期前收缩二联律。

题卡 64 分析以下心电图（图 11）的临床意义。

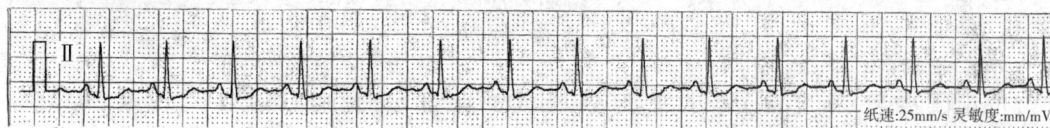

图 11

【参考答案】

心电图特点： 窦性 P 波规则出现，频率 111 次/分，后随室上性 QRS 波。ST－T 未见异常。

心电图诊断： 窦性心动过速。

题卡 65 分析以下心电图（图 12）的临床意义。

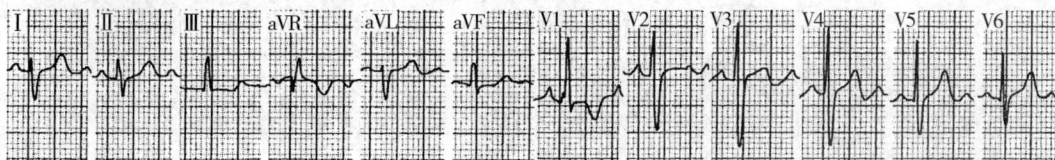

图 12

【参考答案】

心电图特点：心电轴右偏 > +90°；R_{V1} > 1.0mV，R_{V1} + S_{V5} > 1.2mV；V_1 导联呈 Rs 型；V_1 导联 ST 段压低 > 0.05mV，T 波倒置。

心电图诊断：右心室肥大。

题卡 66 分析以下心电图（图13）的临床意义。

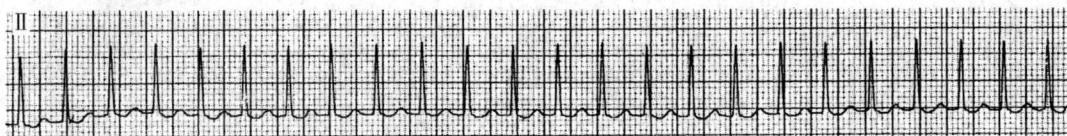

图 13

【参考答案】

心电图特点：窦性 P 波未见，心室率 167 次/分，R–R 规则，QRS 波呈室上性。

心电图诊断：室上性心动过速。

题卡 67 分析以下心电图（图14）的临床意义。

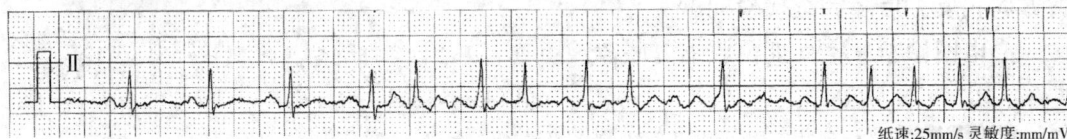

纸速:25mm/s 灵敏度:mm/mV

图 14

【参考答案】

心电图特点：前半部分窦性 P 波规则出现，后随室上性 QRS 波规律出现。后半部分 P 波消失，代之以一系列大小不等、间距不均、形态各异的 f 波，QRS 波呈室上性，RR 间距绝对不等，心房颤动发作时平均心室率 110 次/分。

心电图诊断：阵发性心房颤动。

题卡 68 分析以下心电图（图15）的临床意义。

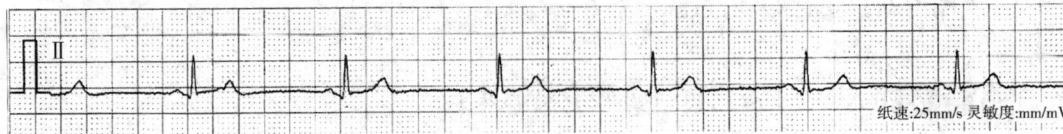

纸速:25mm/s 灵敏度:mm/mV

图 15

【参考答案】

心电图特点：窦性 P 波规则出现，频率 51 次/分，后随室上性 QRS 波。

心电图诊断：窦性心动过缓。

题卡 69 分析以下心电图（图16）的临床意义。

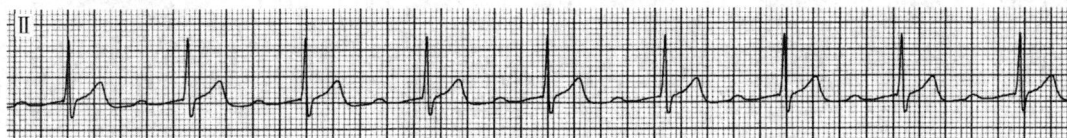

图16

【参考答案】

心电图特点： 窦性 P 波规则出现，后随 QRS 波；P－R 间期 0.36s。

心电图诊断： 一度房室传导阻滞。

题卡 70 分析以下心电图（图17）的临床意义。

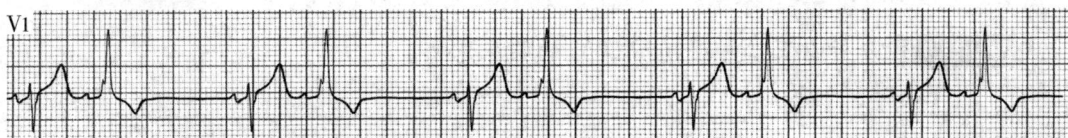

图17

【参考答案】

心电图特点： 每个窦性心搏后提前出现 1 个 P′波，P′波异型；P′－R 间期 >0.12s；后随增宽的 QRS，呈束支阻滞图形；后随不完全代偿间歇。

心电图诊断： 房性期前收缩二联律伴心室内差异性传导。

题卡 71 分析以下心电图（图18）的临床意义。

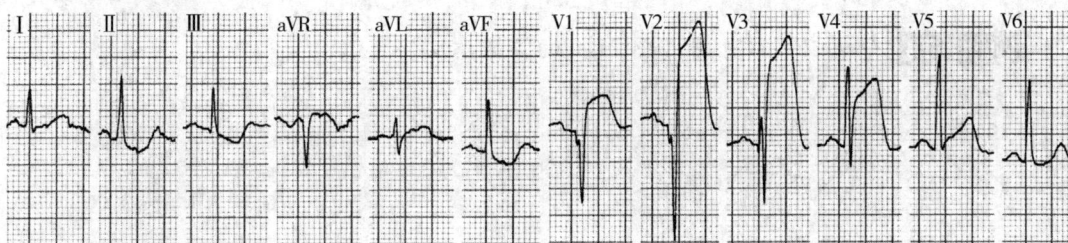

图18

【参考答案】

心电图特点： V_1、V_2 导联呈 QS 型；$V_1 \sim V_5$ 导联 ST 段弓背直立抬高，与 T 波融合成单向曲线，对应导联 ST 段压低。

心电图诊断： 急性广泛前壁心肌梗死。

题卡 72 分析以下心电图（图19）的临床意义。

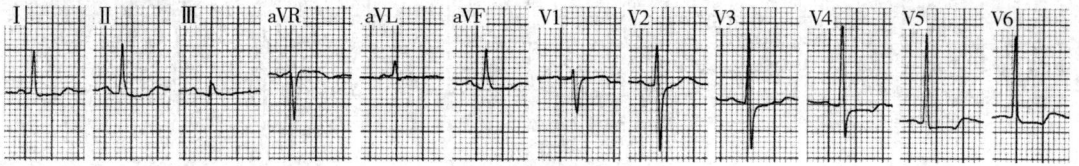

图19

【参考答案】

心电图特点： Ⅰ、Ⅱ、aVF、V_3~V_6等以 R 波为主的导联见 ST 段水平型压低 0.05~0.10mV，T 波低平。

心电图诊断： 慢性冠状动脉供血不足 ST-T 改变。

题卡 73 分析以下心电图（图20）的临床意义。

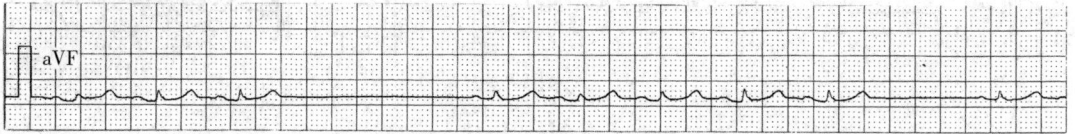

图20

【参考答案】

心电图特点： 在 P-P 间距规则的情况下，突然出现多个显著延长的 P-P 间距；长 P-P 间距与基本的窦性 P-P 间距之间无整倍数关系。

心电图诊断： 窦性停搏。

题卡 74 分析以下心电图（图21）的临床意义。

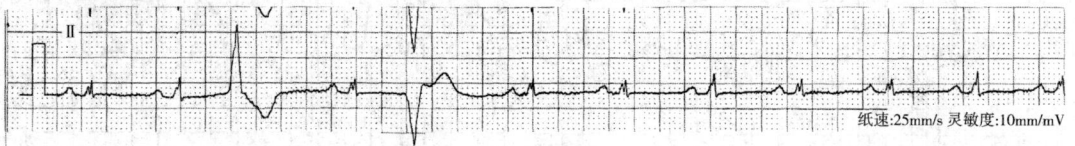

纸速:25mm/s 灵敏度:10mm/mV

图21

【参考答案】

心电图特点： 可见 2 个提早出现的宽大畸形的 QRS 波群，其前无相关 P 波，T 波方向与 QRS 主波方向相反，后随完全代偿间歇；此 2 个 QRS 波的联律间期相等，形态不同。

心电图诊断： 多形性室性期前收缩。

题卡 75 分析以下心电图（图22）的临床意义。

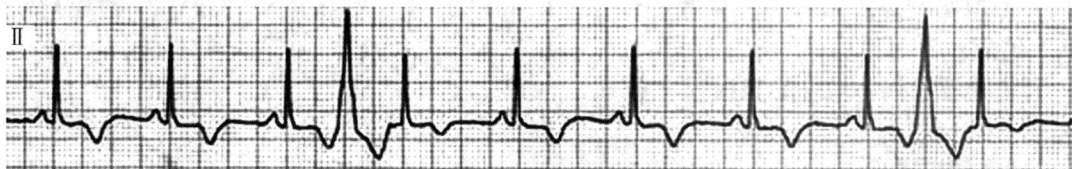

图22

【参考答案】

心电图特点：相邻的两个窦性激动中插入一个提早出现的宽大畸形的 QRS 波群，其前无相关 P 波，T 波方向与 QRS 主波方向相反，后不随代偿间隙。

心电图诊断：插入性室性期前收缩。

题卡 76 分析以下心电图（图23）的临床意义。

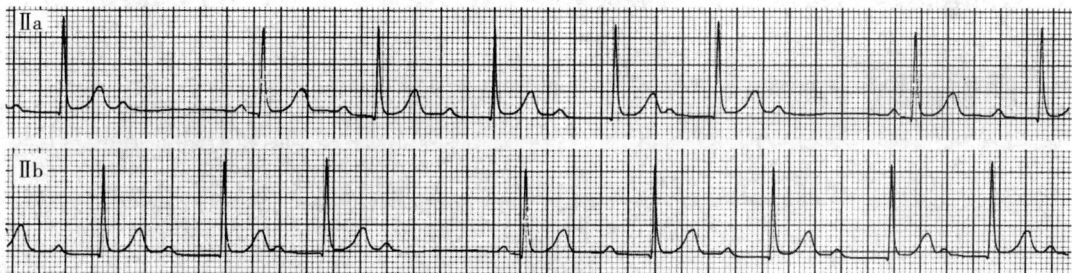

图23

【参考答案】

心电图特点：窦性 P 波规则出现；以 6 个 P 波为一文氏现象，每个周期中 P－R 间期逐渐延长，直至出现 QRS 波漏搏，房室传导比例为 6：5；心室漏搏所致的最长 R－R 间歇，短于任何两个最短的 R－R 间距之和。

心电图诊断：二度 I 型房室传导阻滞（6：5 房室传导）。

题卡 77 分析以下心电图（图24）的临床意义。

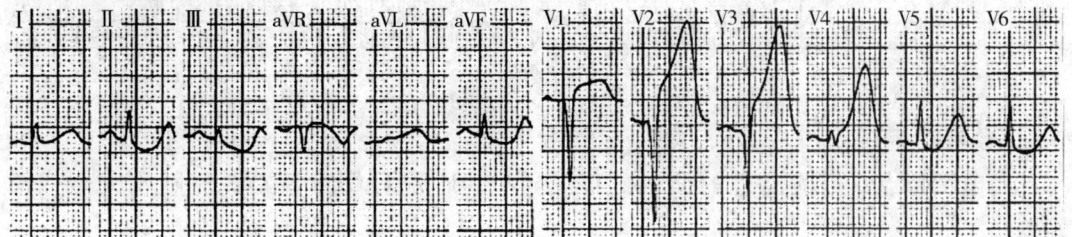

图24

【参考答案】

心电图特点： $V_1 \sim V_3$ 导联呈 QS 型；Ⅰ、aVL、$V_1 \sim V_4$ 导联 ST 段抬高，对应导联 ST 段压低。

心电图诊断： 急性心肌梗死（前壁、高侧壁）。

题卡 78 分析以下心电图（图25）的临床意义。

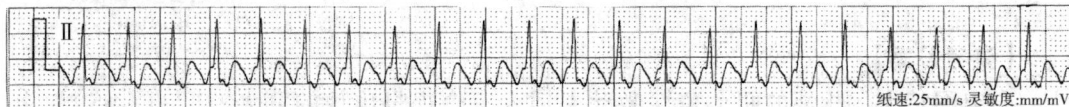

纸速:25mm/s 灵敏度:mm/mV

图 25

【参考答案】

心电图特点： P 波消失，代之以锯齿状的 F 波，F 波间无等电位线；QRS 波呈室上性，节律匀齐；房室传导比例为 2：1。

心电图诊断： 心房扑动（2：1 房室传导）。

题卡 79 分析以下心电图（图26）的临床意义。

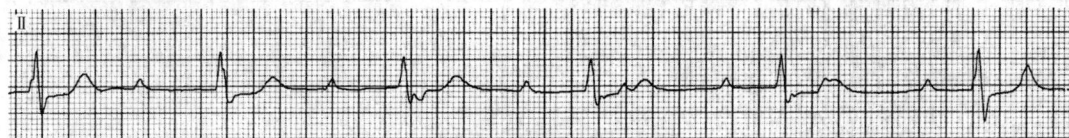

图 26

【参考答案】

心电图特点： P 波与 QRS 波群规则出现，无固定关系，呈现完全性房室分离；心房率＞心室率，QRS 波呈室上性，频率＞40 次/分，呈交界性逸搏节律。

心电图诊断： 三度房室传导阻滞，交界性逸搏节律。

题卡 80 分析以下心电图（图27）的临床意义。

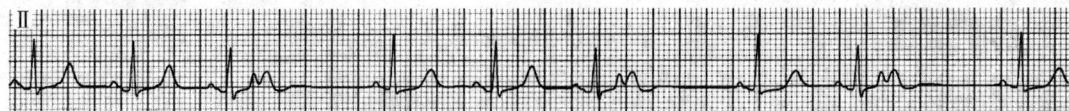

图 27

【参考答案】

心电图特点： 提前出现的 P′波，P′波异型；P′后无 QRS 波群；后随不完全代偿间歇。

心电图诊断： 房性期前收缩未下传。

题卡 81 分析以下心电图（图28）的临床意义。

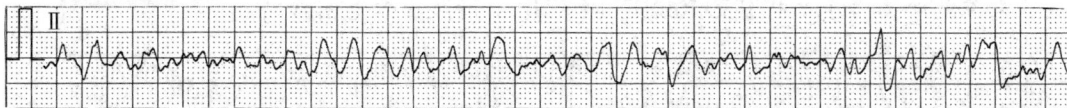

图 28

【参考答案】

心电图特点： QRS－T 波群完全消失，代之以形状不一、大小不等、极不规则的心室颤动波，频率为 250～500 次/分。

心电图诊断： 心室颤动。

题卡 82 分析以下心电图（图29）的临床意义。

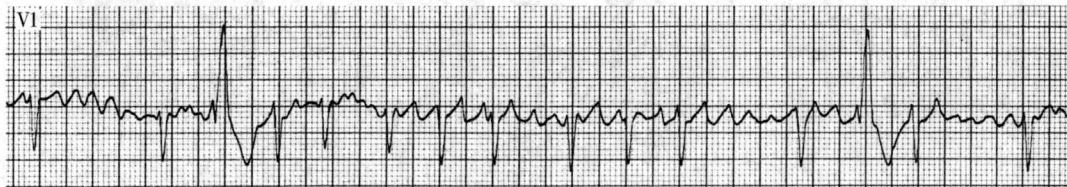

图 29

【参考答案】

心电图特点： P 波消失，代之以大小不等、节律不匀的 f 波，QRS 波呈室上性，符合心房颤动的心电图特征表现。见长 R－R 周期后较早出现的 QRS 波宽大，呈右束支传导阻滞图形（Ashman 现象），起始向量和其前的 QRS 波一致，其后无类代偿间期，考虑伴有差异传导。

心电图诊断： 房颤伴差传。

题卡 83 分析以下心电图（图30）的临床意义。

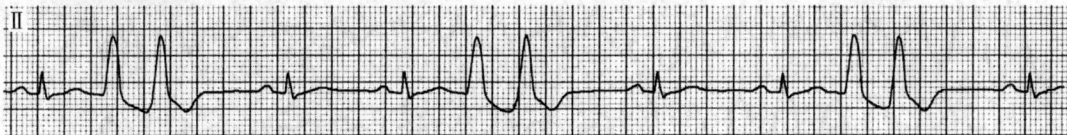

图 30

【参考答案】

心电图特点： 连续发生 2 个提前出现的宽大畸形的 QRS 波群，时限≥0.12s，其前无相关 P 波；T 波方向与 QRS 波群的主波方向相反。

心电图诊断： 成对室性期前收缩。

题卡 84 患者，女，36 岁。患有风湿性心脏病 20 年。一周前感冒后出现心悸、咳喘来院就诊。门诊心电图显示如下（图31），请做出心电图诊断。

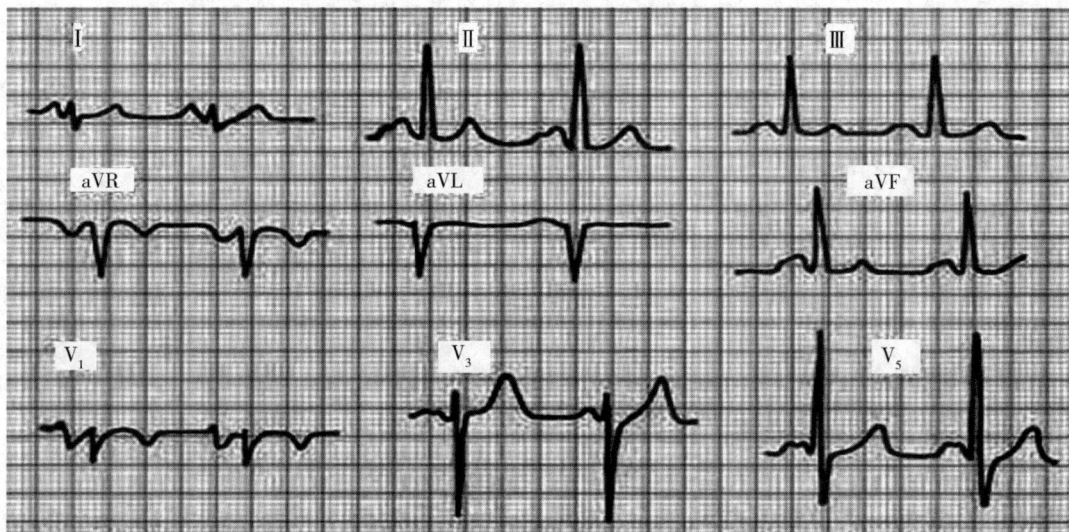

图 31

【参考答案】

心电图特点： P 波增宽，时限≥0.12s，P 波呈双峰，两峰间距≥0.04s；V_1 导联 P 波方向先正后负，负向部分明显增宽，V_1 导联 P 波终末电势（$Ptfv_1$）≤ -0.04mm/s 或 $Ptfv_1$（绝对值）≥0.04mm/s。

心电图诊断： 左心房肥大。

题卡 85 患者，男性，35 岁。因感冒出现心悸就诊。门诊缴费中突然意识丧失，倒地抽搐，急查心电图显示如下（图32），请做出心电图诊断。

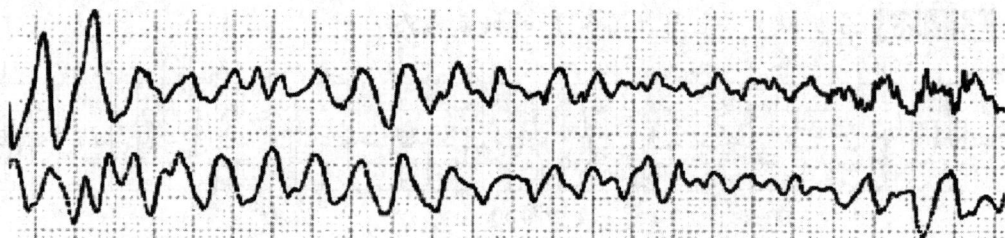

图 32

【参考答案】

心电图特点： QRS-T 波完全消失，被大小不等、极不匀齐的颤动波取代，频率为 200~500 次/分。

心电图诊断： 心室颤动。

题卡 86 分析以下 X 线片（图33）的临床意义。

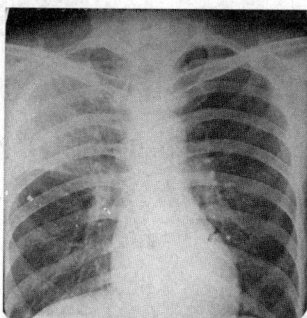

图33

【参考答案】

影像学特点：胸部后前位 X 线表现为右肺上叶均匀片状致密影，内见含气支气管像，此期为大叶性肺炎实变期。

影像学诊断：右肺大叶性肺炎。

题卡 87 分析以下 X 线片（图34）的临床意义。

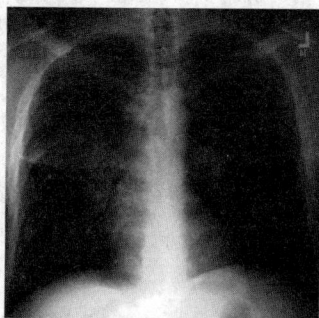

图34

【参考答案】

影像学特点：胸部后前位 X 线摄片可见"哑铃"状改变。右上肺原发浸润灶呈肺段阴影；同侧肺门淋巴结增大；原发病灶与增大的肺门淋巴结之间可见条索影，即结核性淋巴管炎表现。

影像学诊断：原发型肺结核（原发综合征）。

题卡 88 分析以下 X 线片（图35）的临床意义。

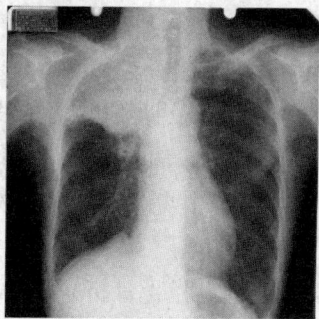

图35

【参考答案】

影像学特点：胸部后前位 X 线表现为右肺门肿块，伴右上肺阻塞性肺不张。

影像学诊断：中央型肺癌。

题卡 89 分析以下 X 线片（图 36）的临床意义。

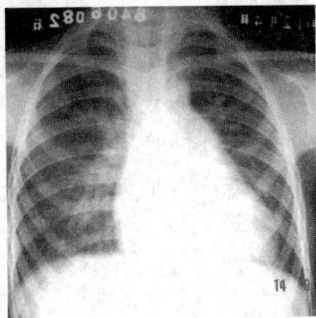

图 36

【参考答案】

影像学特点：胸部后前位 X 线表现为心腰突出，左房、右室大，心影呈梨形；肺门阴影增大、边缘模糊，上肺静脉扩张，肺纹理增多、增粗、模糊，呈肺淤血表现。

影像学诊断：二尖瓣狭窄（梨状心）。

题卡 90 分析以下 X 线片（图 37）的临床意义。

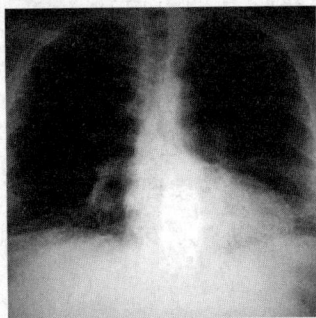

图 37

【参考答案】

影像学特点：胸部后前位 X 线表现为左室增大，升主动脉迂曲延长，心影呈靴形。

影像学诊断：主动脉瓣关闭不全（靴状心）。

题卡 91 分析以下 X 线片（图 38）的临床意义。

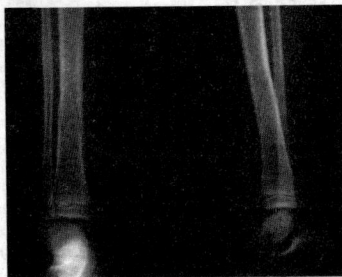

图 38

【参考答案】

影像学特点：胫骨正侧位 X 线表现为胫骨下段斜行透亮骨折线影，骨皮质断裂，骨小梁结构中断，断端略嵌插、移位，未见明显成角。

影像学诊断：胫骨骨折。

题卡 92 患者，女，82岁。咳嗽，咯血，胸痛近半个月。胸部影像学检查如下（图39~41），分析其临床意义。

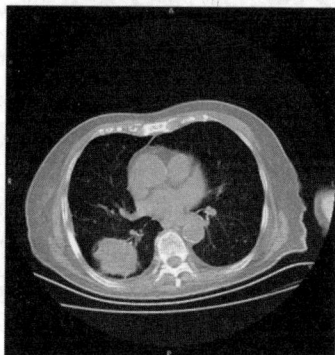 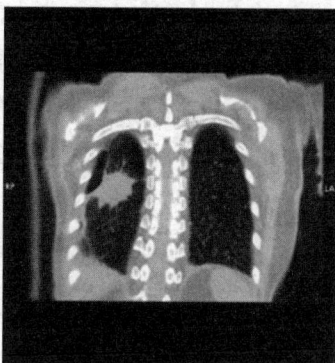 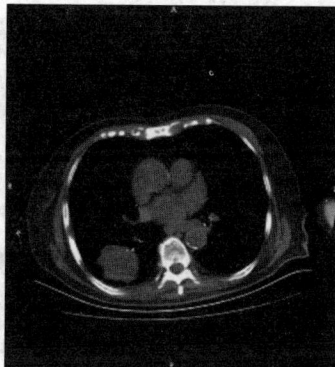

图39　　　　　　　　　　图40　　　　　　　　　　图41

【参考答案】

影像学特点：右肺下叶背段可见团块状不规则高密度影，内可见小斑点状钙化灶，病灶边缘分叶及短小毛刺，边界较清楚，相邻胸膜凹陷。

影像学诊断：肺癌。

题卡 93 患者，男，35岁。昨日腹部剧烈疼痛。胸部CT检查如下（图42），分析其临床意义。

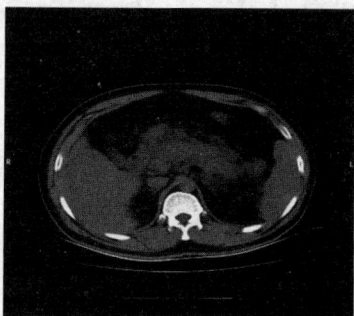

图42

【参考答案】

影像学特点：胰腺体积肿大，以体、尾部肿大明显，周围可见多发絮状渗出物影，侵犯网膜囊。

影像学诊断：急性胰腺炎。

题卡 94 患者，女，22岁，外伤史。头颅CT检查如下（图43），分析其临床意义。

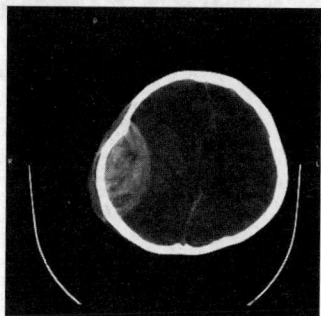

图43

【参考答案】

影像学特点：右侧颞顶部颅骨内板下见混杂梭形的高密度影，相邻脑组织受压内移。

影像学诊断：急性硬膜外血肿。

题卡 95 患者，女，45 岁，外伤史。头颅 CT 检查如下（图 44），分析其临床意义。

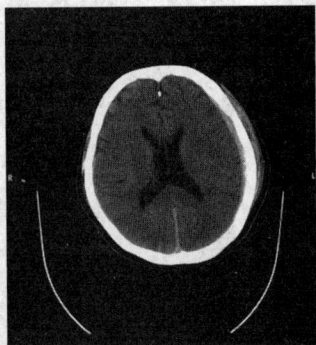

图 44

【参考答案】

影像学特点：左侧额颞顶部颅骨内板下可见新月形略高密度影，密度欠均匀。

影像学诊断：急性硬膜下血肿。

题卡 96 分析以下影像学（图 45）的临床意义。

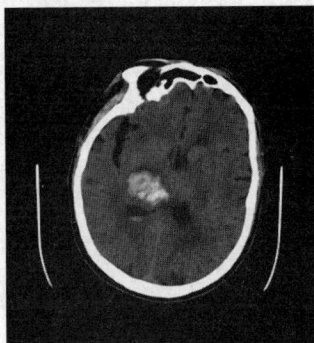

图 45

【参考答案】

影像学特点：右侧丘脑区不规则团块状高密度影，CT 值约 50～70HU，周围呈轻度晕状低密度改变。

影像学诊断：脑出血（丘脑）。

题卡 97 分析以下影像学（图 46）的临床意义。

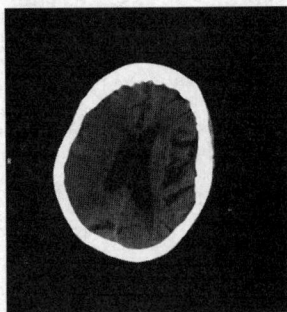

图 46

【参考答案】

影像学特点：右侧额、颞、顶叶见扇形略低密度灶，病灶密度欠均匀，形态不规则。

影像学诊断：脑梗死（右侧）。

题卡 98 分析以下影像学（图 47）的临床意义。

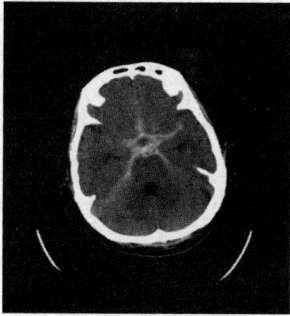

图 47

【参考答案】

影像学特点： 双侧侧裂池、环池、桥前池、脚间池、鞍上池、前后纵裂、小脑幕可见高密度影。

影像学诊断： 蛛网膜下腔出血。

第四单元　中医问诊答辩答题要点

病例摘要：

患者，女，22岁。头痛2天。

答题要求： 围绕以上主诉，叙述患者现病史及相关病史应询问的内容。

考点解析

回答此类试题时，根据考试大纲要求，应围绕现病史，相关病史进行询问。

首先，考生分析现病史，从四个方面来考虑疾病，即"因、性、位、势"。①因，即发病的原因、诱因及缓急。②性，即疾病的性质，如上题就要考虑头痛的特点，及疼痛的特点，是胀痛、刺痛还是隐痛。③位，虽然是头痛，中医根据经络部位的不同，又分为前额、巅顶、后头部、头两侧等不同的部位。④势，就是疾病发展的趋势，有没有伴随症状，何时会加重等。

其次，相关病史中要问及是否有反复发作史，有无服用药物，过敏史，或者遗传史，另外要做鉴别诊断。

最后，有针对性的询问相关问题。

考点链接

此类试题，没有固定的标准答案，对考生的临床问诊要求较高，需要根据主诉具体情况具体分析。考生可参考以下问诊内容，以及临床实习过程中，老师的问诊过程进行强化训练。

（一）一般情况

一般情况包括姓名、性别、年龄、婚况、民族、职业、籍贯、工作单位、现住址等。

询问一般情况，一是便于与病人或家属进行联系和随访，对病人的诊治负责；二是可使医生获得与疾病有关的资料，为疾病的诊断提供一定的依据。

（二）主诉

主诉是病人就诊时最感痛苦的症状、体征及持续时间。

主诉往往是疾病的主要矛盾所在，一般只有一两个症状，即是主症。通过主诉常可初步估计疾病的范畴和类别、病情的轻重缓急，是了解、分析和认识疾病的重要线索。

（三）现病史

现病史是指病人从起病到此次就诊时疾病的发生、发展及其诊治的经过。

1. 发病情况

主要包括发病的时间，是突然发作，还是缓慢发生；发病的原因或诱因；最初的症状及其性质、部位，当时曾作何处理等。一般凡起病急、时间短者，多属实证；凡患病已久，反复发作，经久不愈者，多属虚证，或为虚实夹杂证。

2. 病变过程

按疾病发生的时间顺序进行询问。某一阶段出现哪些症状，症状的性质、程度；何时病情好转或加重；何时出现新的病情，病情有无变化规律等。通过询问病变过程，可以了解疾病邪正斗争情况，以及疾病的发展趋势。

3. 诊治经过

询问曾作过哪些检查，结果怎样；作过何种诊断，诊断的依据是什么；经过哪些治疗，治疗的效果及反应如何等。

4. 现在症状

现在症状是指病人就诊时感到的病痛及与病情相关的全身情况。通过问现在症状可了解到唯有病人自我能感觉到的症状，是问诊的主要内容。

（四）既往史

既往史又称过去史，主要包括病人的既往健康状况和患病情况。

1. 既往健康状况

病人平素健康状况，可能与其现患疾病有一定的关系，故对分析判断现发疾病的病情具有重要的参考价值。如素体健壮，现患疾病多为实证；素体虚弱，现患疾病多为虚证或虚实夹杂证；素体阴虚，易感温燥之邪，多为热证；素体阳虚，易感寒湿之邪，多为寒证，或寒湿病证。

2. 既往患病情况

病人过去曾患过何种疾病，是否接受过预防接种，有无药物或其他物品的过敏史，作过何种手术治疗等。

（五）个人生活史

个人生活史，主要包括生活经历、精神情志、饮食起居、婚姻生育、小儿出生前后情况等。

1. 生活经历

询问病人的出生地、居住地及经历地，应注意某些地方病或传染病的流行区域，以便判断所患疾病是否与此相关。

2. 精神情志

了解病人的社会生活环境，其性格特征，当前精神情志状况及其与疾病的关系等，有助于对疾病的诊断，并可提示医生对因精神情志刺激所导致的疾病采取适当的治疗措施。

3. 饮食起居

了解饮食嗜好，生活起居情况，对分析判断病情有一定的意义。

4. 婚姻生育

对成年男女病人，应注意询问其是否结婚、结婚年龄、配偶的健康状况，以及有无传染病或遗传性疾病。对育龄期女性应询问月经的初潮年龄、月经周期、行经天数、月经的色、质、量和带下的变化，以及绝经年龄和绝经前后的情况。已婚女性还应询问妊娠次数、生产胎数，以及有无流产、早产、难产等。

5. 小儿出生前后情况

新生儿（出生后至 1 个月）的疾病多与先天因素或分娩情况有关，故应着重询问妊娠期及产育期母亲的营养健康状况，有何疾病，曾服何药，分娩时是否难产、早产等，以了解小儿的先天情况。

（六）家族史

家族史是指病人家庭成员（包括父母、兄弟姐妹、爱人、子女等）的健康和患病情况。询问家族史，对于遗传性疾病和一些传染性疾病的诊断有一定的意义。

【温馨提示】

问诊时一定要围绕主诉询问，不要什么都问，有些考生为了多拿分数，什么都问，有的考生由于紧张，甚至问男患者月经情况、女患者是否遗精等不可能出现的情况，让考官想给分都难。此外，问得过多，反倒让考官以为考生的临床问诊能力较弱，所以要根据试题情况把握，具体问题具体分析。

第五单元　双重诊断

题卡①

病例摘要：

田某，男，68岁，已婚，工人。2009年10月22日初诊。

晨起双手关节活动不利10余年。双手关节刺痛，关节僵硬，肿大变形，屈伸不利已有3年。关节肌肤紫暗，肿胀，按之较硬，肢体顽麻，面色暗黑，眼睑浮肿，胸闷痰多。

查体：T 38℃，P 100次/分，R 18次/分，BP 120/80mmHg。双手多个近端指间关节、掌指关节痛及压痛，肿胀，多为对称性，同时伴有关节功能障碍。舌质紫暗，有瘀斑，苔白腻，脉弦涩。

辅助检查：血常规：白细胞 5.5×10^9/L，中性粒细胞68%，血红蛋白102g/L，血沉112mm/h，类风湿因子40~80IU/ml，双手X线片：双手近端、远端关节变形，间隙明显变窄，骨质密度减低。

答题要求：作出中医病证诊断及西医疾病诊断。

参考答案

中医病证诊断：痹证，痰瘀痹阻证
西医疾病诊断：类风湿关节炎

考点分析

中医辨病辨证依据：

患者病程日久不愈，正气受损，肝肾亏虚，气血俱虚，痰瘀交结而发为本病。痰瘀交结，寒湿凝滞，痹阻经络，停滞关节，故见关节刺痛、肿大变形、屈伸不利；寒凝痰瘀，肢节失于气血温煦濡养，故见关节肌肤紫暗、面色暗黑；肝肾亏虚，痰瘀痹阻，故见眼睑浮肿、胸闷痰多；舌质紫暗，有瘀斑，苔白腻，脉弦涩均为痰瘀痹阻之征象。

西医诊断依据：

诊断：美国风湿病学会1987年修订的类风湿关节炎（RA）分类标准如下，≥4条可以确诊 RA。①晨僵至少 1 小时（≥6 周）。②3 个或 3 个以上的关节受累（≥6 周）。③手关节（腕、掌指或近端指间关节）受累（≥6 周）。④对称性关节炎（≥6 周）。⑤有类风湿皮下结节。⑥X 线片改变。⑦血清类风湿因子阳性。

题卡 ②

病例摘要：

孔某，女，56 岁，干部。1979 年 10 月 9 日初诊。

全身浮肿 1 年，经多方治疗，未见明显疗效。刻下症见：全身浮肿，面色苍白，胸闷心慌，喘促难以平卧，腹部胀大，下肢肿甚，按之渗液，小便短少。

查体：T 36.2℃，P 94 次/分，R 18 次/分，BP 120/80mmHg。眼睑面目轻度浮肿，双肺呼吸音清，心率 94 次/分，律齐。肝脾肋未及，腰骶部轻度凹陷性水肿，双下肢凹陷性浮肿。舌淡胖，苔白微腻，脉沉细弦涩。

辅助检查：尿常规：尿蛋白（＋＋＋）；24 小时尿蛋白定量 4.2g。生化：血清白蛋白 26g/L，血肌酐 106μmmol/L。

答题要求： 作出中医病证诊断及西医疾病诊断。

参考答案

中医病证诊断： 水肿，肾阳衰微证
西医疾病诊断： 肾病综合征

考点分析

中医辨病辨证依据：

久病则肾阳虚衰，阳不化气，导致体内水液潴留，泛滥肌肤而发为水肿。阳气不能温煦上荣，则面色苍白；水气凌心，心阳受损，则胸闷心慌；水邪干肺，肺失宣降，则喘促难以平卧；肾阳虚衰，阳不化气，水湿下聚，故见下肢肿甚，按之渗液。肾与膀胱相表里，肾阳不足，膀胱气化不足，故见小便短少。舌淡胖，苔白微腻，脉沉细弦涩均为阳气虚衰、水湿内盛之征象。综观舌、脉、症，本证为心肾阳虚、水气凌心之水肿，病位在心肾，病性为虚实夹杂，预后差。

西医诊断依据：

（1）大量蛋白尿（＞3.5g/L）。
（2）低蛋白血症（血清白蛋白≤30g/L）。
（3）全身浮肿，下肢肿甚。

其中（1）、（2）两项为诊断所必需。同时必须除外继发性病因和遗传性疾病才能诊断为原发性肾病综合征。

题卡 ③

病例摘要：

葛某，男，30岁。患者1天前因开车时开空调受凉而出现恶寒发热，头痛，周身疼痛，鼻塞。体温最高39.5℃，服解热镇痛药汗出热降，而旋即复升，现恶寒剧，发热，无汗，头痛，周身酸痛，鼻塞，口不渴。

查体：T 37.2℃，P 94次/分，R 20次/分，BP 125/75mmHg。鼻腔黏膜充血、水肿，咽部轻度充血，双侧扁桃体不大，舌质淡，舌苔薄白，脉浮紧。

辅助检查：血常规：WBC 8.2×10^9/L，N 66%，CRP 8mg/dl。

答题要求：作出中医病证诊断及西医疾病诊断。

参考答案

中医病证诊断：感冒，风寒束表证

西医疾病诊断：急性上呼吸道感染

考点分析

中医辨病辨证依据：

患者因感受风寒之邪而发为风寒感冒。风寒之邪外束肌表，卫阳被郁，故见恶寒、发热、无汗；清阳不展，络脉失和，故见头痛、周身酸痛；风寒上受，肺气失宣，则鼻塞；寒为阴邪，故口不渴；舌苔薄白，脉浮紧均为表寒之征象。综观舌、脉、症，本证为风寒感冒；病位在肺卫，病性为实，预后佳。

西医诊断依据：

（1）年轻病人，急性起病。

（2）有着凉史。

（3）突然出现的恶寒发热、头痛、周身酸痛，鼻塞。

题卡 ④

病例摘要：

张某，男，21岁。1周前淋雨后恶寒发热，无汗，周身疼痛。咽痛，鼻塞流涕，轻咳，自行服用泰诺林后体温降至正常，流涕减少，周身疼痛减轻。但1周来咳嗽逐渐加重，自服甘草片、罗红霉素无效。目前咳嗽剧烈，咯痰不爽，咳黄色黏稠痰，周身不适，轻度恶寒，咽干咽痛，鼻流黄涕，口渴多饮，无胸闷胸痛。

查体：T 38.2℃，P 96 次/分，R 20 次/分，BP 125/80mmHg。咽部充血，双侧扁桃体不大，双肺呼吸音粗，未闻及干湿啰音，心率 96 次/分，律齐，肝脾肋下未及，双下肢无浮肿。舌质红，舌苔薄黄，脉浮数。

辅助检查：血常规：白细胞 11.5×10^9/L，中性粒细胞 78%。胸部正侧位片：双肺纹理重。

答题要求： 作出中医病证诊断及西医疾病诊断。

参考答案

中医病证诊断：咳嗽，风热犯肺证
西医疾病诊断：急性气管–支气管炎

考点分析

中医辨病辨证依据：

患者外感风寒之邪，郁而化热，风热之邪犯肺，肺失宣降而发为咳嗽，病程短，故为外感咳嗽。热邪内郁，灼津为痰，故见咯痰不爽，色黄黏稠。热邪伤津，津液亏虚，故见咽干咽痛、口渴多饮；风热犯表，卫表不和，则鼻流黄涕；舌质红，苔薄黄，脉浮数均为风热犯肺之征象。综观舌、脉、症，本证为外感之风热咳嗽，病位在肺，病性为实，预后可。

西医诊断依据：

（1）年轻病人，急性起病，咳嗽，咯痰。
（2）双肺呼吸音粗。
（3）辅助检查：血常规：白细胞 11.5×10^9/L，中性粒细胞 78%。胸部正侧位片：双肺纹理重。

题卡 ⑤

病例摘要：

于某，男，50 岁，2012 年 8 月就诊。

患者于当年 2 月份，办公室新购衣柜后，开始出现胸闷憋气，呼吸不畅，咳嗽，咯少量白色痰，每进办公室开始发病，夜间难以平卧。而后将衣柜搬走，但仍觉胸闷、夜晚加重，咽痒咳嗽，咯少量痰，痰黄黏稠，咯吐不利。

查体：T 36.7℃，P 82 次/分，R 18 次/分，BP 115/80mmHg。双肺呼吸音粗，双下肺偶可闻及呼气相干啰音，未闻及湿啰音，心率 82 次/分，肝脾未触及，双下肢无浮肿。舌质红，苔黄腻，脉滑数。

辅助检查：血常规基本正常，胸片提示双肺纹理粗重。呼吸功能检查气道激发试验阳性。

答题要求：作出中医病证诊断及西医疾病诊断。

参考答案

中医病证诊断：哮病（已发），热哮证
西医疾病诊断：支气管哮喘急性发作期

考点分析

中医辨病辨证依据：

患者素有宿痰伏于肺，遇办公室新衣柜气味引触，导致痰阻气道，气道挛急，肺失肃降，肺气上逆而发为哮病。热邪炼液为痰，痰热胶结，故见痰黄黏稠，咯吐不利；热痰郁闭，肺气不得宣畅，故见胸闷；外邪与痰交争于咽喉，故见咽痒咳嗽；舌质红，苔黄腻，脉滑数均为痰热内盛之征象。综观舌、脉、症，本证为热哮，病位在肺，病性为实，预后可。

西医诊断依据：

（1）反复发作喘息、气急、胸闷或咳嗽，多与接触变应原、冷空气、物理、化学性刺激以及病毒性上呼吸道感染、运动等有关。

（2）发作时在双肺可闻及散在或弥漫性、以呼气相为主的哮鸣音，呼气相延长。

（3）上述症状和体征可经治疗缓解或自行缓解。

（4）除外其他疾病所引起的喘息、气急、胸闷和咳嗽。

（5）临床表现不典型者（如无明显喘息或体征），应至少具备以下1项试验阳性：①支气管激发试验或运动激发试验阳性；②支气管舒张试验阳性 FEV_1 增加 $\geq 12\%$，且 FEV_1 增加绝对值 $\geq 200ml$；③呼气流量峰值（PEF）日内（或2周）变异率 $\geq 20\%$。符合（1）～（4）条或（4）、（5）条者，可以诊断为支气管哮喘。

题卡 ⑥

病例摘要：

刘某，女，78岁，2000年12月15日初诊。

患者10年前开始每于着凉后出现较长时间咳嗽咯痰，或有喘憋，服化痰药后症状可缓解，每年秋冬两季难熬。患者1周前因天气骤暖而衣着单薄，当晚即感发热，微恶风寒，咳嗽，口微渴，自服感冒片后恶寒消失，然仍发热，咳嗽，咯黄色黏痰，自服止咳药水（不详）5 瓶后，咳嗽不减。刻下症见：咳嗽加重，喘憋气急，不能平卧，咯黄稠痰，恶寒，无汗，头痛，咽痛，口干，心烦，大便干结，小便黄赤。

查体：T 39℃，P 106 次/分，R 24 次/分，BP 115/75mmHg。咽部轻度充血，双侧扁桃体不大，桶状胸，叩诊双肺过清音，双肺呼吸音低，左下肺可闻及湿啰音，未闻及干啰音。舌质红，苔黄腻，脉滑数。

辅助检查：血常规：白细胞 12.7×10^9/L，中性粒细胞 82%。胸片：双肺纹理增粗，左下肺可见大片状模糊影。呼吸功能检查：混合型通气功能下降，以阻塞性通气功能障碍为主。

答题要求：作出中医病证诊断及西医疾病诊断。

参考答案

中医病证诊断：喘证，外寒里热证

西医疾病诊断：慢性阻塞性肺疾病，急性加重期（慢性支气管炎，急性加重期）

考点分析

中医辨病辨证依据：

患者长期咳喘，肺脏自伤，肺有郁热，新加外感风寒之邪，内外合邪，肺气上逆而发为喘证，证属表寒里热证。寒邪束表，故见恶寒、无汗、头痛；里热内盛，故见发热、烦闷；热邪伤津，炼液为痰，故见咯黄稠痰、口干、大便干结、小便黄赤；热邪上灼于咽部，故见咽痛；舌红苔黄腻，脉滑数均为表寒里热之征象。综观舌、脉、症，本证为表寒里热之喘证，病位在肺，病性为实，长期反复发作，则预后不佳。

西医诊断依据：

(1) 老年女性，长期反复发作可咳嗽咯痰，呼吸困难。

(2) 桶状胸，双肺叩诊过清音，双肺呼吸音粗。

(3) 血常规：白细胞 12.7×10^9/L，中性粒细胞 82%。胸片：双肺纹理增粗。呼吸功能检查：混合型通气功能下降，以阻塞性通气功能障碍为主。

题卡 ⑦

病例摘要：

李某，男，60 岁，吸烟史 40 余年，未戒。20 余年前开始经常感冒后出现咳嗽咯痰，当时未予重视。10 余年前开始每于着凉感冒后出现咳嗽咯痰，重则喘息，夜间不能平卧，常自服氨茶碱和消炎药（具体不详）方能缓解。平素经常晨起咳嗽、咯少量白色痰，上楼梯略喘息，未曾系统诊断治疗。本次起病因 7 天前天气突然变冷而感冒，出现恶寒、头痛，自服感冒清热颗粒，病情不缓解。目前症见喘息短气，夜间不能平卧入睡，咳嗽、咯痰色白黏腻量多，胸脘满闷，纳少神疲，倦怠乏力。

查体：T 36.6℃，P 110 次/分，R 24 次/分，BP 115/75mmHg。肺气肿体征，双肺满布干湿性啰音，双下肢凹陷性水肿，口唇指甲末端发绀。舌体胖大，舌质紫暗，苔白腻，脉细滑。

辅助检查：血常规：WBC 9.9×10^9/L，N 84%。胸片：双肺纹理增粗，肺动脉段明显突出。心电图：心率 110 次/分，律齐，心电轴右偏，顺钟向转位，肺性 P 波。肺功能：FEV_1/FVC 67%，FEV_1 70%，舒张试验阴性。

答题要求： 作出中医病证诊断及西医疾病诊断。

参考答案

中医病证诊断： 肺胀，痰浊壅肺证

西医疾病诊断： 慢性肺源性心脏病，急性加重期；心功能Ⅳ级

考点分析

中医辨病辨证依据：

患者慢性咳嗽反复发作，久则致肺脾肾三脏虚损，从而导致痰瘀阻结，肺气壅滞，胸膺胀满，不能敛降而发为肺胀。肺脾虚弱，痰浊内生，上逆于肺，肺气壅塞，失于宣降，则见咳嗽、咯痰色白黏腻量多，胸脘满闷；肺气虚弱，故见喘息短气，平卧则痰阻更剧，故夜间不能平卧入睡；痰浊蕴于中焦，脾失健运，升降失常，故见纳少神疲、倦怠乏力；舌体胖大，舌质紫暗，苔白腻，脉细滑均为痰浊内盛之征象。综观舌、脉、症，本证为痰浊壅肺之肺胀，病位在肺脾肾，病性为虚实夹杂，预后一般。

西医诊断依据：

(1) 老年病人，有吸烟史。有慢性咳嗽病史。

(2) 具有明显的肺气肿的体征。

(3) 出现肺动脉高压的客观表现。

(4) 心功能不全的特征。

题卡 8

病例摘要：

杨某，女，36 岁。已婚，公司职员。2012 年 9 月 21 初诊。

因感冒后干咳 2 个月就诊。2 个月前感冒后开始咳嗽，自服"感冒药"后诸症好转，唯咳嗽不减，2 个月来干咳，偶有咳嗽痰血相间，血色鲜红，潮热，盗汗，咳时

胸痛，口干咽燥。

查体：T 37.2℃，P 88 次/分，R 18 次/分，BP 120/80mmHg。双肺呼吸音清，未闻及干湿啰音，心率 88 次/分，律齐，肝脾未触及，双下肢无浮肿。舌质红，苔薄白，脉象细数。

辅助检查：胸部 X 线片：两上肺第 2 前肋间可见片状阴影，左肺病灶边缘清晰，意见：浸润型肺结核？痰中找到抗酸杆菌。

答题要求：作出中医病证诊断及西医疾病诊断。

参考答案

中医病证诊断：肺痨，肺阴亏虚证
西医疾病诊断：肺结核

考点分析

中医辨病辨证依据：

患者体质较弱，外感痨虫而发为肺痨。痨虫蚀肺，阴津受伤，阴虚肺燥，肺失滋润，故见干咳；阴虚生热，虚火灼伤肺络，则见痰血相间、血色鲜红、咳时胸痛；阴虚火旺，则见潮热；虚火迫津外泄，则见盗汗；肺阴耗伤，津液亏虚，则见口干咽燥；舌质红，苔薄白，脉象细数均为肺阴亏虚之征象。综观舌、脉、症，本证为肺阴亏虚之肺痨，病位在肺，病性为虚实夹杂，预后可。

西医诊断依据：

（1）咳嗽咯痰，尤其是超过 3 周以上的咳嗽、咳血、低热，尤其是午后潮热、盗汗、颧红、消瘦等。

（2）肺部听诊锁骨上下及肩胛间区闻及湿啰音或局限性哮鸣音。

（3）胸部影像学表现为上肺的密度升高影，有的可能有空洞。部分病人可以有双肺大小、密度、分布均匀的粟粒状结节阴影。

（4）痰或支气管肺泡灌洗液中找到抗酸杆菌是诊断肺结核的金指标。

题卡 ⑨

病例摘要：

周某，女，44 岁，已婚，工人。2002 年 1 月就诊。

患者心悸胸闷反复发作 5 年余，每在情绪波动时复发或加重。询问得知患者平素性抑郁，2 年来多次与家人争执，情志不畅，遂渐发为此疾。刻诊：心悸频作，食少寐艰，头晕目眩，神疲乏力，食后腹胀，胸膺窒闷，嗳气则舒。

查体：T 36.8℃，P 110 次/分，R 18 次/分，BP 120/80mmHg。双肺呼吸音清，心率 110 次/分，心律齐，心音强弱相等。舌淡苔薄，脉细。

辅助检查：心电图：窦性心动过速。

答题要求：作出中医病证诊断及西医疾病诊断。

参考答案

中医病证诊断：心悸，气血不足、肝气郁结证

西医疾病诊断：窦性心动过速

考点分析

中医辨病辨证依据：

患者久病损伤心脾，素性抑郁而肝气郁结，两者合而发为心悸。心脾两虚，心失血养，心神不宁，故见心悸频作、寐艰；脾气虚不能濡养肢体，故见神疲乏力；脾虚则运化失常，故见食少，食后腹胀；肝气郁结，气机运行不畅，故见胸膺窒闷，嗳气则舒；舌淡苔薄，脉细均为心脾两虚兼肝气郁结之征象。综观舌、脉、症，本证为心脾两虚兼肝气郁结之心悸，病位在心，与肝脾相关，病性为虚实夹杂。

西医诊断依据：

（1）中年女性病人，否认既往心脏疾病病史。

（2）有心慌的症状。

（3）查体：心率 110 次/分，频率大于 100 次/分。

（4）心电图：窦性心律，心率 110 次/分。

题卡 ⑩

病例摘要：

张某，男，60 岁，已婚，工人。1996 年 4 月 10 日初诊。

2 年前诊断为冠心病。心前区经常疼痛，每月发作 10 余次，每次疼痛 1～2 分钟，含服硝酸甘油可以暂时缓解。近半年来，发作更频，胸部刺痛不移，夜间发作频繁，含服硝酸甘油或速效救心丸均能缓解，常觉胸闷，夜寝不安。

查体：T 36.5℃，P 76 次/分，R 18 次/分，BP 120/80mmHg。双肺呼吸音清，心率 76 次/分，律齐，心脏各瓣膜听诊区未闻及病理性杂音。舌质紫暗，有瘀斑，舌底脉络迂曲怒张，脉沉涩。

辅助检查：心电图：窦性心律，心率85次/分，律齐，$V_1 \sim V_5$导联ST段压低约0.15mV。心肌酶、肌红蛋白、肌钙蛋白Ⅰ或肌钙蛋白T等指标均正常。

答题要求： 作出中医病证诊断及西医疾病诊断。

参考答案

中医病证诊断： 胸痹，血瘀心脉证
西医疾病诊断： 冠状动脉粥样硬化性心脏病（心绞痛）

考点分析

中医辨病辨证依据：

患者心前区疼痛反复发作，久则血行不畅，而致血瘀气滞，气滞血瘀，脉道壅滞，使胸阳痹阻，气机不畅，心脉挛急或闭塞而发为胸痹。瘀血阻于心脉，络脉不通，不通则痛，故见胸部刺痛不移。瘀血为阴证，不易速去，加之久病入络，络脉受阻，瘀阻更甚，则发作频繁。瘀血为阴，入夜亦为阴，因此入夜疼痛更甚。舌质紫暗，有瘀斑，舌底脉络迂曲怒张，脉沉涩均为瘀阻脉络，痹阻胸阳之征象。

西医诊断依据：

（1）中年男性病人，具有典型的突然发作性心前区疼痛的症状。

（2）短暂发作，服用硝酸酯类药物能够缓解。

（3）心电图：窦性心律，心率85次/分，律齐，$V_1 \sim V_5$导联ST段压低约0.15mV。

题卡 ⑪

病例摘要：

梁某，男，34岁，已婚，司机。2013年6月6日初诊。

患者平素饮食不规律，嗜食辛辣，昨晚与朋友豪饮聚餐，今晨来诊时症见：胃脘疼痛，痛势急迫，脘闷灼热，口干口苦，口渴而不欲饮，纳呆恶心，小便色黄，大便不畅。

查体：T 36℃，P 85次/分，R 18次/分，BP 120/80mmHg。上腹部明显压痛，无反跳痛和肌紧张。舌红，苔黄腻，脉滑数。既往体健。

辅助检查：血常规：白细胞：$13.5 \times 10^9/L$，中性粒细胞：78%。胃镜检查：胃镜下黏膜充血水肿，色泽鲜红，并可见点片状糜烂灶。

答题要求： 作出中医病证诊断及西医疾病诊断。

参考答案

中医病证诊断：胃痛，湿热中阻证
西医疾病诊断：急性胃炎

考点分析

中医辨病辨证依据：

患者平素嗜食辛辣，辛辣易生湿热，湿热中阻于中焦，不通则痛而发为胃痛。湿热阻于胃脘部，湿热为实邪，故见胃脘部痛势急迫、脘闷灼热；湿热中阻，水湿运行不畅，津不上承，故见口干口苦、口渴而不欲饮；湿热阻于中焦，影响脾之运化，故见纳呆恶心；湿热之邪亦伤津，故见小便色黄，大便不畅；舌红，苔黄腻，脉滑数均为湿热中阻之征。综观舌、脉、症，本证为湿热中阻之胃痛，病位在胃，病性为实，预后可。

西医诊断依据：

（1）年轻病人，既往体健。

（2）急性起病，上腹部疼痛。查体上腹部压痛，无反跳痛和肌紧张。

（3）胃镜检查：胃镜下黏膜充血水肿，色泽鲜红，并可见点片状糜烂灶。

题卡 ⑫

病例摘要：

张某，男，35岁，已婚，工人。2003年8月初诊。

自述10余年前开始，时常上腹部胀满疼痛，多因生气、饮食不规律发作。10余年来，时轻时重，这次复发并加重4个月余，多方治疗无效。现觉胃脘胀痛明显，两胁胀满，食后加重，伴嘈杂嗳气，轻度恶心，大便正常。吸烟史10年，每日1包。

查体：T 36℃，P 70次/分，R 18次/分，BP 110/80mmHg。形体消瘦，面色无华。上腹部压痛，无反跳痛及肌紧张。肝脾肋未及。舌质淡红，苔薄白，脉弦。

辅助检查：血常规正常。胃镜检查：胃体部黏膜红白相间，以红相为主。胃窦部黏膜充血、水肿，可见糜烂和渗出。幽门螺杆菌阳性。

答题要求：作出中医病证诊断及西医疾病诊断。

参考答案

中医病证诊断：胃痛，肝胃不和证
西医疾病诊断：慢性胃炎

考点分析

中医辨病辨证依据：

年轻男性，以胃胀胃痛为临床表现，两胁胀满，食后加重，伴嘈杂嗳气，轻度恶心，大便正常，舌质淡红，苔薄白，脉弦。综合症、舌、脉表现，辨病为胃痛，辨证为肝胃不和证。起病于生气之后，肝气郁结，肝木横克脾土，中焦受阻，胃失和降，则胃胀胃痛。肝气郁结，肝经所过之处两胁受累，则两胁胀满，中焦受阻，运化无力，则食后胀痛加重。胃气不降，胃气上逆，则嗳气嘈杂。舌质淡，苔薄白，脉弦均为肝胃不和证之征象。本病病位在胃，累及于肝，属于实证。

西医诊断依据：

（1）青年男性，慢性起病。

（2）以胃脘部饱胀疼痛为主。查体上腹部压痛，无反跳痛及肌紧张。

（3）胃镜检查：胃体部黏膜红白相间，以红相为主。胃窦部黏膜充血、水肿，可见糜烂和渗出。幽门螺杆菌阳性。

题卡⑬

病例摘要：

黄某，女，60岁，已婚，工人。2003年4月18初诊。

头痛时发时止10余年，曾诊断为"高血压病"，口服硝苯地平降压药，血压控制尚可，遇失眠、情绪激动等发作。此次发作由于劳累引发，头痛头晕，头重如裹，困倦乏力，胸闷，腹胀痞满，少食多寐，时有恶心呕吐，肢体沉重。

查体：T 36.4℃，P 88次/分，R 18次/分，BP 165/105mmHg。面色潮红，双肺呼吸音清，心率88次/分，律齐，各瓣膜听诊区未闻及杂音。肝脾未触及。舌胖苔白腻，脉濡滑。

辅助检查：头颅CT、头颅MRI、心电图均未见异常。

答题要求：作出中医病证诊断及西医疾病诊断。

参考答案

中医病证诊断：头痛，痰浊内盛证

西医疾病诊断：高血压病

考点分析

中医辨病辨证依据：

由于劳累失度或七情内伤，致脾失健运，聚湿生痰。痰浊中阻，清阳不升，浊阴不降，清窍失养，浊阴上蒙，故头痛而昏蒙重坠、眩晕、多寐。痰阻胸膈，胃气上逆则胸脘痞闷、纳呆呕恶，脾阳不运、肢体失养则倦怠乏力。舌苔白腻，脉滑或弦滑为痰浊内盛之征。

西医诊断依据：

在未服用抗高血压药物情况下，收缩压≥140mmHg和或舒张压≥90mmHg，患者既往有高血压病史，目前正服用抗高血压药物，即使日常血压＜140/90mmHg，仍应诊断为高血压病。

题卡 ⑭

病例摘要：

李某，男，68岁，已婚，工人。2013年9月18初诊。

2年前睡眠醒后发现左侧上下肢体不能活动，为寻求康复来诊。

现症：左侧上下肢软瘫，不能动弹，右侧肢体能举动，但力量稍弱，语言謇涩，形盛体丰，面色暗淡无华。

查体：T 36.2℃，P 80次/分，R 18次/分，BP 120/80mmHg。面色暗淡无华，左侧上下肢肌力均为0级，右上肢肌力4级，右下肢肌力3级。舌质紫暗，苔灰腻，脉细。

辅助检查：头颅CT：左侧颞叶见点片状低密度灶，边界较清，左侧枕叶见小斑片状低密度灶，边界清楚，右侧基底节区可见扇形低密度灶，贴近颅骨内板。脑室系统形态、大小正常，脑中线结构居中。

答题要求：作出中医病证诊断及西医疾病诊断。

参考答案

中医病证诊断：中风（后遗症期），气虚血瘀证
西医疾病诊断：脑梗死

考点分析

中医辨病辨证依据：

患者偏瘫2年余，半身不遂，属中风后遗症期明确。气血已伤，气虚尤甚。气虚

血行乏力，血脉痹阻故见全身瘫痪、不能动弹；气虚气不能行，血瘀血不濡筋，故见左侧上下肢软瘫，右侧肢体稍能举动；气血不能上荣，故见面色暗淡无华；络脉空虚，痰瘀内阻，故见语言謇涩；舌质紫暗，苔灰腻，脉细均为气虚血滞、脉络瘀阻之征象。综观舌、脉、症，本证为中风后遗症期，病位在脑，与心肝脾肾有关，病性为虚实夹杂，预后差。

西医诊断依据：

（1）中老年人，静态下发病。

（2）2年前睡眠醒后发现左侧上下肢体不能活动，现左侧上下肢软瘫，不能动弹，右侧肢体能举动，但力量稍弱，语言謇涩。

（3）左侧上下肢肌力均为0级，右上肢肌力4级，右下肢肌力3级。

（4）头颅CT显示低密度影。

题卡 ⑮

病例摘要：

徐某，男，43岁，工人。

1周前咽痛咽干，后突然遍身浮肿，皮肤绷急光亮，胸脘痞闷，烦热口渴，小便短赤，大便干结。

查体：T 38℃，P 84次/分，R 18次/分，BP 120/80mmHg。眼睑周身浮肿，双肺呼吸音清。心率84次/分，律齐，肝脾未及，双下肢凹陷性水肿。苔薄黄腻，脉沉数。

辅助检查：血常规 WBC 6.8×10^9/L，N 66%。尿常规：PRO（＋＋），BLD（＋），RBC 20～30/高倍视野。尿沉渣检查：可见多形性红细胞，约占80%。血清补体 C_3 下降。血清抗链球菌溶血素"O"滴度升高。

答题要求：作出中医病证诊断及西医疾病诊断。

参考答案

中医病证诊断：水肿（阳水），湿热壅盛证
西医疾病诊断：急性肾小球肾炎

考点分析

中医辨病辨证依据：

患者水肿由湿热之邪引起，肿处皮肤绷急光亮，兼见烦热口渴等实热证，故辨为阳水，证属湿热壅盛。水湿之邪，郁而发热，湿热之邪壅于肌肤经隧之间，故见遍身

浮肿、皮肤绷急光亮；湿热壅滞三焦，气机通降失常，故见胸脘痞闷；热邪伤津，故见烦热口渴、小便短赤、大便干结；舌苔薄黄腻，脉沉细均为湿热壅盛之征象。综观舌、脉、症，本证为湿热壅盛之阳水，病位在肺脾肾，病性为实，预后可。

西医诊断依据：

（1）链球菌感染后1~3周出现。

（2）急性肾炎综合征表现：突然水肿，蛋白尿。

（3）血清补体 C_3 下降，血清抗链球菌溶血素"O"滴度增加。

题卡 ⑯

病例摘要：

赵某，男，65岁，已婚，工人。2013年8月18初诊。

因2天前天气炎热，在室外工作大量汗出，饮水不足而发病。2天来尿频、尿急，尿道灼热疼痛，小便混浊如米泔水样，置之容器中沉淀有絮状，心烦口渴。

查体：T 38.2℃，P 100次/分，R 18次/分，BP 120/80mmHg。下腹部压痛。肋腰点压痛、肾区叩击痛。舌质红，苔黄腻，脉濡而数。

辅助检查：血常规：WBC 12.8×10^9/L，N 76%。尿常规：尿中有大量红细胞、白细胞；尿培养细菌阳性。

答题要求：作出中医病证诊断及西医疾病诊断。

参考答案

中医病证诊断：淋证，膏淋（实证）
西医疾病诊断：尿路感染

考点分析

中医辨病辨证依据：

患者尿频尿急尿痛，小便混浊如米泔水样，故辨为膏淋之实证。湿热下注，气化不利，脂液失于约束，故见小便混浊如米泔水样、置之容器中沉淀有絮状；湿热蕴结下焦，膀胱气化失司，故见尿频、尿急、尿道灼热疼痛；湿热伤津，故见心烦口渴；舌质红，苔黄腻均为实证。综观舌、脉、症，本证为膏淋之实证，病位在膀胱和肾，病性为实，预后可。

西医诊断依据：

（1）老年男性，因天气炎热并且饮水较少而起病。

（2）症状：尿频尿急尿痛。

（3）体征：下腹部压痛，肋腰点压痛、肾区叩击痛。

（4）辅助检查：血常规：WBC 12.8×10^9/L，N 76%。尿常规：尿中有大量红细胞、白细胞；尿培养细菌阳性。

题卡 ⑰

病例摘要：

黄某，男，72岁，已婚，工人。2012年8月30初诊。

近3年来，自觉排尿无力，小便点滴，余沥不尽，时觉小腹坠胀，伴有腰膝酸软，形神萎顿，乏力怯冷。昨日因胃痛自服1片颠茄片后，小便不通，小腹胀痛难忍。

查体：T 36℃，P 88次/分，R 18次/分，BP 120/80mmHg。双肺呼吸音清，心率88次/分，律齐，心脏各瓣膜听诊区未闻及杂音。直肠指诊可触到增大的前列腺表面光滑、质韧、有弹性、中央沟消失或隆起。舌质淡，苔薄白而润，脉沉迟。

辅助检查：B超示：前列腺增生，残余尿约300ml。

答题要求：作出中医病证诊断及西医疾病诊断。

参考答案

中医病证诊断：癃闭，肾阳衰惫证

西医疾病诊断：前列腺增生症

考点分析

中医辨病辨证依据：

患者年老体弱，肾阳不足，导致肾和膀胱气化失司而发为癃闭，证属肾阳衰惫。命门火衰，气化不利，故见排尿无力、小便点滴、余沥不尽；肾阳不足，腰膝失养，故见腰膝酸软；中气下陷，升提无力，故时觉小腹坠胀；元气衰败，故见形神萎顿、乏力怯冷；胃痛服用颠茄片后致气机郁滞，水液排出受阻，故见小便不通、小腹胀痛难忍；舌质淡，苔薄白而润，脉沉迟均为肾阳衰惫之征象。综观舌、脉、症，本证为肾阳衰惫之癃闭，病位在肾和膀胱，病性属虚，预后可。

西医诊断依据：

（1）病史和体征：50岁以上的男性有进行性排尿困难，尿频、尿急，须考虑有前列腺增生的可能。直肠指诊可触到增大的前列腺表面光滑、质韧、有弹性、中央沟消失或隆起。

（2）B超示：前列腺增生，残余尿约300ml。

题卡 ⑱

病例摘要：

李某，女，59岁，教师。

患者于10年前开始偶尔于饮酒或浓茶、咖啡后出现心慌，无其他不适，约1~2分钟后自行缓解。10年来心慌症状有逐渐加重的趋势，但一直未予治疗。近1个月来，由于工作持续劳累，经常加班，导致症状明显增多，几乎每日发作，有时候持续1~2个小时不能缓解。心慌气短，活动尤甚，眩晕乏力，面色无华。

查体：T 36.2℃，P 84次/分，R 20次/分，BP 120/80mmHg。心率98次/分，心律绝对不齐，肝脾未及，双下肢无浮肿。舌质淡，苔薄白，脉沉细。

辅助检查：心电图：房颤律，心室率80次/分。24小时动态心电图：发作性频发快速性房颤。

答题要求：作出中医病证诊断及西医疾病诊断。

参考答案：

中医病证诊断：心悸，气血不足证
西医疾病诊断：心律失常（心房颤动）

考点分析：

中医辨病辨证依据：

患者以"心慌"为主症，结合心电图及24小时动态心电图，属于中医"心悸"范畴。患者为教师，平素思虑劳累过多，劳伤心脾，不仅暗耗阴虚，又能影响脾胃功能，致生化之源不足，气血两虚，心血虚致心失所养，心神不宁，故心慌气短，血虚则不能濡养脑髓，故眩晕；脾气虚则神疲乏力，活动后心慌尤甚。血虚不能上荣肌肤，则面色无华。舌质红，苔薄白，脉沉细均为气血不足之象。四诊合参，证属气血不足，本患者病位在心脾，病性以本虚为主，若治疗及时，预后可。

西医诊断依据：

根据临床症状和体征可初步诊断房颤，但确诊需要心电图检查，简单易行；但是对于房颤短暂发作、难以捕捉到的患者，需要进行动态心电图等检查。

题卡 ⑲

病例摘要：

张某，男，75岁，工人。3年前开始，常因生气或劳累后出现胸闷疼痛，通常为短暂性左侧胸痛反复发作，每次持续时间一般都在数分钟内，休息后或含服"硝酸甘油"可以缓解，在某医院经相关检查后诊断为"心绞痛"，开始痛轻，未予重视。半月前，因生气后出现胸痛频发，疼痛加剧，或心前区绞痛，痛引肩背，或闷窒疼痛，其痛如刺，常自行含服速效救心丸缓解，两胁胀痛。

查体：T 36.2℃，P 84 次/分，R 20 次/分，BP 120/80mmHg。心率 84 次/分，律齐，肝脾未及，双下肢无浮肿。舌质暗红，有瘀斑，苔白，脉涩。

辅助检查：心电图：窦性心律，心率84 次/分，律齐，$V_1 \sim V_6$ 导联广泛 ST 段轻度下移，T 波低平。

答题要求：作出中医病证诊断及西医疾病诊断。

参考答案

中医病证诊断： 胸痹，气滞血瘀证
西医疾病诊断： 冠状动脉粥样硬化性心脏病（不稳定型心绞痛）

考点分析

中医辨病辨证依据：

患者以"胸闷疼痛"为主症，结合心电图检查，属于中医"心痛"范畴。患者老年男性，平素喜生气恼怒，恼怒则肝气郁结，气为血之帅，气行则血行，气滞则血瘀，瘀血阻于心脉，络脉不通，不通则痛，故见胸部刺痛，其痛如刺，且常因情绪波动而加重。舌质暗红，有瘀斑，苔白，脉涩为气滞血瘀之象。四诊合参，证属气滞血瘀。本病病位在心，病性以标实为主，病程较长，易反复发作，预后不佳。

西医诊断依据：

冠心病的诊断主要依赖典型的临床症状，再结合辅助检查发现心肌缺血或冠脉阻塞的证据，以及心肌损伤标志物测定判定是否有心肌坏死。发现心肌缺血最常用的检查方法包括常规心电图和心电图负荷试验、核素心肌显像。有创性检查包括冠状动脉造影和血管内超声等。但是冠状动脉造影正常不能完全否定冠心病。通常，应首先进行无创且方便的辅助检查。

题卡 ⑳

病例摘要：

杨某，男，40 岁，平时工作劳累，饮食睡眠均无规律，形体肥胖。平素头晕头痛，头重如裹，困倦乏力，胸闷，少食多寐，肢体沉重。1 个月前开始无明显诱因出

现胸闷，烦躁，头晕头痛，怀疑血压升高，开始监测血压，1个月来自行检测血压结果：收缩压130~150mmHg，舒张压95~105mmHg。家族中母亲患有高血压病，目前服用硝苯地平缓释片和卡托普利，控制良好。

查体：T 36.2℃，P 84次/分，R 20次/分，BP 145/100mmHg。双肺呼吸音清，心率84次/分，律齐，肝脾未及，双下肢无浮肿。舌胖苔腻，脉滑。

辅助检查：心电图、头颅CT检查均未见明显异常。

答题要求： 作出中医病证诊断及西医疾病诊断。

参考答案

中医病证诊断： 眩晕，痰湿内盛证

西医疾病诊断： 高血压病1级

考点分析

中医辨病辨证依据：

患者以"头晕头痛、胸闷"为主症，属于中医"眩晕"范畴。患者平素工作劳累，饮食睡眠无规律，损伤脾胃，脾主运化，脾虚运化失常，则水湿聚而成痰；痰浊中阻，清阳不升，则头晕头痛；浊阴不降，则头重如裹。痰浊中阻，阻碍气机，气机不利，故胸闷。湿邪阻滞，气机不畅，则肢体沉重。脾主四肢肌肉，脾虚困倦乏力、食少，舌胖苔腻，脉滑为痰湿内盛之征象。四诊合参，证属痰湿内盛证。本病病位在脑，病性为本虚标实之证，目前以标实为主，若治疗及时，预后佳。

西医诊断依据：

在未服用抗高血压药物情况下，收缩压≥140mmHg和（或）舒张压≥90mmHg，诊断为高血压病。高血压分级：1级高血压（轻度）是收缩压为140~159mmHg，舒张压为90~99mmHg；2级高血压（中度）是收缩压为160~179mmHg，舒张压为100~109mmHg；3级高血压（重度）是收缩压为≥180mmHg，舒张压为≥110mmHg。

题卡 ㉑

病例摘要：

王某，女，17岁，学生。2006年7月就诊。

病人半年前感冒后出现心慌症状，同时伴乏力气短，活动后加重，在医院经心电图、心肌酶谱等各项检查后被诊为"病毒性心肌炎"，经治疗好转，但每当劳累均会发生心慌气短症状，近1周因劳累复发，症状较以前明显严重。心悸胸闷，口干

心烦，失眠多梦，咽干，时有低热盗汗，手足心热。

查体：T 36.2℃，P 84 次/分，R 20 次/分，BP 120/80mmHg。双肺呼吸音清，左下肺可闻及湿啰音。心率 84 次/分，律不齐，偶可闻及早搏，约每分钟4~6 次。肝脾未及，双下肢无浮肿。舌红，无苔，脉促。

辅助检查：心电图：窦性心律，心率 84 次/分，频发室性早搏，部分呈三联律。

答题要求：作出中医病证诊断及西医疾病诊断。

参考答案

中医病证诊断：心悸，心阴虚损证
西医疾病诊断：心律失常（室性期前收缩）

考点分析

中医辨病辨证依据：

本患者以"心慌、气短、胸闷"为主症，属于中医"心悸"范畴。患者风热之邪由肺袭心，侵犯心脏，扰动心神，病程日久，耗气伤阴，心气虚弱，心阴不足，心脉失养，鼓动无力，而致心悸怔忡，胸闷气短，少气懒言，乏力；心阴虚则虚火内动，则口干心烦，失眠多梦，咽干，低热盗汗，手足心热。舌红、无苔、脉促皆为心阴虚损之征象。四诊合参，证属心阴虚损证。本病病位在心，病性以本虚为主，若治疗积极，预后可。

西医诊断依据：

室性早搏的心电图特点：QRS 波群提早出现，其形态异常，时限大多 >0.12s，T 波与 QRS 波主波方向相反，ST 段随 T 波移位，其前无 P 波。发生束支近端处的室性早搏，其 QRS 波群可不增宽。室性早搏后大多有完全代偿间歇。基本心律较慢时，室性早搏可插入于两次窦性心搏之间，形成插入型室性早搏。偶见室性早搏逆传至心房的逆行 P 波，常出现于室性早搏的 ST 段上。

题卡 22

病例摘要：

常某，女，50 岁，公司职员。2012 年11 月就诊。

患者近2 年来工作劳累，精神紧张，饮食不规律。近 1 年来经常胃脘部疼痛，饥饿时明显，刺痛为主，疼痛部位固定，偶有夜间疼醒，进食后能够缓解。近 1 周疼痛每天发作，大便黑色。

查体：T 36.2℃，P 84 次/分，R 20 次/分，BP 120/80mmHg。双肺呼吸音清，心率84 次/分，律齐，上腹部压痛明显，无反跳痛、肌紧张。肝脾未及，双下肢无浮肿。舌质紫暗，有瘀斑瘀点，舌底脉络迂曲怒张，脉涩。

辅助检查：胃镜：十二指肠球部，有约1cm×1cm溃疡，表面苔厚而污秽，周围黏膜肿胀，无黏膜皱襞集中。

答题要求：作出中医病证诊断及西医疾病诊断。

参考答案

中医病证诊断：胃痛，血络瘀阻证
西医疾病诊断：消化性溃疡（十二指肠球部溃疡）

考点分析

中医辨病辨证依据：

患者"以胃脘部刺痛"为主症，属于中医"胃痛"的范畴。患者平素精神紧张，肝气郁滞，气为血之帅，气行则血行，气滞则血瘀，胃络不通，不通则痛，瘀血阻络，则胃痛状如针刺，疼痛部位固定；瘀血属于阴邪，夜亦属阴，故偶有夜间痛醒。舌质紫暗，有瘀点瘀斑，舌底络脉迂曲怒张，脉涩均属胃络瘀阻之征象。四诊合参，患者证属血络瘀阻证，病位在胃，病性以实为主，若治疗及时，预后佳。

西医诊断依据：

病史分析是诊断消化性溃疡的主要依据。根据慢性病程、周期性发作与节律性上腹痛等临床特点，可做出初步诊断，但确诊需要依赖内镜检查和X线钡剂检查。内镜可确定溃疡部位、形态、大小、数目和分期，结合病理活检可确定有无恶性溃疡。X线检查发现龛影是诊断的主要依据，胃液分析有助于诊断。

题卡 ㉓

病例摘要：

韩某，女，43岁，医生。2012年10月就诊。

患者于2012年4月因过度劳累后出现高热、咳嗽，诊为"肺部感染"。静脉应用头孢二代抗生素1周后开始出现腹泻，每日10次。自认为是菌群失调，口服双歧杆菌三联活菌胶囊以及中药汤剂1个月，腹泻时轻时重，且时有黏液脓血便。多由于情绪紧张、抑郁恼怒的诱因发作，腹痛即泻，泻下黏液脓血，泻后腹痛略减，食少，胸胁胀痛，嗳气，神疲倦怠。

查体：T 36.2℃，P 84 次/分，R 20 次/分，BP 120/80mmHg。双肺呼吸音清，左下肺可闻及湿啰音。心率 84 次/分，律齐，左下腹轻度压痛，无反跳痛及肌紧张，肝脾未及，双下肢无浮肿。舌质淡，苔白，脉弦细。

辅助检查：纤维结肠镜：结肠、直肠弥漫性黏膜血管纹理模糊、紊乱、黏膜充血、水肿、易脆、出血及脓性分泌物附着，其间可见多发糜烂、溃疡。

答题要求：作出中医病证诊断及西医疾病诊断。

参考答案

中医病证诊断：痢疾，肝郁脾虚证
西医疾病诊断：溃疡性结肠炎

考点分析

中医辨病辨证依据：

患者以"腹泻、时有黏液脓血便"为主症，属于中医"痢疾"范畴。患者外感时邪，侵及肠胃，气血与邪毒搏结于肠腑脂膜，故泻下黏液脓血便，腹泻多由于情志失调所引起，郁怒伤肝，肝失疏泄，横逆侮脾，气滞于中则腹痛；木横乘土，脾胃受制，运化失常，水谷下趋则腹泻。肝失疏泄，脾虚不运，故胸胁胀闷，嗳气食少，神疲倦怠。舌质淡，苔白，脉沉细均为肝郁脾虚之征象。四诊合参，证属肝郁脾虚证，本病病位在肠，病性为虚实夹杂，若治疗及时，预后可。

西医诊断依据：

（1）泻下黏液脓血便，泻后痛略减。

（2）左下腹轻微压痛。

（3）纤维结肠镜见结肠、直肠弥漫性黏膜血管纹理模糊、紊乱，黏膜充血、水肿、易脆、出血及脓性分泌物附着，其间可见多发糜烂、溃疡。由此可诊断为溃疡性结肠炎。

题卡 ㉔

病例摘要：

包某，男，60 岁，无业。2012 年 6 月就诊。

胁痛纳差 1 年余。患者于去年开始自觉饮食量少，食后胁痛腹胀，7 月份在某医院诊断为"肝硬化失代偿期"，此后间断到门诊取药治疗，目前胁腹刺痛，腹大胀满，脉络怒张，纳差食少，食后腹胀明显，重时不能平卧，大便色黑。有乙肝病史多年。

入院体检：T 36.9℃，P 80 次/分，R 22 次/分，BP 105/70mmHg。慢性病容，颈侧见 2 处蜘蛛痣，面色黧黑，巩膜清，有肝掌、腹膨软，肝肋下未及，脾肋下 3cm，腹部移动性浊音阳性。舌质紫暗，有瘀斑瘀点，脉细涩。

实验室检查：肝肾功能：总蛋白 48.1g/L，白蛋白 27.6g/L，球蛋白 20.5g/L，A/G 1.3，总胆红素 27.9μmol/L，直接胆红素 8.5μmol/L，谷丙转氨酶 120U/L，尿素氮 8.10mmol/L，肌酐 120μmol/L，葡萄糖 7.60mmol/L。乙肝标志物测定（ELISA 法）：HBeAg 阳性、抗－HBe 阳性、抗－HBc 阳性。胃镜：食管中下段静脉中－重度曲张。B 超：提示肝硬化，门静脉高压，脾大，中等量腹水。腹水常规：漏出液。腹水病理：未见癌细胞。

答题要求：作出中医病证诊断及西医疾病诊断。

参考答案

中医病证诊断：胁痛，肝脾血瘀证
西医疾病诊断：肝硬化（失代偿期）

考点分析

中医辨病辨证依据：

患者以"胁腹刺痛"为主症，属于中医"胁痛"的范畴，患者胁痛迁延不愈，胁痛病总在肝，肝失疏泄，气机不畅，日久肝气犯脾，脾失健运，湿浊内生；肝伤气滞日久，则致血脉瘀阻，不通则痛，故胁腹刺痛，久治不愈，累及于肾，终致肝脾肾俱虚，则气血水互结停聚腹中，腹大胀满；脾虚不运，气机转枢不利，则腹胀，纳差食少，食后腹胀明显。血脉瘀阻，故面色黧黑，颈侧可见蜘蛛痣、肝掌、腹部脉络怒张；舌质紫暗，有瘀点瘀斑，脉细涩为肝脾血虚之象。四诊合参，证属肝脾血虚，本病病位在肝脾肾，病性为虚实夹杂，以实为主，预后不佳。

西医诊断依据：

（1）肝硬化代偿期：慢性肝炎病史及症状可供参考。如有典型蜘蛛痣、肝掌应高度怀疑。肝质地较硬或不平滑及（或）脾大 >2cm，质硬，而无其他原因解释，是诊断早期肝硬化的依据。肝功能可以正常。蛋白电泳或可异常，单胺氧化酶、血清 P－Ⅲ－P 升高有助诊断。必要时行肝穿病理检查或腹腔镜检查以利确诊。

（2）肝硬化失代偿期：症状、体征、化验皆有较显著的表现，如腹腔积液、食管静脉曲张，明显脾肿大有脾功能亢进及各项肝功能检查异常等。

题卡 25

病例摘要：

李某，男，50岁，骤发剧烈上腹痛，伴腹胀、恶心、呕吐1天。

患者于发病当天无明显诱因突然发作剧烈腹痛，初起时觉剑突下偏右呈发作性胀痛，腹痛迅速波及全腹部转成持续性，刀割样剧烈疼痛，并向后背放射，伴恶心、呕吐，吐出胃内容物。发病以来未曾排便及排气，并且不敢翻身也不敢深呼吸，更不敢使腹部受压。12个小时前腹痛加重并出现烦躁不安，憋气，伴体温升高遂来急诊。3年前查体，发现胆囊结石，从无症状，未予治疗。既往无类似腹痛，无溃疡病史。目前症见：上腹胀痛，连及两胁，按压时加重，脘痞纳差，时时欲吐，口干苦而不欲多饮，大便溏薄，黏滞不爽。

查体：T 38.9℃，P 110次/分，R 20次/分，BP 110/80mmHg。急性病容，右侧卧位，全身皮肤及巩膜可疑黄染，全腹膨隆，伴明显肌紧张及广泛压痛，反跳痛。肝脾触诊不满意，肝浊音界在右第6肋间，移动性浊音弱阳性，肠鸣音弱。舌质红，苔黄腻，脉弦滑数。

辅助检查：血常规：WBC 18.9×10^9/L，Hb 96.1g/L。生化：AST 211U/L。淀粉酶：885U/L，脂肪酶：1428U/L。卧位腹平片：肠管充气扩张，肠间隙增宽。B超：肝回声均匀，未发现异常病灶，胆囊7cm×3cm×2cm大小，壁厚0.4cm，内有多发强光团，回声后有声影，胆总管直径0.9cm，胰腺形态失常，明显肿大，尤其以胰头、胰体明显，胰周多量液性暗区，胰管增粗。

答题要求：作出中医病证诊断及西医疾病诊断。

参考答案

中医病证诊断：腹痛，脾胃蕴热证
西医疾病诊断：急性胰腺炎

考点分析

中医辨病辨证依据：

患者以"上腹胀痛"为主症，属于中医"腹痛"范畴。患者既往胆囊结石病史，湿热蕴结，气机壅滞，腑气不通，则上腹胀满拒按，脘痞纳差；胃失和降，气逆于上，故时欲呕吐。湿热伤津，则口干苦而不多饮。舌质红，苔黄腻，脉弦滑数为脾胃湿热之症。四诊合参，证属脾胃蕴热，病位在脾胃，病性以实为主，若治疗及时，预后可。

西医诊断依据：

急性发作而持续的上腹部疼痛、恶心、呕吐、发热、上腹部压痛，同时有血清和/或尿淀粉酶显著升高，排除其他急腹症即可诊断。

题卡 26

病例摘要：

陈某，女，37岁，外企员工。2010年9月就诊。

因为离职，1个月来频繁与同事聚会饮酒、在外就餐，自觉非常劳累。1周前自觉低热，纳差，未引起注意。2天前发现目睛黄染而来就诊。诊时症见：身目俱黄，其色不甚鲜明，无发热，头重身困，胸脘痞满，纳差，恶心呕吐，厌食油腻，腹胀便溏，小便短黄。

查体：T 36.2℃，P 84次/分，R 20次/分，BP 120/80mmHg。双侧巩膜明显黄染，皮肤黄染，双肺呼吸音清。心率84次/分，律齐，肝脾未及，右上腹叩击痛阳性。双下肢无浮肿。舌质淡，苔黄厚腻，脉滑。

辅助检查：血常规：WBC 8.2×10^9/L，N 66%。生化：ALT 66IU/L，TBIL 37.1μmol/L。病毒学检查：甲型肝炎病毒抗体阳性，乙型肝炎病毒表面抗原阴性。腹部B超：肝体积略大。

答题要求：作出中医病证诊断及西医疾病诊断。

参考答案

中医病证诊断：黄疸（阳黄），湿重于热证
西医疾病诊断：急性甲型肝炎

考点分析

中医辨病辨证依据：

患者以"身目俱黄"为主症，属于中医"黄疸"范畴。患者嗜食辛辣油腻之品，损伤脾胃，脾失健运，湿浊内阻，积久成热，湿热交阻，蕴结中焦，熏蒸肝胆，胆汁不循肠道而泛溢，熏染身目肌肤而发黄；因湿为阴邪，故湿重于热，色不甚鲜明，湿遏清阳，故头身困重；湿热壅滞中焦，脾胃气机不畅，故胸脘痞满；脾胃功能受阻，则见纳差，恶心呕吐，便溏；小便短黄，舌淡，苔黄厚腻，脉滑都是湿重于热的征象。四诊合参，证属于湿重于热。病位在肝胆，病性以实为主，若治疗得当，预后可。

西医诊断依据：

突然出现黄疸的病人，依据流行病学史、临床表现及实验室检查肝功能异常有助于甲型肝炎的诊断。确诊甲型肝炎应根据病毒学指标。

题卡 27

病例摘要：

常某，男，46 岁，退休工人。2007 年 9 月就诊。

2 周前曾因着凉后咽痛，流涕，但未经治疗用药而愈。2 周来一直工作非常繁忙，每天加班到深夜。2 天前突然发热，出现眼睑水肿，尿少，为洗肉水色，继而周身水肿，皮色光亮，沉重疼痛，嗜睡，厌食，腰酸，咳嗽咯痰。

查体：T 36.2℃，P 84 次/分，R 20 次/分，BP 120/80mmHg。眼睑周身浮肿，双肺呼吸音清。心率 84 次/分，律齐，肝脾未及，双下肢凹陷性水肿。舌淡，苔薄白，脉浮紧。

辅助检查：血常规 WBC 7.2×10^9/L，N 66%。尿常规：PRO（＋＋），BLD（＋），RBC 20～30/高倍视野。尿沉渣检查：可见多形性红细胞，约占 80%。

答题要求： 作出中医病证诊断及西医疾病诊断。

参考答案

中医病证诊断： 水肿（阳水），风水相搏证
西医疾病诊断： 急性肾小球肾炎

考点分析

中医辨病辨证依据：

患者以"眼睑周身水肿"为主症，属于中医"水肿"范畴。患者因风邪外袭，肺气失宣，不能通调水道，下输膀胱，所以小便不利，全身浮肿。风为阳邪，风邪与水液相搏，风助水势，所以眼睑水肿，很快遍及全身，邪在肌表，卫外的阳气受到遏制，故肢体沉重疼痛；水气侵犯肺脏，宣降功能失职，所以咳嗽咯痰；脾为湿困，阳气不得舒展，故嗜睡、厌食。舌淡，苔白，脉浮紧均为风水相搏之征象。四诊合参，证属风水相搏。本病病位在肺脾肾，病性为虚实夹杂，以实为主，若治疗及时，预后可。

西医诊断依据：

根据链球菌感染后 1～3 周、肾炎综合征表现、一过性血清 C_3 下降，可临床诊断本病。若肾小球滤过率进行性下降或病情于 2 个月尚未见全面好转者应及时肾活检确诊。

题卡 28

病例摘要：

陈某，女，63 岁，教师。2002 年 10 月就诊。

患者于 12 年前因感冒后出现双眼睑轻度浮肿，伴腰酸、乏力，当时无尿急、尿频，无皮疹及关节痛，血压未升高，遂至当地医院就诊，化验尿常规：PRO（+），BLD（-），诊断为"肾炎"，给予抗炎等对症治疗，症状未见缓解，后间断服用中草药汤剂治疗，效果不显著。10 余年来，尿常规检查：PRO（++）。就诊时情况：全身浮肿，面色苍白，畏寒肢冷，腰脊冷痛，神疲，纳少，便溏。

查体：T 36.2℃，P 84 次/分，R 20 次/分，BP 165/100mmHg。眼睑全身浮肿，双肺呼吸音清。心率 84 次/分，律齐，肝脾肋下未触及，双下肢轻度凹陷性浮肿。舌质淡胖，有齿痕，脉沉迟无力。

辅助检查：血常规：WBC 6.2×10^9/L，RBC 3.47×10^{12}/L，Hb 118g/L，PLT 173×10^9/L。尿常规：PRO（+），BLD（-）。

答题要求：作出中医病证诊断及西医疾病诊断。

参考答案

中医病证诊断：水肿（阴水），脾肾阳虚证
西医疾病诊断：慢性肾小球肾炎

考点分析

中医辨病辨证依据：

患者以"全身浮肿"为主症，属于中医"水肿"范畴。患者最初因风邪外袭，水湿浸渍，致肺不宣降，脾失健运而成。病程迁延不愈，累及脾肾，脾肾阳虚，健运失司，气不化水，阳不化气则水邪泛滥，全身水肿；腰为肾之府，肾虚而水气内盛，故腰脊冷痛；肾阳亏虚，命门火衰，不能温养四肢，故畏寒肢冷、神疲；脾虚运化无力，故纳减便溏。脾虚气血生化乏源，阳不温煦，则面色苍白。舌质淡胖，有齿痕，脉迟沉无力为脾肾阳虚之征象。四诊合参，患者属于脾肾阳虚。病位在脾肾，病性为虚实夹杂，以虚为主，病程缠绵，若治疗得当，预后佳。

西医诊断依据：

凡尿化验异常（蛋白尿、血尿、管型尿）、水肿及高血压病史达 1 年以上，无论有无肾功能损害均应考虑此病，在除外继发性肾小球肾炎及遗传性肾小球肾炎后，临床上可诊断为慢性肾小球肾炎。

题卡 29

病例摘要：

李某，女，47岁，干部。2007年9月就诊。

疲劳、头晕3年，加重1周。患者最近3年来经常自觉头晕，易于疲劳，每于月经后加重，月经量多，平素纳差倦怠，食后腹胀，便溏。1周前再值月经，加之此前父亲去世过度悲痛与劳累，月经量非常多，血色淡。神疲倦怠，食少纳差，腹胀便溏，懒言嗜卧，心悸失眠。

查体：T 36.2℃，P 84次/分，R 20次/分，BP 100/70mmHg。双肺呼吸音清，心率84次/分，律齐，肝脾未及，双下肢无浮肿。口唇爪甲色淡，舌质淡，苔薄白，脉沉细。

辅助检查：血常规：WBC 8.2×10^9/L，N 66%，RBC 3.0×10^{12}/L，Hb 90g/L。血清铁浓度2.98μmol/L，总铁结合力90μmol/L，转铁蛋白饱和度10%。

答题要求：作出中医病证诊断及西医疾病诊断。

参考答案

中医病证诊断：虚劳，气血亏虚证
西医疾病诊断：缺铁性贫血

考点分析

中医辨病辨证依据：

患者以"疲劳、头晕"为主症，属于中医"虚劳"范畴。患者素体脾气虚弱，脾虚则运化失调，故纳差，食后腹胀，便溏；脾气不足失其统摄，故月经量多，色淡；失血过多进一步耗伤正气，故神疲倦怠，懒言嗜卧；血虚不足，心失所养，神不归舍则心悸失眠。血虚则口唇爪甲色淡；舌质红，苔薄白，脉沉细为气血亏虚之征象。四诊合参，证属气血亏虚。本病病位在心脾，病性以虚为主，若治疗及时，预后佳。

西医诊断依据：

有出血史；表现为疲乏，烦躁，头晕。检查：小细胞低色素性贫血，血红蛋白<110g/L，血清铁<8.95μmol/L，总铁结合力>64.44μmol/L，转铁蛋白饱和度<0.15。

题卡 30

病例摘要：

沈某，男，39岁，公司职员。2002年5月就诊。

乏力、皮肤紫斑半年。半年前无诱因发现，间断下肢皮肤出血点，轻度碰撞即出现瘀斑，可自行吸收，服过20多剂中药不见好转。倦怠神疲嗜卧，心悸气短，周身乏力，面色晦暗，头晕耳鸣，腰酸膝软，畏寒喜暖。

查体：T 36℃，P 100次/分，R 20次/分，BP 120/70mmHg，贫血貌，双下肢散在皮下出血点，右侧膝盖处可见约2cm×3cm瘀斑，浅表淋巴结未触及，巩膜不黄，胸骨无压痛，心肺无异常，肝脾未触及，下肢不肿。舌质紫暗，有瘀点和瘀斑，脉细或涩。

辅助检查：血常规：血红蛋白45g/L，红细胞$1.5×10^{12}$/L，网织红细胞0.1%，白细胞$3.0×10^9$/L，分类：中性粒细胞30%，淋巴细胞65%，单核细胞5%，血小板$35×10^9$/L。血清铁蛋白210μg/L，血清铁170μg/dl，总铁结合力280μg/dl。骨穿（髂骨）：骨髓增生程度重度减低，淋巴细胞比例75%。

答题要求： 作出中医病证诊断及西医疾病诊断。

参考答案

中医病证诊断： 虚劳，肾虚血瘀证
西医疾病诊断： 再生障碍性贫血

考点分析

中医辨病辨证依据：

患者以"乏力、皮肤紫斑"为主症，属于中医"虚劳"范畴。患者久病伤肾，肾气不足，封藏不固，血溢脉外则皮肤紫斑；腰为肾之府，耳为肾窍，肾虚则腰膝酸软，髓海不足，则头晕耳鸣；肾为阳气之根，肾阳不足，失于温煦，则畏寒喜暖；肾阳衰惫，阴寒内盛，则本脏之色外现而面色黧黑；阳虚不能鼓舞精神，则神疲乏力；血喜温而恶寒，寒则涩不能流，肾阳虚影响血液运行，则血液瘀滞，故皮肤紫斑。舌质紫暗，有瘀点、瘀斑，脉细或涩均为肾虚血瘀证之征象。四诊合参，证属肾虚血瘀。本病病位在肾，病性为虚实夹杂，若治疗得当，预后可。

西医诊断依据：

急性再生障碍性贫血常以出血和感染发热为首起及主要表现，慢性再生障碍性贫血常以贫血为首起和主要表现。1987年第四届全国再生障碍性贫血学术会议修订的再生障碍性贫血的诊断标准如下：①全血细胞减少，网织红细胞绝对值减少。②一般无脾肿大。③骨髓检查显示至少一部位增生减低或重度减低（如增生活跃，巨核细胞应明显减少，骨髓小粒成分中应见非造血细胞增多，有条件者应作骨髓活检等检查）。④能除外其他引起全血细胞减少的疾病，如阵发性睡眠性血红蛋白尿，骨髓增生异常

综合征中的难治性贫血、急性造血功能停滞、骨髓纤维化、急性白血病、恶性组织细胞病等。⑤一般抗贫血药物治疗无效。

题卡 ③①

病例摘要：

李某，男，27岁，在读研究生。2002年6月就诊。

一侧腿部因磕碰引起大片紫癜不消，继而另一侧腿部也发生大片紫癜。无其他不适。饮食睡眠尚可，口渴、尿黄便秘。

查体：T 36.2℃，P 84次/分，R 20次/分，BP 120/80mmHg。腹部多个点状皮下出血点，两腿从上到下都是连成片的紫癜，双肺呼吸音清，心率84次/分，律齐，肝脾未及，双下肢无浮肿。舌质红，苔薄黄，脉弦数。

辅助检查：血常规：PLT 12×10^9/L。骨穿结果如下：骨髓增生明显活跃，粒红系比约为3.3：1。粒系增生活跃，占有核细胞的59.5%。各阶段细胞形态未见明显异常。红系增生活跃，占有核细胞的18.5%，细胞形态大致正常，成熟红细胞形态基本正常。巨核细胞全片见200余个，分类细胞25个，原始巨核细胞1个，幼稚巨核细胞8个，颗粒型巨核细胞16个，产生血小板巨核细胞0个，血小板少见。

答题要求：作出中医病证诊断及西医疾病诊断。

参考答案

中医病证诊断：血证（紫癜），血热妄行证
西医疾病诊断：特发性血小板减少性紫癜

考点分析

中医辨病辨证依据：

患者以"皮肤紫斑"为主症，属于中医"血证"范畴。患者外受火热之邪，火热偏盛，迫血妄行，血溢于肌肤脉络之外，故皮肤出现大片紫斑；火热伤津则见口渴，尿赤便秘。舌质红，苔薄黄，脉弦数皆为火热之邪偏盛的表现。四诊合参，患者属于血热妄行证。本病病位在血分，病性为实，若治疗及时，预后可。

西医诊断依据：

临床表现：该病多起病隐袭，表现为散在的皮肤出血点及其他较轻的出血症状，如鼻衄、牙龈出血等。紫癜及瘀斑可出现在任何部位的皮肤或黏膜，但常见于下肢及上肢远端。

实验室检查：①至少 2 次检查血小板计数减少，血细胞形态无异常。②脾一般不大。③骨髓中巨核细胞数正常或增多，伴有成熟障碍。④需排除其他继发性血小板减少症。

题卡 ㉜

病例摘要：

段某，女，58 岁，退休干部。2019 年 6 月就诊。

主因口干舌燥，烦渴多饮 3 年。患者平素喜吃甜食，3 年来无明显诱因出现口干舌燥、烦渴多饮，每天饮水至少 10 斤，未曾诊治。症见尿频量多，混浊如脂，尿有甜味，腰膝酸软，无力，头晕耳鸣，口干唇燥，皮肤干燥，瘙痒。

查体：T 36.2℃，P 84 次/分，R 20 次/分，BP 120/80mmHg。双肺呼吸音清，心率 84 次/分，律齐，肝脾未及，双下肢无浮肿。舌红少苔，脉细数。

辅助检查：尿常规：尿糖阳性。空腹血糖：12.3mmol/L。血清糖化血红蛋白：10.2g/dl。

答题要求：作出中医病证诊断及西医疾病诊断。

参考答案

中医病证诊断：消渴——下消，肾阴亏虚证
西医疾病诊断：2 型糖尿病

考点分析

中医辨病辨证依据：

患者以"多饮、多尿、尿有甜味"为主症，结合辅助检查结果，属于中医"消渴病"范畴。患者长期嗜食肥甘，损伤脾胃，可致脾胃运化失常，积热内蕴，中灼胃液，下耗肾阴而致消渴。肾阴亏损，约束无权，故尿频量多；肾失固摄，水谷精微下注，而见尿液浑浊；阴液亏损，津不上承，故烦渴多饮，口干唇燥；腰为肾之外府，肾虚则腰膝酸软；髓海空虚，头晕耳鸣；阴精亏虚，肌肤失养，故皮肤干燥瘙痒；舌红少苔，脉细数为肾阴亏虚之征象。四诊合参，证属下消，肾阴亏虚证。本病病位在肾，病性以虚为主，本病并发症较多，预后不佳。

西医诊断依据：

空腹血糖大于或等于 7.0mmol/L，和或餐后 2 小时血糖大于或等于 11.1mmol/L 即可确诊。1 型糖尿病有明显三多症状，多数以酮症酸中毒为首发症状；2 型糖尿病发病

隐袭，三多症状不明显。

题卡 ③③

病例摘要：

麻某，女，32岁，汉族。

平素体健，患者于入院前2天无明显诱因出现上腹部不适，后出现右下腹部疼痛，体温不高，无恶心及呕吐，无腹痛、腹泻及里急后重，右下腹持续性疼痛，疼痛拒按，喜饮冷水，不思饮食，大便2日未行，舌红苔黄腻，脉数。

查体：T 36.5℃、P 80次/分、R 19次/分、BP 110/60mmHg。腹部平坦，无明显胃肠型及包块；腹肌无异常紧张，肝、脾肋缘下未触及、无叩痛，右下腹部压痛，无反跳痛，听诊肠鸣音如常，结肠充气试验阳性，闭孔内肌试验阴性，腰大肌试验阴性。

辅助检查：血常规：WBC 12.6×10^9/L，N 66%，CRP 58mg/dl。腹部B超：阑尾肿大。

答题要求： 作出中医病证诊断及西医疾病诊断。

参考答案

中医病证诊断：肠痈，湿热壅滞证
西医疾病诊断：急性阑尾炎

考点分析

中医辨病辨证依据：

患者青年女性，因饮食不节或寒温不适或情志所伤，损及肠胃，引起肠道传化失司，糟粕停滞，气滞血瘀，瘀久化热，热盛肉腐而成痈肿，故出现右下腹疼痛、大便秘结。舌红苔黄腻，脉数亦为热盛之象，故辨病为"肠痈"，辨证为"湿热壅滞证"。

西医诊断依据：

（1）转移性右下腹痛。

（2）右下腹有固定的压痛区和不同程度的腹膜刺激征：特别是急性阑尾炎早期，自觉腹痛尚未固定时，右下腹就有压痛存在。而阑尾穿孔合并弥漫性腹膜炎时，尽管腹部压痛范围广泛，但仍以右下腹最为明显。急性阑尾炎的压痛始终在右下腹部，并可伴有不同程度的腹肌紧张和反跳痛。

（3）辅助检查：白细胞总数和中性粒细胞数可轻度或中度增加。右下腹B超检查示阑尾肿大，有助于诊断。

题卡 34

病例摘要：

李某，女，36 岁。

患者近半年来精神郁闷，心烦易怒。4 个月前，偶感双乳房有肿块，月经前及行经期间两侧乳房胀痛，偶有刺疼，且乳房肿块随乳房情志波动而增大，精神郁闷，胸闷气短。

查体：T 36.5℃，P 80 次/分，R 19 次/分，BP 110/60mmHg，发育正常，双侧乳房上方可触及如鸡蛋大囊性肿块，质软、活动、无压疼、皮色不变，与胸部无粘连，乳头无异常分泌物。舌淡苔白，脉细弦。

辅助检查：钼靶 X 线片：乳腺内可见多个大小不等的肿块样阴影；密度高于乳腺腺体，边界尚光整。无明确异常钙化影，可见"透明晕圈"征。

答题要求：作出中医病证诊断及西医疾病诊断。

参考答案

中医病证诊断：乳癖，肝郁痰凝证
西医疾病诊断：乳腺囊性增生病

考点分析

中医辨病辨证依据：

患者青年女性，由于情志不遂，久郁伤肝，肝气郁结，气机阻滞于乳房，经脉阻塞不通，不通则痛，而引起乳房疼痛；肝气郁久化热，热灼津液为痰，气滞、痰凝、血瘀即可形成乳房肿块，西医诊断为"乳腺囊性增生病"。脉细弦为肝气郁结之征象，故综合辨证为"肝郁痰凝证"。

西医诊断依据：

（1）中青年女性，发现乳房肿块随情志变化。
（2）体检双侧肿块，无异常分泌物。
（3）钼靶 X 线见多个大小不等的肿块样阴影，密度高于躯体。

题卡 35

病例摘要：

倪某，男，34 岁。

患者从 3 年前感到左下肢疼痛，间歇性跛行，经治疗效果不佳，2 年前病情加重夜间剧痛难忍，彻夜不眠，就诊于北京某三甲医院，治疗 1 个月疗效甚微，医师建议高位截肢，患者未同意。4 个月前出现左足肿痛，左大趾发黑溃烂，剧痛难忍。身热口干，便秘溲赤。

查体：T 36.5℃，P 98 次/分，R 19 次/分，BP 110/80mmHg。痛苦表情，面色苍白。左足肿痛，肤色青紫，蹈趾爪甲脱落，趾尖溃破腐烂，肉色不鲜；行走艰难，抬腿试验剧痛难忍。切诊：胫后动脉、足背动脉搏动均消失。舌红苔黄腻，脉弦数。

辅助检查：B 型超声检查：左小腿胫后及足背动脉闭塞。

答题要求：作出中医病证诊断及西医疾病诊断。

参考答案

中医病证诊断：脱疽，湿热毒盛证

西医疾病诊断：血栓闭塞性脉管炎（Ⅲ期）

考点分析

中医辨病辨证依据：

青年男性，左脚肿痛，足大趾发黑溃烂，剧痛难忍，属中医"脱疽"范畴。气血瘀滞，郁久化热，或湿热入侵，湿热蕴结，则患肢剧痛，局部肿胀，皮色紫暗，浸淫蔓延，溃破腐烂，肉色不鲜；热盛伤阴，则身热口干，便秘溲赤；舌红、苔黄腻、脉弦数为湿热毒盛之象。

西医诊断依据：

根据患者肢体有发作性疼痛、间歇性跛行、足背动脉搏动减弱或消失，后期出现溃烂，伴游走性表浅静脉炎者即可诊断。患者青年男性，患者 3 年前出现间歇性跛行，4 个月前出现左足肿痛，左大趾发黑溃烂，剧痛难忍。胫后动脉、足背动脉搏动均消失。B 超检查提示左小腿胫后及足背动脉闭塞。符合上述要求，故诊断明确。

题卡 36

病例摘要：

易某，女，50 岁，教师。

患者近半年觉头痛头晕，烘热汗出，五心烦热，烦躁易怒，心悸失眠，腰膝酸疼，口干口苦，月经紊乱，经期延后，经量少，难以坚持正常工作。

查体：T 36.3℃，P 78 次/分、R 19 次/分、BP 110/68mmHg，心肺查体无异常，

腹部平软，无压痛、反跳痛。舌质淡红，苔少，脉细数。妇科检查：阴道正常无畸形，宫颈光滑，宫体大小正常，无抬举痛，附件部位无压痛。

辅助检查：妇科B超无异常。

答题要求：作出中医病证诊断及西医疾病诊断。

参考答案

中医病证诊断：绝经前后诸证，肾阴虚证
西医疾病诊断：围绝经期综合征

考点分析

中医辨病辨证依据：

患者中年女性，50岁，经断前后，属中医"绝经前后诸证"。天癸渐竭，肾阴不足，精血衰少，髓海失养，故头晕耳鸣；腰为肾府，肾主骨，肾之精亏血少，故腰酸腿软；肾阴不足，阴不维阳，虚阳上越，故烘热汗出；水亏不能上制心火，心神不宁，故失眠多梦；肾阴不足，阴虚内热，津液不足，故五心烦热，口燥咽干；精亏血少，肌肤失养，血燥生风，故皮肤瘙痒；肾虚天癸渐竭，冲任失调，血海蓄溢失常，故月经周期紊乱，经量少。舌红，苔少，脉细数，也为肾阴虚之征象，故辨证为"肾阴虚证"。

西医诊断依据：

（1）病史：仔细询问症状、治疗所用激素、药物；月经史、绝经年龄；婚育史；既往史，是否切除子宫或卵巢，有无心血管疾病史、肿瘤史及家族史。

（2）体格检查：包括全身检查和妇科检查。对复诊3个月未行妇科检查者，必须进行复查。

（3）实验室检查：激素水平的测定。患者症状及相关检查符合上述条件，妇科检查示阴道正常无畸形，宫颈光滑，宫体大小正常，无抬举痛，附件部位无压痛。妇科B超无异常。故可明确诊断。

题卡 37

病例摘要：

张某，45岁，女性，教师。

因为经常伏案工作，10年前开始，遇寒后出现颈肩部不适，伴有头晕头痛，疼痛向右侧上肢放射，转头或仰头时加重，无恶心呕吐，无晕倒，无踩棉花感，在当

地医院行针灸、推拿、输液等治疗后，症状无明显好转而来诊。刻下症见：颈肩部疼痛，不能转头，疼痛感向双侧上肢放射，以右侧为主，受风或受寒时加重，伴头晕头痛，偶尔恶心，未见呕吐，口不渴，纳眠均可，大便近日偏稀，1日3次。

查体：颈部有不同程度的畸形及僵硬现象，椎间孔压缩试验阳性。舌质淡，苔白腻，脉滑。

辅助检查：颈部 X 线示颈椎生理曲度变直，$C_{3\sim5}$ 椎体骨赘形成，项韧带钙化。颈部 CT：$C_{3\sim5}$ 颈椎间盘突出，后纵韧带骨化，神经根受压。

答题要求： 作出中医病证诊断及西医疾病诊断。

参考答案

中医病证诊断： 颈椎病，痰浊阻络证
西医疾病诊断： 颈椎病

考点分析

中医辨病辨证依据：

中年女性病人，长期伏案工作后，出现颈肩部疼痛，不能转头，疼痛感向双侧上肢放射，以右侧为主，受风或受寒时加重，伴头晕头痛，偶尔恶心，未见呕吐，口不渴，大便溏。舌质淡，苔白腻，脉滑。综合症、舌、脉表现，辨病属颈椎病，辨证为痰浊阻络证。患者久坐伤肉，脾气虚弱，运化不利，水湿内停，则痰浊内生。痰浊内阻，气机不畅，不通则痛，则颈肩部疼痛。痰浊内阻，阻遏中阳，阳气不升，故有头晕头痛，恶心。舌质淡，苔白腻，脉滑均为痰浊内阻之征象。

西医诊断依据：

患者以颈肩部不适疼痛就诊，伴有双上肢放射性疼痛，且体位改变时症状加重，无晕倒、恶心呕吐、踩棉花样感觉、持物不稳等症状，结合颈部 X 线和 CT 结果，可明确神经根型颈椎病诊断。

题卡 38

病例摘要：

石某，男，48岁，搬运工人。

近5年自觉腰部间断不适，活动时疼痛明显，弯腰搬物时加重，休息或睡觉时减轻，未引起重视，2月前因搬运货物时不慎跌倒而疼痛加重，伴有右侧大腿部的放射性疼痛，自服布洛芬、外敷活血止痛膏等后，效果不显著，又行推拿、针灸等治

疗后效果不显著，遂来就诊，刻下症见：腰部针刺样疼痛，左侧为重，伴右侧大腿部放射性疼痛，口微渴不欲饮，饮食二便尚可，睡眠较差，夜梦较多。

查体：腰部活动受限，第4、5腰椎旁约1cm处压痛阳性。舌暗红，可见散在瘀斑，舌下络脉黑且迂曲，苔薄白，脉沉涩。

辅助检查：腰椎CT：L_4、L_5椎间盘向四周膨大膨出，并见向右后超出椎体边缘，硬膜囊明显受压，右侧神经受压。

答题要求：作出中医病证诊断及西医疾病诊断。

参考答案

中医病证诊断：腰痛，瘀血内阻证
西医疾病诊断：腰椎间盘突出症

考点分析

中医辨病辨证依据：

患者以腰部疼痛就诊，属于中医"腰痛"的范畴，腰为肾之府，任脉、督脉、冲脉、带脉和膀胱经均与腰部相关，使得经络畅通，气机舒达，故能伸张自如，不觉痛困。患者中年男性，病史已有5年，且近日有跌仆史，新陈瘀血阻滞经脉，气机调达不畅，不通则针刺样疼痛。瘀血内阻，影响津液正常代谢，不能上承舌面，故微渴；营血上荣舌面，故不欲饮；心为君主之官，主血脉，主神志，瘀血内阻而心神失养故夜寐不安。舌脉之象均为瘀血内阻的征象。

西医诊断依据：

患者既往腰痛病史明确，近日因跌倒病情加重，同时伴发右侧大腿的放射性疼痛，腰椎CT：L_4、L_5椎间盘向四周膨大膨出，并见向右后超出椎体边缘，硬膜囊明显受压，右侧神经受压，可明确腰椎间盘突出症的诊断。

题卡 39

病例摘要：

王某，女，12岁，5年级学生。

1周前出现耳周疼痛，伴发热，体温37.8℃，微恶寒，局部轻微红肿，轻压痛，自服头孢类抗生素无效，近2天加重，故来就诊。刻下症见：左侧耳下腮部肿胀疼痛，拒按质硬，张口困难，头痛头晕，口渴欲饮，烦躁不安，纳差，大便较前偏干，2日未行，小便短黄。

学校近期有流行性腮腺炎流行病史。

查体：T 38.3℃，P 91 次/分，R 23 次/分；BP 100/70mmHg。左颌下可触及多个淋巴结，质硬触痛。沿耳垂周围肿胀，略发红，触痛明显。舌质红，苔黄，脉滑数。

辅助检查：血常规：白细胞 $7.6×10^9$/L，中性粒细胞：62%，淋巴细胞：34%。

答题要求：作出中医病证诊断及西医疾病诊断。

参考答案

中医病证诊断：痄腮，热毒壅盛证

西医疾病诊断：流行性腮腺炎

考点分析

中医辨病辨证依据：

患儿以耳周腮部肿胀就诊，归属于中医痄腮的范畴。少阳经脉行于身体两侧，经气调达而不病。外感时毒病邪，侵袭少阳经脉，初期邪毒郁于肌表，可见发热恶寒，后邪气入里化热，壅于少阳经脉，循经上攻腮颊，气血凝滞不通，则致腮部耳周肿胀疼痛，坚硬拒按；热邪壅盛，故见高热口渴，大便干，纳差，小便短黄；舌红苔黄，脉滑数亦是热毒壅盛的表现。

西医诊断依据：

流行性腮腺炎为腮腺炎病毒感染导致，以高热，耳周、腮部肿胀为主要表现。该患儿出现明显耳周腮部肿胀，伴颌下淋巴结肿大、高热，结合血常规示白细胞 $7.6×10^9$/L，中性粒细胞 56%，淋巴细胞 50%，以及学校近期有流行性腮腺炎流行病史，故诊断较明确。

题卡 40

病例摘要：

江某，女，5 岁。

患儿 3 天前吃羊肉串后出现腹泻，日行 6~7 次，大便水样，色黄臭秽，伴恶心呕吐，头晕乏力，自服黄连素，稍微缓解，遂来就诊。刻下症见：间断腹痛，以下腹部为主，大便水样，日行 4~5 次，气味臭秽，兼杂少量黏液，小便黄少，纳差，乏力，微热口渴。

查体：T 38.1℃，P 112 次/分，R 21 次/分，BP 94/66mmHg。神清，眼眶稍凹陷，面色偏黄，指纹紫。腹胀，左下腹轻压痛，肠鸣音活跃，约 8 次/分，心肺阴性。

舌质红，苔滑腻，脉滑数。

辅助检查：便常规：白细胞8~9个/HP，未见原虫等。血常规：白细胞14.5×10^9/L，中性粒细胞82%，淋巴细胞20%。

答题要求： 作出中医病证诊断及西医疾病诊断。

参考答案

中医病证诊断： 小儿泄泻，湿热内蕴证
西医疾病诊断： 小儿腹泻

考点分析

中医辨病辨证依据：

脾胃为仓廪之官，五味出焉。脾主运化，胃主受纳腐熟，二者居于中焦，共同完成水谷精微的运化转输。患儿饮食不洁，积于中焦，化热生湿，影响气机运转，大肠不利故作泄泻，便下臭秽水样。湿热蕴于中焦，运化不利故纳差，热耗津液故口渴口干；小便黄少，舌质红，苔滑腻，脉滑数，指纹紫也是湿热内蕴的征象。

西医诊断依据：

小儿腹泻以便次频多为主要特点，典型表现可以伴有腹痛，便常规可见异常。该患儿因不洁饮食出现大便频次增多，水样臭秽伴有腹痛，便常规检查示白细胞8~9个/HP，未见原虫等。血常规示白细胞14.5×10^9/L，中性粒细胞82%，淋巴细胞20%，可以诊断为小儿腹泻。

题卡 ④1

病例摘要：

杜某，男，2岁6个月。

3天前洗澡后出现发热，自测体温37.8℃，伴寒战鼻塞、鼻流清涕，咳嗽，痰少难咯，到社区医院查血常规：白细胞12.3×10^9/L，中性粒细胞75%，淋巴细胞32%。给予输液治疗后，体温未见明显下降，咳嗽加重，伴喉间痰鸣，呼吸困难，口唇轻微发绀，遂来我院就诊。刻下症：高热，体温39.4℃，呼吸困难、烦躁不安，口唇发绀，咳嗽咳痰，痰量多，色黄难咯，面赤口干，汗多，无寒战呕吐等，大便2日未行，小便色黄。

查体：可见三凹征，肺部听诊可闻及散在干湿啰音，心率98次/分，律齐。腹部胀满，无明显压痛。舌质红，苔黄，脉弦滑数。

辅助检查：血常规：白细胞 $14 \times 10^9/L$，中性粒细胞 85%，胸部 X 线：右侧中下肺野斑片状浸润灶影。

答题要求：作出中医病证诊断及西医疾病诊断。

参考答案

中医病证诊断：肺炎喘嗽，痰热闭肺证
西医疾病诊断：小儿肺炎

考点分析

中医辨病辨证依据：

患者以高热、呼吸困难就诊，属于中医肺炎喘嗽的范畴。肺为华盖之脏，其主气，司呼吸，外合皮毛，通调水道，通过宣发肃降输布水液，调畅气机。小儿外感邪气，由口鼻或皮毛而入，侵袭肺卫，正邪交争于表，故初期可见发热寒战，咳嗽流涕；日久邪气入里化热，炼液为痰，痰热胶结，阻于气道，导致肺气不降而上逆作咳作喘；热邪壅盛故可见高热汗多，口渴便干，面赤便黄；舌质红，苔黄，脉弦滑数亦是痰热闭肺的表现。

西医诊断依据：

小儿肺炎多由感染引起，典型症状为体温升高、咳嗽、咳痰、呼吸困难，甚至口唇发绀，肺部可闻及湿啰音，血常规和胸部 X 线可见炎症改变。

该患儿 2 岁 6 个月，症状以高热咳嗽、痰多色黄为主要表现，伴呼吸困难、口唇发绀，查体三凹征，肺部可闻及散在湿啰音，血常规示白细胞 $14 \times 10^9/L$，中性粒细胞 85%，胸部 X 线示中下肺野斑片状浸润灶影，故诊断明确。

第六单元　医师职业素养

本章涉及三个方面的内容，即医德医风、沟通能力、人文关怀。分别从道德层面、沟通能力层面、人际关系层面对一名执业医师的职业素养进行测评。具体测评多从临床实际关系考察相关内容。

特别提醒考生，此类问题多没有严格的标准答案，只有参考答案。参考答案并不是要全面，而是要合理。因此考生在作答时，应根据临床实际，切实的回答问题。

一、医德医风

执业医师在职业活动中，不仅在医疗技术上要逐渐达到精良，而且面对每位患者还需要有亲切的语言、和蔼的态度、高度的责任感和高尚的医学道德情操，只有这样才能使自己成为德才兼备的医学人才和担负起"救死扶伤，治病救人"的光荣使命，也才能成为一个受人民群众爱戴的医生。

试题❶

患者患急性阑尾炎，进入我院急诊区候诊。初步判断为急性穿孔性阑尾炎，需马上行手术治疗，但是患者收入较低，且随身只带有少量现金无法支付押金，患者希望能够保守治疗。请问目前应如何处理？

【参考答案】

（1）救死扶伤，实行社会主义的人道主义精神。判断患者情况，如果目前必须手术，否则会有危险，可像科主任和医务处汇报，看是否可以先行手术，后再讨论关于费用的问题。

（2）与相关机构沟通，是否可以给予社会福利基金支持。

（3）适当减免患者的相关费用。

试题❷

某医院中医师在临床开具处方中，需要用到三七粉治疗，三七粉有独立包装的3g一瓶的小包装，也有散包装需要患者自行称重的，前者较后者价格略贵，但是使用起来比较方便。医师应如何使用？

【参考答案】

（1）根据患者情况，由于三七粉的独立包装和散包装不存在质量上的差别。仅存在包装和服用是否方便，因此应如实告知患者，请患者根据自己情况进行选择。

（2）不得将贵的药物强加于患者，应根据患者实际情况来选择。

试题❸

患者患神经内科罕见疑难病，辗转多家医院治疗均无好转，我院神经内科主任为国家级学术带头人，将其收入院后，深入研究，带领团队积极讨论病情，并给予患者多学科的会诊，并查阅国际相关文献，给予先进的诊疗方案，并取得良好的临床效果。

其体现的医德医风是什么？

【参考答案】

该学术团队严谨求实，奋发进取。钻研医术，精益求精。不断更新知识，提高技术水平。应作为临床医生学习的榜样。

试题4

肿瘤患者入院后，为了提高患者的免疫力，医生给患者用了一种比较贵的提高免疫力的药物，但没有同患者商量，患者出院结账时，需要自己付几千元的费用。这个案例出现的问题是什么？

【参考答案】

（1）患者具有知情权和同意权。

（2）医生为了提高患者免疫力给予药品时，应告知患者，在患者同意的情况下应用。

试题5

患者，男，35岁，客车司机。确诊为心梗入院，家庭负担较重，目前病情稳定，但仍有生命危险，病人希望医生为其保密，不把心梗的诊断及可能性告诉单位，否则会被辞退，正确的做法是什么？

【参考答案】

（1）与患者沟通，讲清病情及有可能存在的风险，要讲清楚事实。

（2）告知患者，可咨询相关劳动法律法规解决问题。

（3）建立良好的医患关系。

二、沟通能力

医患沟通，就是医患双方为了治疗患者的疾病，满足患者的健康需求，在诊治疾病过程中进行的一种交流。

（一）基本要求是尊重、诚信、同情、耐心

1. 一个技巧。倾听和介绍（解释）。多听病人或家属说几句，多向病人或家属说几句。

2. 二个掌握。掌握病情、治疗情况和检查结果；掌握医疗费用的使用情况。

3. 三个留意。留意对方的情绪状态、教育程度及其对沟通的感受；留意对方对病情的认知程度和对交流的期望值；留意自身的情绪反应，学会自我控制。

4. 四个避免。避免强求对方及时接受事实；避免使用易刺激对方情绪的词语和语气；避免过多使用对方不易听懂的专业词汇；避免刻意改变和压抑对方情绪，适时舒缓。

（二）沟通方法

1. 预防为主的沟通：在医疗活动过程中，只要发现可能出现问题的苗头，并把此类作为重点沟通对象，针对性的进行沟通。在晨会交班中，除交医疗问题外，可把当天值班中发现的不满意苗头作为常规内容进行交班，使下一班医护人员有的放矢的作好沟通工作。并记录在晨会记录本中。

2. 交换沟通对象：在某医生与病人或家属沟通困难时，可另换一位医生或主任与

其沟通。

3. 书面沟通：对丧失语言能力或某些特殊检查、治疗的患者可用书面沟通。

4. 先请示后沟通：当下级医生对某种疾病的解释不肯定时，先请示上级医生，然后再沟通。

5. 协调统一沟通：论断不明或疾病恶化时，在沟通前，医－医之间，医－护之间，护－护之间要相互讨论，统一认识后，由上级医师对家属进行解释，以避免各自的解释矛盾对家属产生不信任和疑虑的心理。

例题1

男医生在临床检查或者治疗过程中，不可避免的会接触到女性患者的乳房以及阴部等私密部位，请问在临床检查过程中，应该需要注意什么？

【参考答案】

（1）需同时有女护士在现场。

（2）给予语言沟通，告知将进行检查，并给予配合。

（3）检查过程中，应不断地交流。

例题2

当患者结肠活检结果是结肠癌后，你需要和病人或者家属交待病情，应如何交待？

【参考答案】

（1）尽量安排正式的约见。

（2）要"一点点"地给予信息。

（3）解读患者的非语言线索并做出回应。

例题3

患者在疫情期间感染疾病，需隔离进行治疗，由于对疾病的恐惧，多次拒绝隔离治疗，应如何沟通？

【参考答案】

（1）消除患者恐惧心理，给予信心，建立对医师的信任。

（2）告知其传染病的风险以及相关法规。

（3）争取患者家属的配合。

三、人文关怀

例题1 患者86岁，多脏器功能衰竭，弥留之际，患者家属要求不再做任何有创的技术操作，应如何处理？

【参考答案】

（1）与家属沟通后，明确并确认家属的要求并签字。

（2）给予患者临终关怀，与家属沟通后，给予适当的治疗。

例题2 急性脑卒中患者诊治，"Time Is Brain"的口号意味着脑细胞的凋零、死亡与时间密切相关，按普通急诊常规去挂号、就诊、交费、化验、拍片、取药、诊治，时间大多花在流程上而非救治上，患者安全无法保证，应如何体现人文关怀？

【参考答案】

（1）迅速开通绿色通道。

（2）争取一切可以争取的时间为患者治疗。

（3）与患者家属沟通，使家属知情并减少恐惧感。

例题 3

一位男性青年检查出 HIV 抗体阳性，但他要求医生不要将结果告诉其妻子。应如何处理？

【参考答案】

（1）医生不应该保密，并让患者主动和妻子讲清楚。

（2）医生应该向防疫部门上报，让其妻子知情，请采取相应防范措施。

【考点分析】

保守患者的隐私包括 5 个方面：

①患者不愿向外透露的诊疗信息，如一些特殊疾病；

②患者不愿向外透露的生理缺陷；

③患者不愿外人观察的行为，如私生活及医学生理状态；

④患者不愿外人知道的决定，如人工流产等；

⑤患者不愿外人干扰的生活习惯。

对于一般性疾病，医生在尊重患者知情权的前提下，告诉患者是为了在诊疗时取得患者的配合。但对于一些重症疾病的诊断结果及不良预后等医疗信息，可以先告知家属，以免对患者造成急性、恶性刺激。